传世名方
——医治风湿病的大医之法

主　编	魏睦新	周定华	
副主编	周正球	高忠恩	杨　宁
编　委	王晓东	冯小可	吴　炅
	杨　宁	杨建东	金艳婕
	姚　佳	俞　媛	郭　婕
	黄佳珉	魏　刚	

科学技术文献出版社
SCIENTIFIC AND TECHNICAL DOCUMENTATION PRESS
·北京·

图书在版编目（CIP）数据

医治风湿病的大医之法/魏睦新，周定华主编．—北京：科学技术
文献出版社，2015.6（2024.10重印）
（传世名方）
ISBN 978-7-5023-8727-3

Ⅰ.①医…　Ⅱ.①魏…　②周…　Ⅲ.①风湿病—验方—汇编
Ⅳ.①R289.5

中国版本图书馆 CIP 数据核字（2014）第 047123 号

传世名方——医治风湿病的大医之法

策划编辑：薛士滨　　责任编辑：薛士滨　　责任校对：张吲哚　　责任出版：张志平

出　版　者	科学技术文献出版社	
地　　　址	北京市复兴路 15 号　邮编　100038	
编　务　部	（010）58882938，58882087（传真）	
发　行　部	（010）58882868，58882874（传真）	
邮　购　部	（010）58882873	
官　方　网　址	www.stdp.com.cn	
发　行　者	科学技术文献出版社发行　全国各地新华书店经销	
印　刷　者	北京虎彩文化传播有限公司	
版　　　次	2015 年 6 月第 1 版　2024 年 10 月第 4 次印刷	
开　　　本	710×1000　1/16	
字　　　数	303 千	
印　　　张	19.5	
书　　　号	ISBN 978-7-5023-8727-3	
定　　　价	43.00 元	

丛书编委会

前　言

　　进入 21 世纪,现代科学的发展日新月异。与此形成鲜明对照的是有 2000 多年悠久历史的传统中医学,不仅没有被遗忘,反而越来越引起人们关注。不仅国内,美国等发达国家都相继承认了传统医学的合法地位,美其名曰"补充和替代医学"。根本原因在于其临床的有效性。尤其是慢性病的调理,疾病的康复保健方面,中医中药有不可替代的地位。名老中医是中医学特有的智力资源,其在长期的临床实践中提出的学术观点、创建的辨证方法、凝练的高效新方剂和传承的家传绝技更是医学宝库中的璀璨明珠。当代名医名方,作为这种经验传承的载体,为我们继承中医、弘扬中医提供了宝贵的财富。更为中医爱好者和患者朋友研习中医提供了丰富的内容。

　　作为名医名方整理,目前市场上已经有许多版本问世,有的以医家为纲,汇总单科疾病各家经验;有的以病名为纲,记载各家对某病的论述。毫无疑问,这些对于读者都很有帮助。但是我们觉得:中医的精华在辨证论治,而理、法、方、药是中医的完整体系。法从证出,方从法立,以法统方。在浩如烟海的名医案例面前,如果能够经过作者的努力,以方为纲,把相同相近类方的名家验案汇集在一起,肯定会对读者的临证研习有更大的裨益。在这种思想指导下,本书的名医名方,不拘于一家,博取众家之长,广撷著名医家治疗疾病的绝技妙方,以临床各科疾病西医病名为纲,详细介绍名医诊治经验,名医效验方。编写次序,先述其常,与读者共同温习;再论其变,以方剂为纲,汇集各家经验,并加按语评述,力图揭示其中医治法理论的科学内涵,方剂配伍的客观规律,处方用药的独到精妙,与读者共同赏析名家思想,有助于读者启迪思路、触类旁通,丰富辨证思路,提高临床疗效。本书以浅显易懂的科普式编排,更方便非专业读者的学习、阅读和获取知识信息。

　　将名老中医的学术经验和传世名方挖掘整理、升华提高，其意义重大，刻不容缓。对于中医药工作者来说，振兴中医中药事业，造福全人类，更是一项义不容辞的历史使命。对于热爱中医学的读者来说，本系列丛书从西医学浅显易懂的疾病名入手，具体地分析每个疾病的概要、病因病机、名验方进行叙述。名验方均包含多位名医的验方，使读者阅此一本书，即览众家之长。

　　对于博大精深的中医文化，变化无穷的传世名方，编著者的理解可能还很肤浅。如果本书对于中医爱好者和患者朋友的疾病康复养生保健能有一点帮助，将是我们最大的荣幸。也恳切地希望读者朋友能给我们提出宝贵意见，以便有机会再版时加以完善。（电子邮箱 weimuxin@njmu.edu.cn）

魏睦新

于石城南京

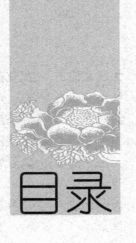

目录

1

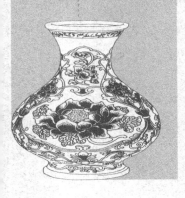

第1章 对付系统性红斑狼疮，中医有一套

　　系统性红斑狼疮（SLE）是自身免疫介导的、以免疫性炎症为突出表现的弥漫性结缔组织病。好发于育龄期女性，发病率男女之比为1：（7~9）。本病病程以病情缓解和急性发作交替为特点，初起多有皮疹、关节痛、发热、疲乏等症状，并可有先后不同程度的心、肺、肝、肾等脏器损害，临床症状多样。目前该病病因尚不清楚，大量研究显示其发病与遗传、环境及雌激素水平有关。而感染、紫外线照射、精神创伤和某些药物刺激，则常是本病发病的诱因。本病目前尚无法根治，有内脏损害者，尤其是肾、中枢神经病变者预后较差。死于本身病变者约占半数，最常见的是肾衰竭、脑损害和心力衰竭。死于并发症者约占半数，主要是感染，如细菌、结核、真菌等引起的肺、皮肤、泌尿道、脑和血液的感染。但随着医疗水平的提高，近年来该病的预后已较前明显改善。

解说病因1、2、3

　　SLE病因较为复杂，中医认为，其发病年龄多在青壮年期（20岁至40岁），而青壮年本应体健少病，且本病以女性好发，"肾为先天之本"、"女子以肝为先天"，足以说明其病因与先天禀赋不足有关，且主要为先天肝肾不足。因五脏互相滋生，肝肾不足，必影响他脏，致诸脏腑气血阴阳不足。因虚感邪，外感风寒湿邪久郁酿为热毒，初时袭于肌表，久则由表入里，累及脏腑；或日光暴晒，使热毒入里，燔灼阴液而伤及脏腑；或七情内伤、劳欲过度，损及肝肾等，以上均致风寒、火热、湿、瘀、毒为患，邪毒乘虚侵袭，五脏六腑广泛受累而发病。病程缠绵，急性期以邪毒炽盛为主，慢性期以邪退正虚为主。急性期主要由风湿热邪内舍或烈日暴晒，酿成热毒，燔灼气血，瘀阻脉络，外致肌腠，关节痹阻，故本病初起多现发热，面部红斑，肌肉酸痛，关节游走性疼痛等症状；内致多种脏器损伤，而使病变多端。如邪毒内陷攻心或蒙蔽清窍，引动肝风，则可出现胸闷、烦躁、心悸、气促，甚至癫狂、抽搐、身瘫等症；湿热蕴结，伐脾伤肾，则又可发生浮肿、尿少、便溏、腰膝酸软之候；瘀热郁结，蕴蒸肝脾，则可见胁痛、尿黄、纳呆、腹胀、大便溏泻等症；邪热迫肺，致肺失宣肃，还可出现咳唾引痛，气息喘促，不得平卧之悬饮证等；寒凝血滞，则见紫斑舌瘀、肌肤甲错及雷诺现象；热迫血行，则见皮肤红斑，甚则吐衄牙宣；热陷心营，则见心悸胸闷，神昏谵语。慢性期病变以肝肾阴亏，或心肺阴虚为多见。

　　本病以先天肝肾不足为本，复加邪气伤正，属本虚标实之证。火热亢盛为标，肝肾阴虚为本。但火热有实火与虚火之分。实火为外感热毒与心脾积热合邪，热毒入营所致，多见于急性发作期或亚急性期。虚火为肝肾阴虚，阴虚内热所致，多见于缓解期。本虚多涉及五脏，尤以肝肾心脾为常见。本虚标实的复杂病机，使病情多变，久病易阴损及阳，而致阴阳两虚；或见上实下虚，上热下寒；或呈内热外寒的虚虚实实之复杂病候。（见图1）。

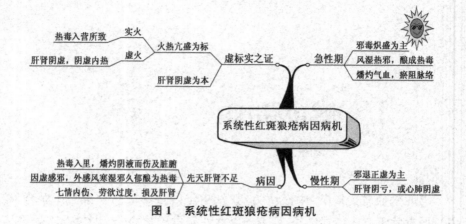

图1　系统性红斑狼疮病因病机

中医治病，先要辨证

1. 毒热炽盛证

可见于急性暴发期。高热稽留，面红目赤，或烦躁神昏，气粗喘急，面部蝶形红斑颜色鲜红，关节肌肉酸痛较甚，口腔溃疡，舌质红绛，苔黄而干，脉弦数。治以清营凉血、解毒通络，方以清营汤、清瘟败毒饮、犀角地黄汤、羚羊角散等加减。

2. 风湿热痹证

关节肿痛为主，屈伸不利，心烦低热，皮肤斑疹，口干口渴，舌红，苔薄黄腻，脉滑数。治以祛风除湿、清热活血，方以四妙清营汤或桂枝芍药知母汤加减。

3. 气滞血瘀证

面色晦暗，面部红斑消退遗留色素沉着，女性月经不调，或伴雷诺现象，舌紫黯或有瘀斑，脉涩。治以行气活血，方以桃红四物汤加减。

4. 肝肾阴虚证

持续低热，手足心热，关节酸痛，皮肤红疹。治以养阴清热，方以六味地黄丸、知柏地黄汤或左归丸加减。

4

5. 瘀热伤肝证

面部红斑，腰膝酸胀，口苦口干，烦躁易怒，大便燥结，舌质红，苔薄，脉弦。治以凉血活血、行滞养肝，方以当归芦荟丸加减。

6. 脾肾阳虚证

多见于肾损害后期。神倦形寒，面色㿠白，纳呆腹胀，下肢或颜面浮肿，尿少，腰酸，舌胖淡，脉沉细或濡缓。治以温补脾肾、温阳利水。方以实脾饮或真武汤加减。

7. 心脾积热证

口舌生疮，肌痛，肌无力，纳呆便溏，舌红苔薄黄，脉弦数。治以凉血清热。方以清解汤加减。

8. 毒邪攻心证

心悸、气短，动则尤甚，胸闷咳嗽，舌红，苔黄腻，脉滑数、脉细弱或结代。治以温阳通脉、养心安神，方以苓桂术甘汤加减。而现心烦，胸闷，心悸，气喘，心电图有异常改变。治以清热豁痰、理气通络。方选小陷胸汤、黄连温胆汤、瓜蒌薤白半夏汤等加减。

9. 肝风内动证

高热神昏，抽搐或癫痫，或癫或狂，舌质红绛，苔黄燥少津，脉弦数或细数。治以凉肝熄风，方以羚角钩藤汤加减。

10. 气阴两虚证

多见于缓解期。面色苍白，神疲乏力，低热，手足心热，心悸气短，口干不思饮，关节酸楚，大便燥结，舌淡苔薄，脉细。治以补气养阴，方以生脉散加减。

11. 阴阳两虚证

面色虚浮㿠白，腰酸肢冷，倦怠乏力，纳呆腹胀，畏寒，手足心热，舌胖苔白，脉细无力。治以滋阴壮阳，方以地黄饮子加减。（见图2）

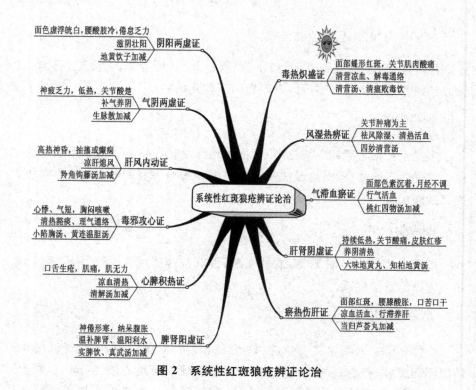

图2　系统性红斑狼疮辨证论治

系统性红斑狼疮的大医之法

大医之法一：滋养肝肾，养阴清热方

（1）邓兆智验方

药物组成：青蒿30g，生地黄30g，黄柏30g，知母30g，山茱萸15g，枸杞子15g，五味子15g，赤芍15g，皂角刺15g，泽兰15g，牡丹皮15g，紫花地丁15g，菊花15g，甘草5g。

功效：滋养肝肾，清热化瘀。

主治：系统性红斑狼疮肝肾阴虚、热毒瘀阻证。

病案举例：

患者，女，24岁。以双手雷诺征3年，伴面部蝶形红斑为主诉于2006年4月3日初诊。见脱发、口腔溃疡、龋齿、乏力，双手雷诺现象，舌红嫩，苔黄，脉细。血尿常规正常。IgG、IgA、IgM、C_3、C_4、CH50及RF、ESR、CRP均在正常范围。但自身抗体ANA（＋），效价1：3200，抗Sm（＋）；抗U1-RNP（＋）；抗SSA弱（＋）；抗Scl-70（＋）。西医诊断：系统性红斑狼疮；中医诊断：蝴蝶斑（肝肾阴虚，热毒瘀阻）。西医治疗予甲泼尼龙针剂0.5g静滴冲击3d，继用环磷酰胺针剂0.8g静滴冲击1d，接着给予醋酸泼尼松片50mg，qd，正清风痛宁片60mg，bid。中医治以滋养肝肾，化瘀解毒，药用：青蒿30g，生地黄30g，黄柏30g，知母30g，山茱萸15g，枸杞子15g，五味子15g，赤芍15g，皂角刺15g，泽兰15g，牡丹皮15g，紫花地丁15g，菊花15g，甘草5g，7剂。复诊时患者自诉症状好转，伴时见口干、尿黄。守原方加减如下：生地黄30g，黄柏30g，知母30g，山茱萸15g，牡丹皮15g，紫花地丁15g，白茅根30g，泽泻30g，茯苓30g，玄参15g，天冬30g，甘草5g，石斛15g，赤芍15g，青蒿15g，5剂。三诊时患者自诉症状大为好转，面部红斑减少，颜色转淡，脱发少，口腔溃疡愈合，精神好转，双手雷诺现象明显减轻，舌红，苔薄，脉细。后期在原方基础上加用补益肝肾、益气滋阴之品，如女贞子、补骨脂、黄芪、龟甲等。西药则予环磷酰胺0.8g静滴，每月冲击1次，醋酸泼尼松则每月递减5mg，病情稳定好转，其后环磷酰胺口服，醋酸泼尼松以低剂量维持治疗。半年后复查抗ANA（＋），效价1：100，抗Sm（－）、抗U1-RNP（－）、抗SSA（－）、抗Scl-70（－）。

【刘孟渊．邓兆智教授中西医结合治疗系统性红斑狼疮的经验．中医研究，2007，20（11）：55～57】

（2）裴正学验方

药物组成：桃仁10g，红花6g，川芎6g，白芍15g，当归10g，生地12g，山萸肉6g，山药10g，丹皮6g，茯苓12g，泽泻10g，丹参20g，苏梗20g，蝉蜕6g，益母草15g，二花15g，连翘15g，板蓝根15g，甘草6g。

功效：滋养肝肾，养阴清热。

主治：系统性红斑狼疮肝肾阴虚、热毒瘀阻证。

病案举例：

患者女,20岁,学生。2008年3月初诊,见颜面斑疹色黯褐,间断低热,夜间明显,腰酸腿痛,膝关节轻度酸痛,伴头晕目眩,乏力,口燥咽干,大便偏干,小便色黄、艰涩难出,舌质红少津,苔薄黄,脉细数。化验单示:尿蛋白(+),尿潜血(+),抗核抗体(+),血沉76mm/h。西医诊断:系统性红斑狼疮。中医辨证属肝肾阴虚,治宜滋养肝肾、养阴清热。选方:复方益肾汤加减。用药:桃仁10g,红花6g,川芎6g,白芍15g,当归10g,生地12g,山萸肉6g,山药10g,丹皮6g,茯苓12g,泽泻10g,丹参20g,苏梗20g,蝉蜕6g,益母草15g,二花15g,连翘15g,板蓝根15g,甘草6g,7剂,1日1剂。同时予消风Ⅱ号,泻火冲剂,古圣Ⅱ号同服,1周后患者复诊,查尿蛋白(-),尿潜血(+),血沉28mm/h,遂投以麻杏石甘汤合二仙汤加减继服之。

> 【彭艳艳,丁洁霞,张丑丑,等.裴正学教授治疗系统性红斑狼疮的经验.甘肃医药,2009,28(1):51~52】

(3)禤国维验方

药物组成:熟地黄、山药、茯苓、牡丹皮、旱莲草各15g,泽泻、知母、徐长卿各12g,山茱萸9g,鸡血藤30g,甘草10g。

功效:滋阴补肾,降火解毒。

主治:系统性红斑狼疮肝肾阴虚证。

病案举例:

黄某,女,40岁。2001年9月18日初诊。患者3年前面颊出现红色斑片,关节肿痛。曾在外院做病检确诊为SLE,每天口服泼尼松40mg等,病情稍有缓解,但时轻时重,要求中医诊治。诊见:时有低热(37.5℃左右),心烦乏力,手足心热,视物不清,脱发;检查:面色黯红,神疲,颜面部可见边界不清的浸润红斑,双侧近、远端指关节均肿胀,舌红,无苔,脉细数。化验:抗核抗体(ANA)1:640,尿蛋白(++)、有管型,血沉(ESR)56mm/h,血红蛋白(Hb)60g/L。证属肝肾阴虚。治宜滋阴补肾,方用知柏地黄丸加味:熟地黄、山药、茯苓、牡丹皮、旱莲草各15g,泽泻、知母、徐长卿各12g,山茱萸9g,鸡血藤30g,甘草10g。每天1剂,水煎服,复渣再煎,分2次服。同时每天服泼尼松20mg和适量火把花根片。服上方1个月,症状明显减轻,低热消退,去徐长卿,加女贞子、菟丝子各15g,白术10g继续治疗,并逐渐减激素至10mg/d。1个月后病情明显好转,复查ANA 1:80,Hb 94g/L,ESR 15mm/h,不适症状基本消失。嘱口服泼尼松5mg/d,继续服中药1个月,随访半年未见复发。治疗期间常服地黄枣仁粥（生地黄 30g，酸枣仁 30g，大米 100g，将酸枣仁加水研碎，取汁 100ml，生地黄加水煎取汁 100ml，大米煮粥，待粥将熟时加入酸枣仁汁、生地黄汁，煮至粥熟即成），每日 1 次。

【吴元胜，范瑞强，陈红．禤国维教授论治系统性红斑狼疮经验举要．广州中医药大学学报，2003，20(3)：246～248】

大医有话说

　　以上三方均侧重于补益肝肾之阴，辅以清解热毒，但各有特点。邓兆智教授认为阴虚的病机贯穿 SLE 的整个病程，临床所见绝大多数患者亦以阴虚内热症候表现为主，故治疗上养阴、清热的治疗大法贯彻始终。养阴之法因症状表现的不同而以滋肝肾之阴为主，或养肺胃之阴为主；选用生地黄、熟地黄、白芍、鳖甲、龟甲、枸杞子、山茱萸或石斛、麦冬、天冬、知母、沙参、玉竹等；清热之法亦因临床表现有异而有清气分热、清营血分热的不同，选用知母、石膏、生地黄、玄参、牡丹皮、水牛角、青蒿等。但阴虚多内热，热灼津液，热郁血瘀，治疗多辅以活血化瘀，选用丹参、赤芍、皂角刺、泽兰、桃仁、田三七、当归、鸡血藤、益母草等。而裴老指出 SLE 发病特征多为先天禀赋不足，脏腑虚损，肝肾亏虚，阴阳失衡，气血失和，而致气机逆乱，气血瘀阻，若复感各种毒邪，热毒蕴结，侵袭脏腑、皮毛、肢体而致病。此外，由于 SLE 患者病程日久，五脏俱虚，则无形之邪痹阻三焦；且易受外邪侵袭，痰瘀互生，疏泄不利，继则全身脏腑皆受其损，从而五脏皆虚。概而言之，此病之病机乃本虚标实也，故治疗此病时必求于本，以滋补肾阴为原则，辅以清热解毒活血祛瘀。禤国维教授则认为，SLE 以肾虚为本。本例患者久病不愈，反复发作，耗液伤阴，属肝肾阴虚，故以滋阴补肝肾之法，用知柏地黄丸加减。方中六味地黄丸滋阴补肾，肾阴得充，上济于心，虚火得降；知母、黄柏共助降火；徐长卿祛风解毒、活血止痛，助面部皮疹及四肢关节痛消退；旱莲草、女贞子、菟丝子益肾；白术健脾；鸡血藤活血通络；甘草补脾益气助诸药，恢复一身之机能。地黄枣仁粥有养阴退热的作用。

大医之法二:益气养血,补益脾胃方

搜索

(1)曾升平验方

药物组成:升麻 10g,黄芪 30g,党参 30g,白术 15g,柴胡 10g,当归 10g,茯苓 15g,川芎 10g,桑葚 20g,女贞子 20g,大枣 30g,甘草 10g。

功效:调理脾胃,补益气血。

主治:系统性红斑狼疮气血两虚证。

病案举例:

黄某,女,36 岁。2007 年 5 月因"多个指关节疼痛伴明显脱发 1 个月"就诊,就诊时症见多个指关节疼痛、脱发、头昏、疲倦乏力,面苍白纳眠可,舌淡苔白,双寸脉弱,关尺细弱。实验室检查:抗 ANA 1:1000,抗 Sm(+),抗 dsDNA(+);血常规:WBC $5.1×10^9$/L,RBC $3.0×10^{12}$/L,HGB 90g/L,PLT $9×10^9$/L。诊断为系统性红斑狼疮,中医辨证为寒湿内停,气血两虚。处方:升麻 10g,黄芪 30g,当归 10g,桂枝 10g,桃仁 10g,茯苓 10g,白术 15g,党参 30g,柴胡 10g,川芎 10g,女贞子 20g,桑葚 20g,大枣 30g,甘草 10g,每日 1 剂,分 3 次服用。1 周后复诊,患者诉精神好转,头昏症状缓解,脱发及关节疼痛无明显缓解,但关节遇冷疼痛加重。察舌脉同前,寒湿较重,以上方去柴胡,加熟附片 30g 温阳除湿,桂枝增至 20g 助阳化气,温通经脉。经多年研究证实,曾教授发现附子多糖可以诱导 T 淋巴细胞活化凋亡。2 周后复诊,诉关节疼痛症状消失,脱发有所改善。察舌象同前,双寸脉起,去党参,熟附片加量至 60g,加丹皮 12g,薏苡仁 30g,2 周后复诊诉脱发症状明显缓解。2 个月后复查:抗 ANA 滴度下降(1:320),抗 Sm(+),抗 dsDNA(+),血常规提示恢复至正常范围。患者继续坚持服药 1 个月,脱发症状消失,关节疼痛未复发。

【赵辉,余超,廖志敏.曾升平教授运用补中益气汤加减治疗系统性红斑狼疮脱发的经验.云南中医中药杂志,2009,30(3):2~13】

(2)裴正学验方

药物组成:木香 6g,草蔻 6g,陈皮 6g,半夏 6g,党参 10g,茯苓 12g,白术 10g,甘草 6g,苍术 10g,厚朴 6g,焦三仙各 10g,鸡内金 10g,炒莱菔子 10g,生姜 6g，大枣 4 枚。

功效：健脾和胃，补益气血。

主治：系统性红斑狼疮脾胃亏虚证。

病案举例：

患者女，36 岁，农民。患者于两月前出现全身乏力，面色无华，纳呆，恶心，不能进食，颜面蝶形红斑，关节疼痛，舌质淡胖，苔少，脉沉细弱。诊断：系统性红斑狼疮。治宜健脾和胃，投以香砂六君子汤加减：木香 6g，草蔻 6g，陈皮 6g，半夏 6g，党参 10g，茯苓 12g，白术 10g，甘草 6g，苍术 10g，厚朴 6g，焦三仙各 10g，鸡内金 10g，炒莱菔子 10g，生姜 6g，大枣 4 枚，遂投以胃安康、消风Ⅱ号、古圣Ⅱ号，1 周后复诊，患者胃脘不适明显缓解，汤药予桂枝芍药知母汤加减以治其本。

【彭艳艳，丁洁霞，张丑丑，等．裴正学教授治疗系统性红斑狼疮的经验．甘肃医药，2009，28(1)：51～52】

大医有话说

以上二方均强调补益气血，重在健脾和胃，扶正固本，但诸家各有所长。曾升平教授认为系统性红斑狼疮其病因病机特点是人体在正气不足的基础上，感受风寒湿邪，引起气血凝滞，营卫失调，阴阳气血失衡。痰湿瘀浊阻滞经络是本病的内因。《内经》云："正气存内，邪不可干"，在治疗此类疑难杂症时，尤为重视扶正，多从脾胃着手，中医认为发的生长，全赖于精和血。肾藏精，故"其华在发"，"发为肾之候"。发的生长和脱落、润泽与枯槁，不仅依赖于肾中精气之充养，而且亦依赖于血液的濡养，故称"发为血之余"，《诸病源候论·毛发病诸候》曰："血盛则荣于须发，故须发美；若血气衰弱，经脉虚竭，不能荣润，故须发秃落。"而脾胃为气血生化之源，若脾胃运化不利，升降失和，气血生化之源，则毛发失养而枯落。根据现代药理学研究证实：补中益气汤能调节人体免疫功能，方中黄芪、党参、白术促进单核吞噬细胞的吞噬及人体细胞的转化功能，调整 T 细胞的亚群比例以及促进合成代谢，恢复机体平衡状态。当归、川芎不仅对体液免疫和细胞免疫有促进作用，增强单核吞噬细胞的吞噬能力和自然杀伤细胞的杀伤活性，发挥免疫调节功能，而且具有抗血小板聚集和抗血栓、扩张血管、促进造血、抗炎等作用，改善皮下毛细血管炎，促进局部血液循环，荣养毛囊，减少脱发。据研究报道，脱发也与局部毛囊单位的雄激素代谢增多有关,女贞子具有雌激素样活性物质,可对抗雄激素,刺激衰退的毛囊重生,不但停止脱发,并可调节色素细胞的新陈代谢,加快黑色素的形成,再次生长出健康浓密的头发。但裴正学教授强调在治疗慢性疾病时不能只知其一不知其脾胃之重要性,患者在治疗过程中因疾病及药物作用往往出现恶心不能进食等症候,此时脾胃如传输带,若传输带出现故障,要将药物运送至目的地其原则必先解除传输带之故障,此途径是治疗疾病的关键所在。"有胃气则生,无胃气则死"是裴老经常提及之名句,可见固护脾胃的重要性。

大医之法三:活血化瘀方

搜索

卢君健验方

①清热解毒活血法:常用于 SLE 急性发作期,合并感染或撤减糖皮质激素不当反跳者。

药物组成:生石膏、生地黄、玄参、黄连、栀子、牛黄、羚角粉、人中黄、牡丹皮、赤芍、金银花、连翘、生甘草、鲜竹叶。

功效:清热解毒,凉血活血。

主治:SLE 热毒内盛、瘀血内阻证。

②行气活血法:常用于 SLE 消化系统受损及血管炎较重,甚至有脑损害者。

药物组成:当归、生地黄、桃仁、红花、川芎、丹参、枳壳、赤芍、柴胡、桔梗、牛膝、甘草。

功效:行气活血兼以养阴。

主治:SLE 气滞血瘀、血脉瘀滞证。

③止血活血法:常用于 SLE 弥漫性血管内凝血,血小板减少,凝血因子减少者。

药物组成:三七、花蕊石、血余炭、小蓟、侧柏叶、白茅根、茜草、栀子、大黄、牡丹皮、赤芍、桃仁、益母草。

功效:清热养阴,止血活血。

主治:SLE 出血及血瘀之证。

④温阳活血法:常用于 SLE 有心、肾、肺并发症者。

药物组成:附子、白术、白芍、赤芍、党参、益母草、泽兰、红花、葶苈子、白芥子、川芎、桃仁。

功效:温阳活血利水。

主治:SLE脾肾阳虚、水瘀互结之证。

病案举例:

患者,女,34岁。以面部红斑,关节疼痛12年,加重伴发热,下肢水肿1个月为主诉,于1998年5月6日入院。患者12年前面部红斑呈蝶形,伴发热,关节疼痛,在上海某医院确诊为SLE,给予泼尼松每次20mg口服,日3次。服12周后逐渐减量,症状消失,维持服药2年自行停药。3年前妊娠后面部红斑,高热,关节痛,双下肢水肿,血压升高,后终止妊娠,经住院治疗3个月,症状减轻,出院诊断SLE、肾病综合征。出院后予以泼尼松15mg/次,日3次,环磷酰胺0.6g加生理盐水200ml静滴,每日1次,共3次,自行停药,仍间断服泼尼松(用药不规律)。1个月来以受凉为诱因出现咳嗽、咳痰、发热、面部及手部弥漫红斑、关节疼痛、胸闷心悸、呼吸困难、双下肢水肿、尿量减少、乏力、食少纳差等症状,在当地应用抗生素、泼尼松治疗。入院时体温39℃,脉搏120次/min,呼吸32次/min,血压170/100mmHg,面部蝶形红斑,双手红斑,口唇皲裂肿胀,双肺湿啰音,心浊音界向左侧扩大,心率120次/min,心律齐,心音低钝,二尖瓣听诊区可闻及Ⅲ/6级吹风样杂音,双下肢凹陷性水肿(重度)。舌红苔少,脉细数。血WBC 16.00×10^9/L,GRA 84%,血ALB 26g/L,CHO 12mmol/L,Tg 6mmol/L,尿pro(+++),24h尿蛋白定量4.72g,自身抗体ANA(+)(1:320),抗ds-DNA(+),抗Sm抗体(+)。彩超示:心脏增大,中等量心包积液,胸腔积液。西医诊断:系统性红斑狼疮、肾损害(肾病综合征型)、心肌损害、心包积液、肺部感染。西医予头孢哌酮舒巴坦静滴1周后,甲泼尼松龙针0.5g静滴每天1次,连续3天,后改为泼尼松40mg,每日分3次服,3个月后逐渐减量。环磷酰胺0.8g加生理盐水200ml静滴,每月1次,连续6次后改为每3个月1次,总量12g。中医清热养阴,活血利水。方用黄芪30g,西洋参9g,牡丹皮15g,赤芍15g,金银花30g,连翘30g,益母草30g,桃仁12g,红花12g,车前子30g,冬瓜皮30g,麦冬15g,葶苈子30g,10剂。复诊发热、关节痛消失,红斑减轻,尿沫仍多。原方去金银花、连翘,加女贞子、炒栀子、地龙,20剂。仍有红斑,口干烦热,尿沫多。复诊方减车前子、益母草,加枸杞子、芡实、金樱子,连续4个月。检查:ANA(+)(1:80),抗ds-DNA(-),抗Sm抗体(-),浆膜腔积液及水肿消失,红斑轻微,无关节疼痛。尿 pro(＋＋),24h 尿蛋白定量 1.2g。继以黄芪 30g,西洋参 6g,冬虫夏草 3g(研粉另冲),丹参 30g,桃仁 10g,红花 12g,枸杞子 15g,川芎 12g,芡实 20g,金樱子 20g,地龙 20g,乌梅 15g。水煎服,日 1 剂,服 15 个月,症状消失,免疫及尿检正常,随访 3 年无复发。

【李小伟.卢君健教授运用活血化瘀法治疗系统性红斑狼疮的经验.河南中医,2000,28(9):30～31】

大医有话说

卢君健教授回顾大量中医文献,结合多年临床研究认为,该病起于先天禀赋不足、肝肾阴亏、精血不足,加之情志内伤、劳倦过度、六淫侵袭、阳光暴晒、药毒所伤、血脉不通,致皮肤、关节、筋骨脏腑受损而成。诸多因素,归于一途,瘀血是其病理关键,病程中乃可因瘀致病,亦可因病致瘀。他常概括为"寒凝血瘀"、"热壅血瘀"、"气滞血瘀"、"痰阻血瘀"、"久病入络为血瘀"、"药毒害血为血瘀"。总之,狼疮之为病,疼痛、皮损、蝶斑、紫黯、筋青、出血、肿胀、发热,甚者神昏闷瞀、脉涩者,皆血瘀之候也。在活血化瘀法的运用上强调十六个字法则:①贯穿始终:SLE 整个病程中,无论有无瘀证表现,不管抗磷脂抗体是否阳性,均有瘀证病损,故活血化瘀可作为基本治法。②峻缓适度:活血、破血长期使用,耗血伤气,应结合病症特点,瘀血轻重、性质、部位选药。神经中枢特殊部位,峻烈破血慎用,活血兼有止血作用之茜草、三七、大黄、蒲黄,可尽早应用。③配伍得宜:根据辨证邪正盛衰,在血在气,寒热阴阳,配合扶正祛邪,理气摄血,温阳或清热解毒等法并用。如 SLE 活动期雷诺现象,手足青冷、发紫、发红、阳虚阴盛,应用温阳活血合清热解毒之法。④扬长避短:以活血药的归经和寒热温凉特性,结合病症,择其之长,避其之短选用。如偏寒宜川芎、当归须;偏热宜丹参、赤芍、牡丹皮;血虚宜丹参、鸡血藤、三七;瘀血甚宜三棱、莪术、水蛭、大黄。

大医之法四:清热解毒,凉血消斑方

搜索

(1)裴正学验方
药物组成:水牛角 15g,党参 10g,麦冬 10g,粳米 30g,地黄 12g,白芍

12g，丹皮 6g，黄连 6g，黄芩 12g，山栀子 15g，川草乌各 12g（先煎 1 小时），细辛 12g（先煎 1 小时），马钱子 1 个（油炸），青蒿 10g，鳖甲 15g，知母 20g，甘草 6g。

功效：清热解毒，凉血消斑。

主治：系统性红斑狼疮热毒炽盛证。

病案举例：

患者女，42 岁，工人。初诊见面部及四肢斑疹鲜红，高热，烦躁，面赤，口渴，关节疼痛明显，皮肤紫斑，小便黄赤，大便秘结，舌质红绛，苔黄腻，脉弦数。诊断：热毒炽盛型系统性红斑狼疮，治宜清热凉血、消斑止痛。选方：黄连解毒汤合犀角地黄汤加减。药用：水牛角 15g，党参 10g，麦冬 10g，粳米 30g，地黄 12g，白芍 12g，丹皮 6g，黄连 6g，黄芩 12g，山栀子 15g，川草乌各 12g（先煎 1 小时），细辛 12g（先煎 1 小时），马钱子 1 个（油炸），青蒿 10g，鳖甲 15g，知母 20g，甘草 6g。予消风Ⅱ号、泻火冲剂、古圣Ⅱ号同服，患者复诊时上述不适均较前缓解。持续门诊治疗五个疗程全身不适基本消失，嘱其服中成药以善其后。随访一年病未复发。

【彭艳艳，丁洁霞，张丑丑等．裴正学教授治疗系统性红斑狼疮的经验．甘肃医药，2009，28（1）：51～52】

(2) 吴圣农验方

药物组成：玄参 15g，赤芍 15g，紫草 20g，丹皮 10g，山栀 10g，蚤休 30g，生地 30g，鲜芦根 30g，鲜菖蒲 12g，广犀角 3g（现多以水牛角 30g 代），青黛 0.3g，合成牛黄 1.5g（分吞）。

功效：清热解毒，凉血消斑。

主治：系统性红斑狼疮热毒炽盛证。

【陈湘君，刘云翔．吴圣农老中医治疗系统性红斑狼疮的经验．陕西中医，1986，7（6）：51～52】

大医有话说

以上二方侧重于清热解毒，辅以活血化瘀，但各有所长。吴老根据多年临床实践的经验，倾向于火邪热毒有内生、外感之别，红斑狼疮患者，除部分的发病与暴晒日光有关，可提供因日晒而诱发的病史，能用外来热毒入里，致伤阴液解释外,大部分患者并无明显的感受外来热毒的病史,虽然与《金匮》所载的阳毒症"面赤斑斑如锦纹……"的表现相似,但绝不是阳毒一样外来的温毒火邪所致,而是由于先天肝肾阴虚,阴虚不能制火,以致邪火内生。故该病的热毒为内生之毒,所以非银翘之类可解。吴老选用雄黄、青黛、合成牛黄等药来解毒活血。雄黄性温有毒,过去常用其解毒杀虫之功而治疗疥癣痈疽等外科疾患。但《本草纲目》认为雄黄能"入肝经气分,故肝风,肝气,惊痫,痰涎,头痛,眩晕,暑证,泻痢,积聚诸病,用之有殊功。"且配伍滋阴清热的药物能监制温热之性而发挥其解毒之功。而青黛味咸性寒,有清热解毒、活血消斑的功用,《本草求真》云:"青黛大泻肝经实火及散肝经火郁……"能治"发斑,吐血,咯血……",故对于因肝火郁毒的病症为适宜。其他如牛黄有清心开窍,豁痰定惊,清热解毒之功。山栀能泻火,有清热利胆,泻火除烦,凉血止血,散瘀止痛的作用。蚤休常用于各种热毒症,有清肝经郁热,活血解毒的作用。

大医之法五:祛风温肾方

搜索

丁济南验方

药物组成:川桂枝 3g,制川草乌、炒荆芥、炒防风、仙灵脾、伸筋草各 9g,玄参 9～12g,甘草 3～4.5g。

功效:祛风温肾。

主治:系统性红斑狼疮五脏痹。

【罗仁夏. 应用丁济南老中医经验治疗系统性红斑狼疮 52 例疗效观察. 贵阳中医学院学报,1997,19(2):11～12】

大医有话说

丁济南认为该病的病因病机乃风寒湿三邪入侵机体,该病属"痹证"范畴。人体感受风寒湿邪后,使经脉气血不畅,累及皮、肌、筋、脉、骨,而致皮肤红斑,肢体、关节、肌肉酸麻肿胀疼痛,因肝合筋、心合脉、脾合肌、肺合皮、肾合骨,故痹证迁延日久不已,内舍于五脏,发展成五脏痹。故临床上可分为风痹损及肌肤脉络以及心、肝、脾、肾、肺等六种类型。治疗中强调用辛温药，必须采用祛风温阳，散寒除湿，调补阴阳之法。基本方中桂、乌、荆、防、仙、伸等性味均属辛温，辛能发散，祛逐风湿，温能驱散寒湿之邪，达到既能祛风解表，又能入骨肉搜风通络，外则除表寒，里则温下元，祛邪又扶正。因此，临床上遇见伴有身热、烦躁、口渴、尿赤、便干等热象，或舌红少苔，口干咽燥、低热颧红等阴虚内热之证，仍宜用乌头、桂枝，仅对不同兼证加用清热解毒或养阴生津之品，为防止辛温药耗阴伤津之弊，故用苦寒的玄参监制，为防止川草乌的毒性，用甘平的甘草解毒，调和诸药。

大医之法六：伏气温病理论指导的分期辨证方

钟嘉熙验方

①药物组成：青蒿（后下）、甘草各 6g，黄芩、秦艽、木瓜各 15g，大青叶 20g，板蓝根、滑石、薏苡仁各 30g，法半夏、竹茹各 12g。

功效：清泻少阳，分消湿热。

主治：系统性红斑狼疮湿热郁阻少阳证。

②药物组成：青蒿（后下）、丹皮、甘草各 6g，鳖甲（先煎）30g，生地黄、秦艽、紫草各 15g，知母、山茱萸各 12g。

功效：养阴透热，入络搜邪。

主治：系统性红斑狼疮阴虚内热、邪伏阴分证。

③药物组成：枸杞子、女贞子、山茱萸各 12g，生地黄 20g，玄参、菊花、茯苓、旱莲草各 15g，山药、鳖甲（先煎）各 30g。

功效：滋养肝肾。

主治：系统性红斑狼疮肝肾阴虚证。

④药物组成：玉米须 30g，芡实、山药、金樱子、茯苓各 15g，大腹皮、桑白皮、菟丝子各 12g，女贞子 10g，甘草 6g。

功效：化湿健脾固肾。

主治：系统性红斑狼疮脾肾湿困证。

病案举例：

李某，女，12 岁，1993 年 2 月 20 日初诊。主诉：发热、浮肿 4 月余。患者无明显诱因出现发热，口腔溃疡，关节疼痛，浮肿等，诊断为系统性红斑狼疮。在某医院用泼尼松每天 60mg 治疗后，关节疼痛减轻，但仍口腔溃疡、发热、浮肿不退，而转本院诊治。诊见：发热，T 38.5℃，午后为甚，微恶寒，颜面及双下肢浮肿，满月脸，极度虚弱，不能行走，汗出，舌黯红，苔黄白相间略腻，脉弦细略数。实验室检查：抗核抗体（ANA）1/80，抗双链 DNA 抗体（ds-DNA）阳性，血沉（ESR）121mm/h，总补体（CH50）50U/ml，补体 C_3 0.4/L，补体 C_4 0.09g/L，血红蛋白（Hb）80g/L。尿检查：蛋白（＋＋），尿蛋白1.53g/24h。病情明显好转，但低热又起，证属余邪未尽，进补太早之故，故治以益气养阴，解毒透邪为主。处方：青蒿（后下）、甘草、蝉蜕各 6g，地骨皮、大青叶各 15g，鳖甲（先煎）、玉米须各 30g，黄芩、秦艽、白薇各 12g，牡丹皮2g。每天 1 剂，水煎服。连服 3 天后体温降至正常。在此方基础上加减治疗半年。复查尿常规：蛋白（一）。血检查：ANA（一），ds-DNA（一），ESR28mm/h，CH50 80U/ml，$C_3$1.8g/L，$C_4$0.43g/L，Hb111g/L。患者激素减至每天 15mg，诸症消失，精神复常，活动自如，已回校上课。

【刘叶，石建．钟嘉熙教授应用伏气温病理论治疗系统性红斑狼疮经验介绍．新中医，2008，40（6）：12～13】

大医有话说

本例系统性红斑狼疮活动期为难治性 SLE，肾损害较严重，经激素治疗4 个月仍不能控制病情。根据临床表现，诊断为伏暑，邪伏阴分，耗伤气阴，病情较重，虚实夹杂，必须把握病机，使药力深入阴分，入络搜邪，透邪外解，扶正而不滞邪，祛邪而不伤正。二诊时过早撤去透邪解毒药，而进补益药过多，故出现低热，经调整后才得以改善。对于难治性 SLE，以中医伏气温病理论为指导，分期辨证运用中药，并配合少量激素治疗，患者坚持随诊多年未见复发，避免了长期大量服用激素导致的副反应。

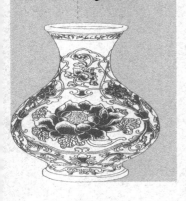

第2章 类风湿关节炎缠身怎么办，名医为你出高招

类风湿关节炎（RA）是指原因不明的以关节及周围组织慢性炎症病变为主要表现的自身免疫性疾病。它主要侵犯小关节，同时也可累及肺、心、神经系统等其他器官或组织。其病理改变常以关节滑膜炎为特征。滑膜炎反复发作，导致关节软骨、骨质以及关节周围软组织损坏，终致关节畸形、强直、活动功能障碍。本病属中医学"痹证"、"历节"、"尪痹"范畴。

类风湿关节炎几乎见于所有的种族和民族，患病率为0.3%～1.5%。大多数类风湿关节炎患者病程迁延，头2～3年的致残率较高，如不及早合理治疗，3年内关节破坏达70%。积极、正确的治疗可使80%以上的患者病情缓解，只有少数最终致残。

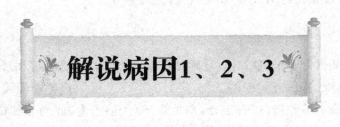

解说病因1、2、3

类风湿关节炎发病的病机复杂，病情缠绵，目前大多认为该病的发生主要是由于机体内部脏腑正气不足，感受风、寒、湿、热等外邪所致。素体虚弱，脏腑阴阳气血不足，腠理不密，卫外不固，营卫不和，是引起痹证的内在因素。风、寒、湿、热等邪乘虚内侵，"两气相感"，气血痹阻而致病。

（一）邪侵是类风湿关节炎发病的重要因素

1. 风寒湿邪

风寒湿邪侵犯人体多是由外而内，由于久居潮湿，或涉水冒雨，或气候剧变，冷热交错等原因，均可使人体卫外功能减弱，风寒湿邪乘虚侵入经脉，致使关节凝滞，气血运行不畅，而成该病。由于感邪偏盛的不同，临床表现也就有所差别。正如《素问·痹论》说："风寒湿三气杂至，合而为痹。其风气胜者为行痹；寒气胜者为痛痹；湿胜者为着痹"。因风性善行而数变，故关节疼痛游走不定而成行痹；寒气凝滞，使气血凝滞不通，故关节疼痛剧烈而成痛痹；湿性黏滞重着，故关节麻木、重着而成着痹。

2. 风湿热邪

素体阳盛，感受风湿热邪，易于热化或风寒湿痹，日久不愈，邪留经络关节，郁而化热，是形成热痹的原因。风热之邪与湿相并，合邪为患，壅于经络、关节，气血郁滞不通，以致关节红肿灼痛、发热而成风湿热痹。临床上可见关节肌肤红肿、疼痛、重着，抚之有热感，或久触而灼。

3. 痰浊

痰浊是由水液输布障碍，水湿停滞，聚湿而成。其形成有多方面原因。

21

如外感湿邪,日久不除,湿聚成痰;饮食不节,脾失健运,或脾气虚弱,运化无力,水湿不行,聚湿成痰;瘀血阻滞,经脉不利,水液道路不畅,水湿停滞,聚湿成痰,痰浊留窜骨节经络,闭阻气血,凝而为痹。

4. 瘀血

本病病程漫长,反复发作,迁延难愈,日久则影响血液运行而见瘀血,瘀血既是该病的病理过程中的产物,瘀血的形成又可加重各种证候。临床上患者常出现关节肿痛,痛有定处,痛处拒按,久治不愈,或局部硬结瘀斑,肌肤干燥无光泽,甚则肌肤甲错、舌质紫黯等表现。

(二)正虚是类风湿关节炎发病的内在因素

正气是人体的一切抗邪能力,包括卫气的卫外功能、脾胃滋养功能、肾精的充养功能、血液的濡养功能、经络系统的调节功能等。正气虚弱,则机体防御能力下降,其抗病能力、康复能力减弱。早在《黄帝内经》中就认为正气充盛,邪气无从入侵,正气亏虚,邪气才可乘虚而入。如《素问·刺法论》曰:"正气存内,邪不可干。"《灵枢·百病始生》说:"风雨寒热不得虚,邪不能独伤人……,此必因虚邪之风,与其身形,两虚相得,乃客其形。"机体气血阴阳不足,外感风寒湿热之邪乘虚侵袭关节肌肉,使经脉闭阻不通,而发本病。

1. 脾虚

脾主运化、升清和统血,为气血生化之源,机体生命活动的维持和气血津液的化生均有赖于脾所运化的水谷精微,故脾是后天之本。饮食失节,或因劳倦内伤,或外受寒湿之邪,均可导致脾胃虚弱,运化失司,痰浊内生,湿浊为患而致痹,或脾虚运化无力,气血生化之源不足,筋骨血脉失于调养,发为痹病。

2. 肝虚

肝主藏血,肝主疏泄。若情致失调,郁怒伤肝,肝失疏泄,气血失调,或肝血亏虚,骨节失于濡养,发为痹病。如明代秦景明的《幼科折衷》说:"痹者,内因肝血不足,外被寒湿所中,盖肝主筋,通一身之血脉也。"

3. 肾虚

肾藏精,主骨生髓,只有肾气充盛,方能"筋骨坚",从而达到"筋骨劲强,肌肉满状"的状态。若先天禀赋不足,后天调摄失当、房事不节而致肾精亏虚,则骨髓失充,筋骨失养,发为本病。王肯堂更明确指出:"痹病有风、有湿、有寒、有热……皆标也;肾虚,其本也。"正是由于肾虚,肾主骨功能不利,才使得"风寒湿热"侵袭人体发为痹证。由此可见,肾虚是痹病发生的重要内因。

4. 肝肾亏虚

肝主藏血,肾主藏精,精血互生,肝肾同源。无论寒证、热证、虚证、实证,肝肾不足是其共同的病变基础。由于先天禀赋不足复加后天调摄失当、房事不节、情志刺激、病后失调等,致肾气亏虚,甚则肾阴肾阳亏虚。阴虚阳盛,当致病之邪,壅郁于内,若热邪与体内阳盛之气相结则致病迅速,症状较重,而风寒湿邪也极易转化致热痹。阳虚内寒,外邪入里,内外相合,发为寒痹。尽管本病初起多以邪实为主,然此种邪实必兼有本虚的一面。

5. 气血亏虚

人体气血不足,筋脉骨骼失于濡养,容易导致痹证的发生。隋·巢元方《诸病源候论》认为,痹由"血气虚则受风湿,而成此病。"

6. 营卫失调

《素问·痹论》曰:"荣者,水谷之精气也,和调于五脏,洒陈于六府,乃能入于脉也,故循脉上下,贯五脏,络六府也。卫者,水谷之悍气也,其气疾滑利,不能入于脉也,故循皮肤之中,分肉之间,熏于肓膜,散于胸腹,逆其气则病,从其气则愈,不与风寒湿气合,故不为痹",指出营卫之气的顺逆和痹证的发生也有着密切的关系。张仲景在《金匮要略·中风历节病脉证并治》则更进一步论述了历节的病因与营卫的关系:"营气不能,卫不独行,营卫慎微,三焦无所御,四属断绝,身体羸瘦,独足肿大,黄汗出,胫冷。假令发热,便为历节也。"(见图3)

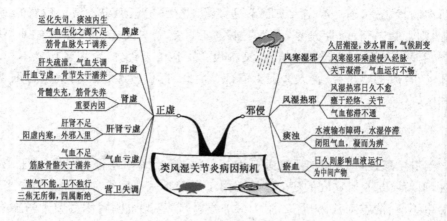

图3 类风湿关节炎病因病机

图中文字：

脾虚：运化失司，痰浊内生；气血生化之源不足；筋骨血脉失于调养

肝虚：肝失疏泄，气血失调；肝血亏虚，骨节失于濡养

肾虚：骨髓失充，筋骨失养；重要内因

肝肾亏虚：肝肾不足，阳虚内寒，外邪入里

气血亏虚：气血不足，筋脉骨骼失于濡养

营卫失调：营气不能，卫行独行；三焦无所御，四属断绝

正虚

邪侵

风寒湿邪：久居潮湿，涉水冒雨，气候剧变；风寒湿邪乘虚侵入经脉；关节凝滞，气血运行不畅

风湿热邪：风湿热邪日久不愈；壅于经络、关节；气血郁滞不通

痰浊：水液输布障碍，水湿停滞；闭阻气血，凝而为痹

瘀血：日久则影响血液运行；为中间产物

类风湿关节炎病因病机

中医治病，先要辨证

（一）风寒湿痹证

1. 行痹

肢体关节酸痛，痛无定处，关节屈伸不利，或见恶风发热，苔薄白，脉浮。治以祛风通络、散寒除湿，方以防风汤加减。

2. 痛痹

肢体关节疼痛剧烈，痛有定处，得热则减，遇寒痛剧，关节不可屈伸，局部皮色不红，触之不热，苔薄白，脉弦紧。治以温经散寒、祛风除湿，方以乌头汤加减，或乌附麻辛桂姜汤加减。

3. 着痹

肢体关节重着、酸痛，或有肿胀，痛有定处，手足沉重，活动不便，肌肤麻木不仁，苔白腻，脉濡缓。治以除湿通络、祛风散寒，方以薏苡仁汤加减。

（二）风湿热痹证

关节疼痛，局部灼热红肿，得冷稍舒，痛不可触，可见发热、口渴、烦闷不安等全身症状，苔黄燥，脉滑数。治以清热除湿、祛风通络，方以白虎桂枝汤加味。

（三）痰瘀痹阻证

关节疼痛时轻时重，关节肿大，甚至强直畸形，屈伸不利，舌质紫，苔白腻，脉细涩等。治以化痰祛瘀、搜风通络，方以桃红饮加味。

（四）气血亏虚证

关节肌肉酸痛无力，活动后加剧，肌肉萎缩，可兼有少气乏力，心悸自汗，头晕目眩，舌淡，苔薄白，脉细弱。治以益气养血、活络祛邪，方以黄芪桂枝五物汤加减。

（五）肝肾亏虚证

关节筋骨冷痛，肿胀，屈伸不利，腰膝酸软，足跟疼痛，下肢无力痿软，兼见齿松发脱，小便频数，或女子经少。偏于阳虚者，伴有手足不温，小便清长，面色㿠白，舌质淡或胖嫩，苔白滑，脉沉弦无力。治以温补肝肾、祛风通络，方以独活寄生汤合肾气丸加减。（见图4）

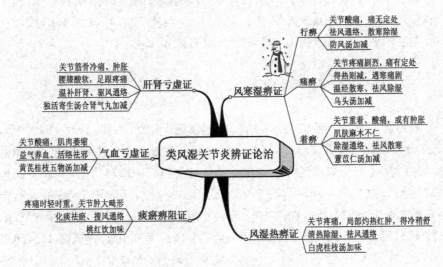

图4　类风湿关节炎辨证论治

类风湿关节炎的大医之法

大医之法一:祛风散寒除湿方

 搜索

(1)裴正学验方

药物组成:川、草乌各 15g(先煎 1 小时),细辛 20g(先煎 1 小时),马钱子 1 个(油炸),桂枝 10g,白芍 15g,知母 20g,干姜 6g,甘草 6g,防风 12g,白术 10g,麻黄 10g,当归 10g,黄芪 30g,生地 12g,桑枝 30g,豨莶草 15g,威灵仙 10g,羌独活各 10g,秦艽 10g,青风藤 15g,海风藤 15g。

功效:祛风除湿,散寒止痛。

主治:类风湿关节炎风寒湿痹证。

病案举例:

患者女,34 岁。手指关节肿痛,晨起僵硬,怕凉,恶风,汗多,RF(+),BP:120/75mmHg,舌淡暗,脉沉细无力。西医诊断:类风湿关节炎。证属寒痹。方用桂枝芍药知母汤合复方桑枝汤加味:桂枝 10g,白芍 15g,知母 20g,川草乌各 15g(先煎 1 小时),细辛 20g(先煎 1 小时),马钱子 1 个(油炸),干姜 6g,甘草 6g,防风 12g,白术 10g,麻黄 10g,当归 10g,黄芪 30g,生地 12g,桑枝 30g,豨莶草 15g,威灵仙 10g,羌独活各 10g,秦艽 10g,青风藤 15g,海风藤 15g。日服 1 剂,服药 7 剂关节疼痛明显好转,汗出减少。

【丁洁霞,边鹏飞,等.裴正学教授治疗类风湿关节炎经验.甘肃医药,2009,28(1):45~46】

(2)冯兴华验方

药物组成:制附子、防风、麻黄、桂枝、防己、生地黄、熟地黄各 10g,当归、威灵仙各 20g,白芍、片姜黄、老鹳草各 15g,细辛 4g。

功效:温经散寒,除湿止痛。

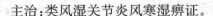
主治:类风湿关节炎风寒湿痹证。

病案举例:

陈某,男,67 岁,1995 年 6 月 8 日初诊。患类风湿关节炎已 10 年,经多方求治,疗效不佳。诊见:双手近端指间关节、腕、膝及踝关节均肿痛,恶风怕冷,关节肿胀,皮肤不红,触之不热,喜热敷,双手近端指间关节呈梭形改变,活动受限,晨僵约 4 小时,阴雨天时到下午才能缓解,乏力,纳食尚可,二便正常,舌质淡、苔白微腻,脉沉弦。辨证为寒湿痹阻型,治宜温经散寒,除湿止痛。方用乌头汤合当归四逆汤加减。处方:制附子、防风、麻黄、桂枝、防己、生地黄、熟地黄各 10g,当归、威灵仙各 20g,白芍、片姜黄、老鹳草各 15g,细辛 4g。服药半月后,关节疼痛减轻,晨僵减为 2～3 小时,上方加虫类药物连服 3 个月,关节胀痛消失,活动度明显增加,但近端指间关节梭状畸形无改变。

> 【钱之华,张宏宇.冯兴华老中医治疗类风湿关节炎的经验.新中医,1999,31(12):6～7】

(3)娄多峰验方

药物组成:当归 18g,丹参 18g,鸡血藤 21g,海风藤 18g,透骨草 21g,独活 18g,钻地风 18g,香附 21g。

功效:祛风通络,散寒除湿,活血养血。

主治:类风湿关节炎风寒湿痹证。

> 【郭会卿.娄多峰教授治疗类风湿关节炎 120 例.中医研究,2006,19(5):57～59】

(4)吴克潜验方

药物组成:制苍术 9g,怀牛膝 12g,炙桂枝 6g,乌头 9g,制豨莶 9g,葫芦巴 9g,川断 12g,鹿角霜 12g,乌梢蛇 9g,防己 9g,络石藤 30g。

功效:温经散寒。

主治:类风湿关节炎风寒湿痹证。

病案举例:

张某某,男,51 岁。患者于 8 年前冬季,因不慎受寒引起两下肢麻木疼痛,不能行走。曾多方求医无效。化验:血沉(ESR)45mm/h,抗"O"625 单位,类风湿因子试验阳性。X 线摄片印象:"符合类风湿关节炎表现"。一诊:

两手指节酸痛,趾跟疼痛,行走不便,舌润,苔薄白,脉沉而细。治拟温经祛寒为主。处方:制苍术 9g,怀牛膝 12g,炙桂枝 6g,乌头 9g,制豨莶 9g,葫芦巴 9g,川断 12g,鹿角霜 12g,乌梢蛇 9g,防己 9g,络石藤 30g,7 剂。二诊:药后肿退,但退后又略肿。原方加土茯苓 18g,粉萆薢 12g,5 剂。三诊:药后关节肿痛已退。再予上方 7 剂,以作巩固治疗。

【周长发,孙为民.吴克潜教授治疗类风湿关节炎的经验.山东中医杂志,1984,4:44～45】

大医有话说

以上四方均以祛风湿散寒为基础,佐以活血通络,均治疗风湿寒痹证。大多都选用乌头、细辛等温经散寒但有毒之品,但诸家各有所长。裴老认为类风湿关节炎病因乃风、寒、湿相合,治疗此病风湿寒型以桂枝芍药知母汤为基本方药。该方主治外感风寒,内伤湿滞。意在祛风胜湿、散寒止痛。外感于寒,则头痛、寒热、肢节疼痛;内伤于湿,则脚肿如脱。寒入肾,湿归脾,寒湿日久,脾肾双亏。脾气虚损,则身体尫羸,温温欲呕;肾气不足,则头眩短气。川、草乌二药之有效成分为乌头碱,有剧毒,但煮沸 1 小时可使有毒成分完全破坏,而有效成分相对保留,因此,川、草乌入药时必须先煎 1 小时。细辛之有效成分是甲基丁香酚,有毒成分是黄樟醚。后者挥发性强,长时间煎煮则毒性大减,而不影响有效成分之功用,因此,细辛必须先煎 1 小时以破坏其毒性。方中之桂枝温经通阳、利血脉、化瘀滞、散寒气、调营卫而止痛;芍药养血而柔筋脉,养阴而清郁滞,与桂枝同用,调气血、走关节、利血脉,善于缓急;知母清热除烦,滋阴润燥,和通关节。大剂量乌头无知母则阳盛而阴伤,无桂枝则阳气不能通达四末,无白芍则阳气不能通达于内脏,因此,在此方中,方名中之三药实为乌头之重臣。麻黄发汗解表寓开腠理而见阳光之意。白术健脾益气以防药之太过,损伤脾胃;干姜温中、甘草和中;防风祛风胜湿。冯兴华老中医认为寒湿痹阻型症见发病较缓,关节肿痛变形,多不红热,晨僵时间较长,常伴怕冷恶风,舌质淡、苔薄白或白腻,脉沉弦。治宜温经散寒,除湿通络。常用乌头汤、当归四逆汤、附子白术汤及桂枝芍药知母汤等方,并加片姜黄、防己、老鹳草、威灵仙等。因乌头毒性大,为了避免其毒副作用,故常用制附子代之,如需久用时,应配伍生地黄防其燥热之性。娄教授则认为寒热要分而治之,寒证不但要用温热药,更要温补肾阳,加用仙茅、仙灵脾、金毛狗脊、制附片、桑寄生、杜仲、川断、五加皮、制川乌、制草乌、细辛、桂枝等。吴教授认为本病例以寒为主，以风湿为次，治疗上以温经散寒法为主，兼用祛风搜络之品。他治疗类风湿关节炎喜用乌头，数十年经验证明乌头治此病确有佳效。但他指出如有发热、关节局部灼热肿痛，则不宜使用。乌头一般用量为 1.5～9g。吴老用乌头，认为只要对症，即可足量，量小反不达病。如本例首次处方即用9g。吴老指出治疗本病，用药不宜太散。本例即用温经散寒与祛风通络二类药，无其他杂药，故药效专一，疗效较好。

大医之法二：祛风除湿清热方

搜索

(1)冯兴华验方

药物组成：苍术、黄柏、连翘、蚕沙（包煎）、茵陈、生地黄、木瓜、丝瓜络各10g，薏苡仁 30g，牛膝、茯苓各 15g，穿山龙 20g。

功效：燥湿泄热，通络止痛。

主治：类风湿关节炎风湿热痹证。

病案举例：

刘某，女，58岁，1995 年 6 月 4 日初诊。关节疼痛 2 个月，加重半月。患者双手近端指间关节红肿疼痛，触之略热，颞颌关节疼痛，张口困难，咀嚼时疼痛加剧，晨僵约 2 小时，午后潮热，身体困倦，大便溏，每天 1～2 次，小便清长，舌质红、苔白腻，脉滑数。实验室检查：ESR 65mm/h，RF（＋）。西医诊断为类风湿关节炎。中医辨证为湿热痹阻型，湿重于热。治宜燥湿泄热，通络止痛。方用四妙散加味。处方：苍术、黄柏、连翘、蚕沙（包煎）、茵陈、生地黄、木瓜、丝瓜络各 10g，薏苡仁 30g，牛膝、茯苓各 15g，穿山龙 20g。7 剂，每天 1 剂，水煎服。药后关节红肿疼痛已减，晨僵约 1 小时。随症加减忍冬藤、黄芪、当归、全蝎等，连服 45 剂，诸症均除，查 ESR 20mm/h，RF（－）。

【钱之华，张宏宇．冯兴华老中医治疗类风湿关节炎的经验．新中医，1999，31(12)：6～7】

(2)黄胜光验方

药物组成：土茯苓、薏苡仁、萆薢、丹参、白芍各 20g，忍冬藤、栀子、蒲公英、生地黄、续断、狗脊、杜仲各 15g,蚕沙、秦艽、木瓜、苦杏仁、法半夏、白花蛇舌草、牡丹皮各 10g,水牛角、黄芪各 30g,炙甘草 5g。

功效:清热解毒,利湿宣痹。

主治:类风湿关节炎风湿热痹证。

病案举例:

郭某,女,48 岁,因反复对称性、多关节肿痛伴晨僵 10 余年入院。诊见:双腕关节、近端指间关节、肘关节等多关节肿痛,掌指关节、近端指间关节有晨僵约 2 小时,关节肿痛灼热、微红,口微苦但不欲饮,舌质红、苔薄黄微腻,脉滑数。双腕关节轻度肿胀畸形、压痛,关节活动尚可。掌指关节、近端指间关节肿胀畸形,活动稍困难,轻压痛,未触及风湿小节。右手食指、中指呈鹅颈畸形,轻度尺偏畸形,活动差。检查:RF 110U/L,ESR 45mm/h,双手(包括腕关节)X 线摄片示:符合类风湿关节炎改变。中医诊断:痹证(湿热痹阻型)。西医诊断:类风湿关节炎。治以清热利湿解毒,以宣痹汤加减。处方:土茯苓、薏苡仁、萆薢、丹参、白芍各 20g,忍冬藤、栀子、蒲公英、生地黄、续断、狗脊、杜仲各 15g,蚕沙、秦艽、木瓜、苦杏仁、法半夏、白花蛇舌草、牡丹皮各 10g,水牛角、黄芪各 30g,炙甘草 5g。水煎服,每天 1 剂。并配合蜂针,每天 1 次,治疗 2 周后改每周 2 次。服 20 剂后症状明显缓解,关节肿痛减轻,轻微晨僵。出院后门诊继续以上方加减巩固治疗。随访 3 年,症状明显缓解。

【朱辉军. 黄胜光教授治疗类风湿关节炎经验介绍. 新中医,2004,36(1):9～11】

(3)娄多峰验方

药物组成:娄氏清痹汤　忍冬藤 60g,败酱草 30g,络石藤 30g,青风藤 30g,土茯苓 30g,老鹳草 30g,丹参 30g,香附 15g。

功效:清热解毒,疏风除湿,活血通络。

主治:类风湿关节炎风湿热痹证。

【郭会卿. 娄多峰教授治疗类风湿关节炎 120 例. 中医研究,2006,19(5):57～59】

(4)王衍全验方

药物组成:白虎加桂汤合四妙勇安汤加味　生石膏 30g(先煎),知母

12g,桂枝 10g,金银花 30g,当归 10g,玄参 15g,赤芍 15g,牡丹皮 15g,虎杖 30g,豨莶草 30g,川芎 10g,秦艽 10g,海桐皮 10g,黄柏 10g。

功效:清热解毒,养阴通痹。

主治:类风湿关节炎热邪炽盛型。

病案举例:

田某,男,38 岁,职员,2001 年 4 月 26 日就诊。患者双手指间关节肿胀疼痛、晨僵,早晨握拳困难 3 月余,并伴有肩肘部酸痛。述 4 个月前曾因冒雨外感,自觉全身乏力酸痛,曾服用治疗外感药物效果不佳,现全身酸痛好转,但双手指间关节肿胀疼痛,关节有灼热感,晨起握拳困难,全身乏力,午后尤甚,自汗、口干而渴、便秘、手心发热。既往素有内热、便秘。查体:双手指间关节肿胀压痛,尤以第 1、第 3、第 4 指为甚,第 1、第 3、第 4 掌指关节腱鞘部压痛明显,右侧肩肘关节亦有压痛。体温 37.5℃,血沉 46mm/h,类风湿因子(＋),舌质红,苔薄黄,脉象弦滑稍数。诊断:类风湿关节炎(热邪炽盛型)。患者素体阴虚内热,复因外感风寒湿邪,邪瘀化热,闭阻经脉,滞于关节肌肉,故关节肿胀疼痛。热邪炽盛,耗气伤阴,气阴两虚,故全身乏力、自汗、手心发热,口干、便秘。治法:清热解毒,养阴通痹。方药:黄芪 30g,生石膏 30g,知母 12g,桂枝 10g,金银花 30g,玄参 15g,赤白芍各 15g,牡丹皮 15g,虎杖 30g,豨莶草 30g,川芎 10g,秦艽 10g,柴胡 10g,青蒿 15g,甘草 10g。二诊:服上方 10 剂关节疼痛及口渴等诸症好转,低热已退,但仍觉手胀不适。查舌苔薄白,脉细滑。上方去柴胡、青蒿、牡丹皮,先后加当归、生地黄、萆薢、海桐皮、木瓜等。连服 30 余剂而愈。

【程少丹,左瑞庭．王衍全教授治疗类风湿关节炎经验．河南中医,2004,24(7):19～21】

大医有话说

以上四方均重在清热解毒基础上结合祛风除湿、宣痹通络,治疗热痹,但诸家各有特点。冯兴华老中医认为本型在类风湿关节炎中占大多数,诊断时应仔细察看舌苔,辨清湿、热偏重。如热重于湿,治宜清热燥湿,方用白虎加苍术汤,酌加金银花、连翘、黄柏、赤芍、牡丹皮、忍冬藤、重楼等;若湿重于热者,治宜燥湿泄热,方用四妙散加茯苓、泽泻、木瓜、当归、茵陈、防己、蚕沙、穿山龙等。他还指出,治疗本病祛湿是关键,湿不除则热难退;单纯利湿,效果亦差,在用淡渗利湿药的同时,要配伍益气活血药,使脾气健旺,血气畅行,则湿邪易去,疾病后期酌加全蝎、蜈蚣之虫类药,增强祛风通络镇痛的作用,疗效更加显著。黄胜光教授则指出RA初期常有关节灼痛、肿胀、灼热等,与感受毒邪有关。外感六淫之邪,偏盛则化为毒;内因脏腑功能紊乱,气血阴阳失调,病理代谢产物蕴积化为毒。RA活动期当重用清热解毒药,即使缓解期,若有关节热痛者,亦考虑余毒未清,当配清热解毒之品。同时认为"无湿不成痹",RA患者多合并有湿邪,故常选用兼有化湿作用之清热解毒药如土茯苓、白花蛇舌草、半枝莲、金银花等,此类药甘寒清香,清热解毒而不伤胃;并配合芳香透达而不遏郁之蒲公英、紫花地丁等药;若热毒炽盛,关节红肿灼热,舌质红绛,配用大剂量水牛角、生地黄、牡丹皮、黄连等,凉血、清热、解毒。他根据中医学取类比象的原理,取"肢"与"枝"同,"经络"与"藤"相似,茎藤类药物善走四肢而通利关节,还有引经功用,可将诸药引达四肢,增强其疗效。娄老提出,痹病的病因病机为虚、邪、瘀的观点,这是娄氏治痹理论的精髓。邪,即外来病邪,具体指风、寒、湿、热之邪气,是致痹的重要条件。娄老指出:寒热二者相互对立,一般不会同时伤人,但皆可与风、湿之邪相结合,形成风寒湿痹或风湿热痹。该证型要分清风热、湿热,风热胜者兼见发热、口渴、汗出、咽喉肿痛,或皮肤红斑,皮下结节,多个关节疼痛,舌红、苔薄黄或黄燥,脉浮数。王衍全教授在方中以白虎加桂枝汤、四妙勇安汤为主方,加牡丹皮、赤芍、秦艽、柴胡、青蒿,不但可清热解毒、凉血活血,而且又可养阴生津,清解半表半里之邪热,合黄芪益气固表,桂枝合白芍一收一散、调和营卫,虎杖、豨莶草、海桐皮、萆薢、川芎等祛风除湿、活血通络,全方共奏清热、活络、除痹的功效。

大医之法三:祛风化痰活血方

(1)冯兴华验方

药物组成:羌活、独活、秦艽、桃仁、红花、地龙、甘草、牛膝、防己各10g,川芎15g,当归20g,威灵仙30g,制没药、制香附各6g。

功效:活血逐瘀,除湿蠲痹。

主治:类风湿关节炎瘀血痹阻证。

病案举例:

叶某，女，53岁，1995年7月4日就诊。手足关节疼痛7年，双手近端指间关节呈梭形改变，痛如锥刺，腕关节肿胀疼痛，活动受限，双足跖趾间关节疼痛变形，晨僵约3小时，近3个月来痛及腰、背及周身关节，舌质暗边有瘀点、苔薄白，脉沉涩。实验室检查：ESR 90mm/h，RF 1∶80。中医辨证为瘀血痹阻型，治宜活血逐瘀，除湿蠲痹，方用身痛逐瘀汤加减。处方：羌活、独活、秦艽、桃仁、红花、地龙、甘草、牛膝、防己各10g，川芎15g，当归20g，威灵仙30g，制没药、制香附各6g。每天1剂，水煎服。服本方10余天后，腰背及周身关节疼痛缓解，继加蜈蚣2条，全蝎、蜂房各6g，黄芪30g，连服2个多月，周身关节疼痛及晨僵均愈，腕关节活动明显好转。复查ESR 25mm/h，RF（－）。

【钱之华，张宏宇．冯兴华老中医治疗类风湿关节炎的经验．新中医，1999，31(12)：6～7】

(2)黄胜光验方

药物组成：桃仁、红花、川芎、秦艽、当归、羌活、没药、香附、鸡血藤、蕲蛇、穿山甲各10g，牛膝15g，黄芪、伸筋草各30g，丹参、威灵仙各20g，蜈蚣2条，炙甘草5g。

功效：祛风活血化瘀。

主治：类风湿关节炎瘀血痹阻证。

病案举例：

程某，女，60岁。因反复多关节肿痛伴晨僵20余年入院。诊见：双腕关节、掌指关节、近端指间关节肿痛，跖趾关节肿痛，晨僵约半天，肘关节、踝关节肿痛，肌肤甲错，干燥无光泽，全身多处疼痛，疼痛固定不移，夜间为甚，四肢轻微麻木，腰膝酸软，神疲体倦，生活不能自理，舌质黯红有瘀斑或舌下静脉迂曲、苔淡黄，脉沉弦。双腕关节肿胀畸形，僵硬不能活动，压痛；双手呈尺偏畸形，掌指关节呈驼峰畸形，右手食指、中指以及左手食指、无名指呈鹅颈畸形，双手不能张开，压痛；双肘关节可触及风湿小体，跖趾关节向外侧偏斜，RF 313IU/L，ESR 85mm/h；双手（包括腕关节）X线摄片示：符合类风湿关节炎改变。中医诊断：痹证（瘀血阻络型）；西医诊断：类风湿关节炎。治以活血祛瘀。方以身痛逐瘀汤加减。处方：桃仁、红花、川芎、秦艽、当归、羌活、没药、香附、鸡血藤、蕲蛇、穿山甲各10g，牛膝15g，黄芪、伸筋草各30g，丹参、威灵仙各20g，蜈蚣2条，炙甘草5g。每天1剂，水煎服。口服灵芝胶囊、六味地黄丸,每天 2 次。配合蜂针,每天 1 次,1 个月后改每周 2 次。治疗 1 个月后,关节肿痛缓解,轻微晨僵,约 30 分钟,活动后缓解。再守上方加减,继续服用 2 周,症状缓解,生活能自理。复查 RF 3OIU/L,ESR 18mm/h,肝肾功能正常。出院后门诊继续以上方辨证加减巩固治疗。随访 3 年,病情稳定,未见明显加重。

> 【朱辉军．黄胜光教授治疗类风湿关节炎经验介绍．新中医,2004,36(1):9~11】

(3)娄多峰验方

药物组成:娄氏化瘀通络汤　当归 18g,丹参 30g,鸡血藤 21g,制乳香 9g,制没药 9g,延胡索 12g,香附 12g,透骨草 30g。

功效:活血化瘀,行气通络。

主治:类风湿关节炎瘀血痹阻证。

> 【郭会卿．娄多峰教授治疗类风湿关节炎 120 例．中医研究,2006,19(5):57~59】

大医有话说

　　以上三方侧重活血化瘀,治疗瘀血证为主的类风湿关节炎,但各有所长。冯兴华老中医善用身痛逐瘀汤。他认为本病日久,湿、寒、热等邪着于关节,血行受阻,瘀血与湿、热、寒之邪互相盘踞,一般方药很难取效,而身痛逐瘀汤中将大量活血逐瘀药与少量的祛风胜湿药巧妙组方,意在血行则可祛瘀,瘀血尽去,则寒、湿等邪亦随之而散,确是治疗类风湿关节炎之良方。临证时,若有剧烈疼痛者,常用蜈蚣、全蝎、蜂房等药,增强祛风止痛的作用,但这类药物毒性较大,宜中病即止。黄胜光教授指出 RA 病程长,反复发作,迁延难愈,日久则入络成瘀,气血运行不畅,经络痹阻也是痹证的重要病理环节。外感风寒湿热之邪,内因脏腑虚损,日久可见瘀血,"血得温则行,得寒则凝",寒性收引凝涩,侵犯经脉,使经脉收引,血液运行迟缓而致瘀血停滞。热为阳邪,易伤津耗液,血液受热煎熬而黏滞成瘀;或热伤脉络,血溢脉外,留于体内形成瘀血。湿性黏滞重浊,湿热侵犯经络气滞血凝,亦可成瘀。RA 病程长,久病不愈耗伤正气,气虚则运血无力,阳虚则脉失温通,血行凝涩,阴血虚则血脉不充,血行不畅,皆可致血瘀。瘀既是 RA 原始的病因,又是本病的病理机制,贯穿于整个疾病的全过程,故活血化瘀的疗法应贯穿于本病的治疗始终,可用丹参、川芎、血竭、赤芍、红花等。由于病邪与瘀血凝聚经髓胶结难解。黄教授认为此时用常见草木之药难以奏效,必须加用透骨搜剔之品,以剔除深入经髓之瘀血。首选蜈蚣、全蝎、穿山甲、乌梢蛇、蕲蛇,以搜剔透骨、通络止痛。但这类药大多数有毒不宜多用或久用,也易伤津,故可酌情用补气滋阴之品。如耗气伤血,致气血亏虚,可加补气益血之品。"瘀血致痹"理论是娄老提出的痹病发病新观点,其发生多见于外力伤害之后引起局部筋骨经络组织损伤,血行不畅,或血溢脉外,滞留局部,瘀血内停,致使筋脉肌肉失养,抗御外邪能力下降,风寒湿或风湿热邪乘虚而入,加重脉络闭阻,表现为关节疼痛如针刺刀割,固定不移,压痛明显,局部皮肤紫黯,或顽痹不愈,或关节肿大变形,肌肤甲错,舌质紫黯有瘀斑,脉弦涩。

大医之法四:化痰消瘀方

(1)金实验方

药物组成:防风15g,白芷10g,威灵仙20g,白芥子10g,薏苡仁20g,全当归12g,桃仁10g,麻黄10g,桂枝10g,制附片12g,白芍20g,知母10g,全蝎5g,蜈蚣3g,青风藤20g,生甘草5g。

功效:祛风湿,化痰瘀,除痹痛。

主治:类风湿关节炎痰瘀痹阻证。

病案举例:

葛某,女,41岁。2002年6月4日初诊。患者2001年1月被诊断为类风湿关节炎,经用布洛芬、小剂量激素治疗1年余,未能控制病情。刻诊:多个近指关节、掌指关节疼痛、肿胀、僵硬、屈伸不利,晨僵2小时以上,身体困重,少汗,易疲劳,纳寐尚可,舌质淡红有紫气,苔薄腻,脉濡。实验室检查:ESR 90mm/h,CRP 30mg/L,RF 1:264,WBC 7.5×10^9/L,Hb 101g/L,PLT 300×10^9/L,握力50mmHg。中医辨证属湿痰瘀痹阻脉络关节。治当祛风湿,化痰瘀,除痹痛。处方:防风15g,白芷10g,威灵仙20g,白芥子10g,薏苡仁20g,全当归12g,桃仁10g,麻黄10g,桂枝10g,制附片12g,白芍20g,知母10g,全蝎5g,蜈蚣3g,青风藤20g,生甘草5g。水煎,每日1剂,分2次服。4周后复诊:关节疼痛、肿胀、晨僵基本消失,握力增强,疲劳感减轻。2002 年 8 月 13 日复查相关指标明显下降：ESR 30mm/h，CRP 10mg/L，RF 1：90，WBC 5.5×10^9/L，Hb 110g/L，PLT 120×10^9/L，握力 70mmHg。继以原方去附子、桂枝、麻黄，加苡仁、苍白术、茯苓等健脾化湿之品巩固治疗半年，ESR、CRP 复常，RF 1：32，病情稳定。

【陆丹艳．金实教授治疗类风湿关节炎经验．江苏中医药，2007，39（3）：14～15】

(2)汪履秋验方

药物组成：生麻黄、桂枝、苍术、熟附子、防风、防己、制天南星、桃仁、红花、威灵仙各 10g，鸡血藤、雷公藤各 15g，全蝎 3g。

功效：祛风除湿，化痰消瘀。

主治：类风湿关节炎痰瘀痹阻证。

病案举例：

孙某，女，53 岁，1997 年 8 月 26 日初诊。患者手指及两足关节肿胀疼痛、僵硬已 12 年，关节畸形，近月加重，晨僵近 2 小时，活动后好转，但仍不能握紧，上颌骨不利，张口困难，舌质紫黯，脉细弦。多次检查类风湿因子阳性。治宜祛风湿，化痰瘀，佐以搜风通络。处方：麻黄、苍术、桂枝、防风、防己、制川乌、威灵仙、制天南星、枳壳、蜂房、莪术各 10g，全蝎（研末吞服）3g，雷公藤 15g，虎杖 30g。每天 1 剂，水煎服。服 14 剂后，手足关节肿痛好转，晨僵少于 1 小时。继续以此方加减治疗 3 个月，病情明显好转，晨僵已少于半小时，疼痛显著减轻，复查类风湿因子阴性。继续守方辨证调理，病情稳定。

【王冠华．汪履秋教授治疗类风湿关节炎经验介绍．新中医，2006，38(1)：17～19】

大医有话说

以上二方均重在化痰消瘀为主，辅以祛风湿，治疗痰瘀互结证，但各家有所侧重。金实教授认为络病之初，多属邪气壅塞，气滞络阻，可选用草本类中药以调治；而病久邪结络痹，凝痰败瘀，混处络中，非攻逐类草本中药可以奏效。金实遵仲景首创的虫类搜剔通络法，借虫类蠕动之力和嗜血之性，走窜攻冲，深入隧络，用自有益。金实认为，虫类药中山甲、蜈蚣、全蝎剔络止痛之力最强,水蛭、虻虫、地鳖虫化瘀通络之功犹著,僵蚕、地龙善于通络散结。除虫类药外,尚可加入通络入络之藤类药。藤类药中青风藤、海风藤性偏温,功能祛风散寒通络,前者作用较缓,有调节免疫、缓解病情的作用,但可能会出现皮疹、瘙痒等反应;后者通络止痛作用较强。络石藤、忍冬藤性偏寒,功能祛风清热通络,前者兼有凉血消肿作用,后者清解络热之功较佳。雷公藤辛、苦、凉、大毒,祛风通络、消肿止痛作用较强,常用量为6～15g,但可能会出现消化、血液、生殖等系统的副作用。鸡血藤苦、微甘温,祛风通络兼行血养血,与雷公藤配伍可减少其副作用。汪履秋教授谓全蝎、蜈蚣止痛最佳,治疗顽痹痛甚者乃必用之品,但此类药过剂久服则破气耗血伤阴,须注意"衰其大半而止"。汪教授喜用制天南星化痰,谓其为豁痰要药,专走经络,经临床观察,天南星对各类骨关节疼痛者多收捷效且无副作用。消瘀轻者用桃仁、红花、川芎、姜黄、赤芍、丹参、川牛膝、延胡索、鸡血藤等,重者用三棱、莪术、制乳香、制没药等,常与理气药相伍,取"气行则血行"之意,选用枳壳、大腹皮、厚朴等。另汪教授认为,患者就诊时大多是急性发作,以疼痛、肿胀为主,针对本病风湿痰瘀痹阻经络的病机,祛邪为首要,邪去脉络痹阻可通。疼痛为本病主症,汪教授经多年研究,认为止痛分为4个步骤:一是按风寒湿热痰瘀虚辨证治疗;二是用麻桂乌附祛风宣湿,温经通络;三是取虫类药搜风剔络止痛;四是选用雷公藤止顽痛。汪教授指出,中药祛风湿药物有效量和中毒量非常接近,用之要大胆而慎重,宜微微汗出邪可去,否则汗多邪不去反易伤正。

大医之法五:补肾壮骨祛风湿方

(1)冯兴华验方

药物组成:当归20g,桑寄生、巴戟天、淫羊藿、党参各15g,独活、防风、川芎、赤芍、杜仲、补骨脂、桂枝、牛膝、熟地黄、肉苁蓉各10g,制附子6g,细辛4g。

功效:温补肝肾,益气活血。

主治:类风湿关节炎肝肾亏虚证。

病案举例:

狄某,男,71岁,1995年6月21日就诊。患者双手近端指间关节肿痛

15年,诊断为类风湿关节炎,经中西医多方治疗,无明显疗效。近半年双腕、膝、踝关节均肿痛,晨僵约4小时,腰膝软,畏寒肢冷,乏力,气短自汗,耳鸣,舌质淡、苔少,脉沉细。辨证为肝肾亏虚,肾阳不足,治宜温补肝肾,益气活血。方用独活寄生汤加减。处方:当归20g,桑寄生、巴戟天、淫羊藿、党参各15g,独活、防风、川芎、赤芍、杜仲、补骨脂、桂枝、牛膝、熟地黄、肉苁蓉各10g,制附子6g,细辛4g。每天1剂,水煎服。患者服药1周后关节疼痛减轻,晨僵亦减1小时,继加全蝎6g,蜈蚣2条,黄芪45g,白术10g,连服70余剂,周身关节疼痛及晨僵消除。手指屈伸较灵活,但关节畸形未改变。

【钱之华,张宏宇.冯兴华老中医治疗类风湿关节炎的经验.新中医,1999,31(12):6～7】

(2)黄胜光验方

药物组成:独活、羌活、续断、狗脊、杜仲、千年健各15g,白芍、桑寄生各20g,当归、生地黄、熟地黄、川芎、桂枝、防风、白术、灵芝、陈皮、砂仁各10g,炙甘草5g,黄芪30g。

功效:补肾壮骨,益气扶正。

主治:类风湿关节炎肺肾亏虚证。

病案举例:

李某,女,22岁,因反复对称性、多关节肿痛伴晨僵5年余入院。诊见:双腕关节、掌指关节、近端指间关节肿痛,晨僵约1小时,活动后可缓解,形体消瘦,面色淡白,腰膝酸软,自汗畏风,五心烦热,神疲体倦,舌质淡、少苔,脉细弱。双腕关节、掌指关节、近端指间关节轻度肿胀畸形,活动稍困难,轻压痛,未触及风湿小节,腕关节活动尚可。检查:类风湿因子(RF)90IU/L,血沉(ESR)50mm/h,肝肾功能正常。X线摄片:双手(包括腕关节)符合类风湿关节炎改变。中医诊断:痹证(肺肾亏虚型);西医诊断:类风湿关节炎。治以补益肺肾。方用独活寄生汤合玉屏风散加减。处方:独活、羌活、续断、狗脊、杜仲、千年健各15g,白芍、桑寄生各20g,当归、生地黄、熟地黄、川芎、桂枝、防风、白术、灵芝、陈皮、砂仁各10g,炙甘草5g,黄芪30g。水煎服,每天1次。并配合蜂针,每天1次,治疗2周后改每周2次。服14剂后症状缓解,关节肿痛明显缓解,轻微晨僵,5分钟左右。复查RF 25IU/L,ESR18mm/h,肝肾功能正常,出院后门诊巩固治疗。随访2年,未见复发。

【朱辉军．黄胜光教授治疗类风湿关节炎经验介绍．新中医，2004，36（1）：9～11】

大医有话说

　　以上二方均补益肝肺肾为主，祛风湿为辅，但诸家各有特点。冯兴华老中医认为治宜补益肝肾，祛湿止痛，方用独活寄生汤。偏于肾阳虚者加附子、巴戟天、淫羊藿；偏于肾阴虚者加枸杞子、肉苁蓉、山茱萸、黄精；病久气血亏耗者加黄芪、白术、防风等。黄芪常用30～40g，气为血之帅，气行血亦行，痹痛可蠲，合防风有玉屏风散之意，起到益气固卫作用。黄胜光教授认为RA的发生多与先天不足、内脏亏虚有关，以肺、脾（胃）、肝、肾亏虚为主，肺气亏虚，卫表不固，易被风邪侵袭，风邪则携诸邪而致病。患者表现为自汗畏风，神疲体倦，面色淡白，舌质淡、苔白、脉弱。黄教授治疗RA时酌加黄芪、白术、防风、灵芝，即使无肺气亏虚，也可长期应用大剂量黄芪治疗本病，因黄芪有扶助正气、调节免疫的作用。若脾虚失运，水湿不化，湿邪流注关节、经络，致肢节肿胀畸形，肿痛绵绵，伴纳少腹胀，大便溏薄，肢体倦怠，神疲乏力，形体消瘦，面色萎黄，舌淡、苔白，脉缓弱，宜加茯苓、白术、薏苡仁等健脾化湿；若肝肾亏虚，不能濡养筋脉，使筋挛骨弱而缠绵难愈，伴腰膝酸软、耳鸣、口燥咽干、五心烦热，舌红、少苔，脉细数，宜加熟地黄、何首乌、枸杞子、桑寄生、牛膝等滋补肝肾；若肾阳不足，症见面色㿠白，形寒肢冷，腰膝或下腹冷痛，舌苔白滑，脉沉迟无力，则加杜仲、续断、补骨脂、狗脊等温补肝肾。黄教授治疗RA注重胃气，"得胃气则生，失胃气则死"，治疗RA的中药多为苦燥伤胃，阻碍胃气，易出现胃胀痛、纳呆，损伤胃阴，则口干、喜饮、纳差、舌红、少苔，伴有气滞者加石斛、麦冬、沙参；无伤胃气者，也可酌加1～2味行气和胃药，以防胃气壅滞；若胃气伤甚不能耐药者，则可先和胃，后治痹。

大医之法六：温清并用方

搜索

（1）金实验方

　　药物组成：制川草乌各8g，生黄芪15g，桂枝10g，白芍20g，麻黄8g，防风 12g,白芷 12g,威灵仙 25g,寻骨风 5g,川芎 10g,甘草 6g,生石膏 30g,黄柏 10g。

功效:温清兼施。

主治:类风湿关节炎寒热兼见证。

病案举例:

王某,女,23 岁。2004 年 4 月 26 日初诊。患者有类风湿关节炎病史 1 年余,曾服用多种中西药物半年多,未见好转。刻下:双手多个指关节、双腕关节肿痛剧烈,喜温,受寒加重,晨僵 1 个多小时,纳差,舌苔薄白、质黯红,脉细。实验室检查:RF 1：256,ESR 44mm/h,CRP 26.8mg/L,WBC 7.6× 10^9/L,RBC 4.2×10^9/L,PLT 72×10^9/L。中医辨证为风寒痹阻。治当温经散寒。先以乌头汤加减。处方:制川草乌各 8g,生黄芪 15g,桂枝 10g,白芍 20g,麻黄 8g,防风 12g,白芷 12g,威灵仙 25g,寻骨风 15g,川芎 10g,甘草 6g。水煎,每日 1 剂分 2 次服。5 月 31 日复诊:治疗月余,关节疼痛略减,肿胀依然,复查 ESR 增加到 76mm/h,CRP 38.7mg/L。遂改用温清兼施法治疗,以原方加生石膏 30g,黄柏 10g。又续服药半个月后,关节疼痛明显减轻,1 个月后 ESR、CRP 下降,3 个月后 ESR、CRP、RF、PLT 均恢复正常。又连续治疗 8 个月后,症状基本消失,病情平稳,随访至今未复发。

【陆丹艳. 金实教授治疗类风湿关节炎经验. 江苏中医药,2007,39 (3):14～15】

(2)汪悦验方

①桂枝芍药知母汤加减

药物组成:桂枝 10g,赤芍 10g,白芍 15g,知母 10g,生地 15g,苍术 10g,白术 10g,薏苡仁 12g,青风藤 15g,川牛膝 10g,丹参 15g,防风 10g,鬼箭羽 15g,红花 6g。

功效:寒热并用,养血祛风。

主治:类风湿关节炎寒热错杂证。

病案举例:

江某,男,60 岁,2006 年 10 月就诊。患者双膝关节疼痛、肿胀,足趾麻木,双手近指关节、腕关节亦有肿痛,病程有半年,阴雨天加重,平时怕冷,关节怕风,局部发热,口干欲饮,眼涩,苔薄微黄,脉细,查类风湿因子:99.7IU/ml,血沉:63mm/h,肝肾功能等均为正常。治拟寒热并用,养血祛风;方以桂枝芍药知母汤加减,具体用药如下:桂枝10g,赤芍10g,白芍15g,知母10g,生地15g,苍术10g,白术10g,薏苡仁12g,青风藤15g,川牛膝10g,丹参15g,防风10g,鬼箭羽15g,红花6g。首诊7剂,药后关节肿痛明显好转,脚麻现象无明显改善,又以原方加木瓜10g,以加强本方舒筋活络之功,继服21剂,随访1个月,关节肿痛基本消失,复查类风湿因子,降至64.4IU/ml,血沉降至正常值。

②越婢汤加减

药物组成:麻黄10g,石膏30g,苍术10g,桂枝10g,知母10g,青风藤15g,桃仁10g,虎杖10g,秦艽10g,地龙10g,连翘10g,生地12g,丹皮10g,制川乌6g,生姜3片,大枣5枚。

功效:清热祛湿,温经通络。

主治:类风湿关节炎寒热错杂证。

病案举例:

李某,女,33岁,2006年7月28日就诊。患者四肢关节对称性肿痛,2004年起病,经治好转,2005年又发作1次,取2004年原方继服7剂而愈;2006年6月起,关节痛又作,前药疗效不显,6月始至今未缓解。疼痛遍历大小关节,双手近端指间关节、掌指关节、腕关节、肘关节红肿热痛,与天气变化无明显关系。恶寒怕风,口干欲热饮,舌质淡,苔薄微黄,脉细。实验室检查:血沉增快,余血常规等无特殊。辨证属寒热错杂证,患者因感受风寒日久,寒从热化,但寒邪尚未完全祛除,故寒热夹杂,治疗以清热祛湿,温经通络为法,拟方越婢汤加减。具体用药如下:麻黄10g,石膏30g,苍术10g,桂枝10g,知母10g,青风藤15g,桃仁10g,虎杖10g,秦艽10g,地龙10g,连翘10g,生地12g,丹皮10g,制川乌6g,并嘱其自加生姜3片,大枣5枚共煎。7剂药后,患者复诊诉关节疼痛明显好转,肿胀亦有消退,药物微做调整,酌加薏苡仁、泽兰、泽泻等加强全方化湿利水消肿之功效,7剂后未再复诊,1个月随访,关节肿痛未再作,复查血沉亦下降到正常范围。

【李晶晶,汪悦．汪悦教授运用寒温并施法治疗类风湿关节炎经验．辽宁中医杂志,2009,36(4):513～514】

(3)王衍全验方

药物组成:桂枝10g,芍药10g,知母12g,甘草10g,川、草乌各10g,地龙12g,制胆南星10g,乳香、没药各6g,炒苍术10g,黄柏10g。

功效:寒热并举。

主治:类风湿关节炎寒热错杂型。

病案举例:

吴某,男,45 岁,建筑工人。长期户外作业,患类风湿关节炎多年,全身多关节呈游走性疼痛,部分关节时有肿胀,灼热感,伴晨僵 30 分钟。严重时持物、行走困难。近 1 个月来症状加重,并出现汗出恶风,怕冷,遇凉加重,咽干,全身乏力,胃纳欠佳,舌质红,舌苔薄黄,脉细稍数。局部检查:双手近端指间关节、双手掌指关节、腕关节、肘关节、双踝关节、跖趾关节压痛,双膝关节轻度肿胀,活动受限,跛行。体温 37℃。实验室检查:类风湿因子(+),血沉 48mm/h。诊断:类风湿关节炎(寒热错杂型)。辨证分析:患者为建筑工人,经受风雨侵袭已久,以致风寒湿邪客于经络,经气痹阻,不通则痛。气血运行不畅,痹邪日久化热以致局部肿胀灼热,舌苔薄黄,脉细数皆邪热之象,然患者又汗出恶风,怕冷,遇凉加重,体虚邪实为病之根本。治法:温经通络,祛风除湿。方药:黄芪 30g,桂枝 10g,芍药 10g,知母 10g,生地黄 12g,白术 10g,防风 15g,制川草乌各 10g(先煎),地龙 12g,天南星 10g,陈皮 10g,甘草 6g,乳香、没药各 6g,白花蛇舌草 20g,赤芍 15g,细辛 3g。二诊:服上方 10 剂后,关节疼痛已减,部分关节肿胀减轻,口干减轻,胃纳改善,仍觉怕冷,神疲乏力,原方加黄芪 30g,再服 10 剂。三诊:关节疼痛减轻,各关节肿胀消退,胃纳可,精神好转。后原方加减 2 月余,患者诸症消退。

【程少丹,左瑞庭.王衍全教授治疗类风湿关节炎经验.河南中医,2004,24(7):19~21】

大医有话说

以上三位教授的验方均侧重于寒热并治,但各有所长。金实教授认为本病活动期,患者常出现发热、口渴、舌红苔黄、脉数等热证,故临床仅采取温经散寒法治疗效果并不明显,宜采取温散清热并用法。而即使没有典型热证,只要患处皮肤发红、有热感,或血沉、C 反应蛋白等活动指标有明显升高表现,二者具一,即可采用温清并用法。本案关节肿痛、喜温畏寒属寒,舌黯红、血沉与 C 反应蛋白明显升高乃为热象,故治当温清并用。加入清热药有助于缓解病情,降低活动指标。临床以生石膏、知母、山栀效果最好,但生石膏、山栀大寒大凉,部分病人易致腹泻。如脾虚便溏者,可改用黄柏、连翘、忍冬藤;患处红热者,可酌加丹皮、紫草、赤芍、水牛角。而汪悦教授认为，临床上类风湿关节炎极少见单纯的热证，多以寒热并见，其在类风湿性关节炎发作期，由于感受风寒日久，寒从热化或邪郁化热，但寒邪尚未完全祛除；或病邪偏寒，机体阳气偏盛；或病邪偏热，而机体阴气偏盛，均易产生寒热错杂证。另一方面，寒热错杂证一般病程缠绵，寒热并存，虚实并见，错综复杂，既有阴寒之见症，又有湿热之变相，故其证见畏寒喜暖，关节疼痛肿胀或变形，局部触之发热，但自觉发热；或触之不热，但自觉发热；有时上肢不温；舌红苔黄，或黄白相间，脉弦数或细数。故治疗时要清热温阳并用，清热不伤阳，温阳不助热，临床治疗时难度较大。他以桂枝芍药知母汤治疗寒热错杂证而热象不甚明显之证。当患者病证表现典型的寒热错杂证，寒象热象均比较明显时，常选越婢汤加减运用。王衍全教授则指出多由于坐卧湿地、露卧贪凉、以水为事，风寒湿三气杂合侵袭人体，着于关节筋肉，邪瘀日久化热，发为本型。治法当寒热并举，既须温经通络，散风除湿，又当清热导痰或养阴清热。本方为桂枝芍药知母汤合小活络丹加减而成，以桂枝、细辛祛风温阳，白术、防风祛风除湿，知母、芍药清热养阴，陈皮、甘草调胃和中，并以川、草乌祛风除湿，温通经络，乳香、没药行气活血，地龙通经活络，白花蛇舌草清热消肿，全方共收祛风除湿，温经通络，清热消肿之功效。

大医之法七：补肾祛寒方

搜索

(1)焦树德验方

药物组成：补骨脂、淫羊藿、赤芍、白芍各 9～12g，熟地 12～24g，川断 12～18g，炙山甲、自然铜（先煎）各 6～9g，制附片 6～12g（用到 15g 时，需先煎 10～20 分钟），骨碎补 10～20g，桂枝、知母、牛膝各 9～15g，羌活、独活各 10～12g，土鳖虫、苍术各 6～10g，麻黄 3～6g，防风、松节各 10g，威灵仙 12g，伸筋草 30g，透骨草 20g，寻骨风 15g。

功效：补肾祛寒，化湿疏风，活血通络，强筋壮骨。

主治：类风湿关节炎肾虚寒盛证。

【选药指南·妙方精选．家庭医药．广西：广西科学技术协会，2007，24】

(2)阎小萍验方

药物组成:桑寄生 15g,川断 15g,当归 10g,桂枝 10g,赤白芍 12g,知母 12g,炒枳壳 10g,防风 12g,片姜黄 10g,泽兰 10g,刘寄奴 10g,鸡血藤 12g,络石藤 12g,制元胡 12g,伸筋草 15g,羌独活各 6g。

功效:温肾祛寒,祛风除湿,活血通络。

主治:类风湿关节炎肾虚寒盛证。

病案举例

王某,女,11 岁。于 2006 年 5 月 15 日初诊。患者平素体质较差,易于感冒,2 个月前受凉后出现双侧指(趾)间关节对称性肿痛,伴晨僵 2 小时,伴畏寒喜暖,乏力。舌质淡红偏暗,苔薄白,脉沉细略弦。查体:RF 80U/ml ESR 42mm/h,CRP 1.27mg/dl。西医诊断:儿童类风湿关节炎。中医诊断:尪痹(肾虚寒盛证)。治宜补肾散寒,祛风除湿。辨证:患者先天禀赋不足,肾虚于内,外受风寒湿邪,深侵入肾,伤筋损骨,骨痹筋挛而成尪痹之证。治宜温肾祛寒,祛风除湿,活血通络。药用补肾祛寒治尪汤加减:桑寄生 15g,川断 15g,当归 10g,桂枝 10g,赤白芍 12g,知母 12g,炒枳壳 10g,防风 12g,片姜黄 10g,泽兰 10g,刘寄奴 10g,鸡血藤 12g,络石藤 12g,制元胡 12g,伸筋草 15g,羌独活各 6g。服药 14 剂,关节肿痛明显缓解,晨僵已少于半小时,病情明显好转。后守上方加减,门诊随诊调治,病情趋于稳定。随后以补肾祛寒、散风除湿法加减,治疗 5 个月,无关节炎发作。随访 1 年未见复发。

【朱俊岭.阎小萍教授治疗类风湿关节炎经验撷菁.实用中医内科杂志,2008,22(5):12~13】

大医有话说

以上二方均重于补肾祛寒,治疗肾虚寒凝证,但各有所长。焦老认为,类风湿关节炎等有肢体关节疼痛、变形、骨质损害的疾病,其特点是肾虚,寒湿之邪深侵入肾所致,应以补肾祛寒、滋阴养血的治本方法,配合温热散寒、疏风化湿之品服用,标本兼治。本方以治本为主,往往需服 4～6 周才出现疗效,故需耐心坚持服用,不可仅服几剂即改方。服药 2～3 个月(或更长),收到显著效果后,可将此方 2～3 剂,研为细末,每次服 3 克,每日 2～3 次,温开水送服,长期服用,以防复发。阎小萍教授强调要补肾求本,治分缓急,善用对药,如用熟地黄配鹿角胶,熟地黄甘而微温,入肝肾经,补肾填精、滋阴养血。鹿角胶味甘咸性温,益肾生精、壮督强腰。两药并用,阴阳双补,益肾养肝荣筋，对久痹骨损筋挛肉削、屈伸不利、关节畸形者最适合。还擅用藤药。该例患者系儿童类风湿关节炎，属于中医尪痹，其症状与成人有类似之处，均以对称性小关节疼痛、肿胀、晨僵等为特点。然而小儿为纯阳之体，感邪后，邪气易从阳化热而呈寒热错杂之证。另外，因小儿脏腑娇嫩，血气未平，一旦感邪，邪气极易深入，而致五脏受损，因而早期诊治具有重要的临床意义。本例关节局部色发黑，黑色属肾，加之畏寒喜暖，四末不温，辨证属肾虚寒盛证，故予标本兼治，而取温肾祛寒、祛风除湿、活血通络之法则。组方重用川断补肝肾、续筋骨、通血脉、利关节；桑寄生益肝肾血脉，补筋骨，祛风湿。另选用桂枝、赤白芍、知母、防风等，取自《金匮要略》之桂枝芍药知母汤，以通阳行痹，散寒除湿；同时伍以羌活、独活以祛风胜湿、散寒通痹。诸药合用，使肾元旺、气血充、寒湿除、血络通，而筋骨关节肿痛诸症自消。

第3章 名医巧辨风湿热

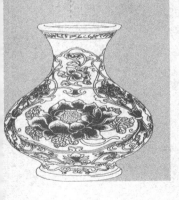

　　风湿热（RF）是一种常见的反复发作的急性或慢性全身性结缔组织炎症，主要累及心脏、关节、中枢神经系统、皮肤和皮下组织。临床表现以心脏炎和关节炎为主，可伴有发热、毒血症、皮疹、皮下小结、舞蹈病等。急性发作时常以关节炎较为明显，急性发作后常遗留轻重不等的心脏损害，尤以瓣膜病变最为显著，形成慢性风湿性心脏病或风湿性瓣膜病。风湿热造成的关节损害可自行恢复，但心脏的损害不可逆。

　　现代医学所称风湿热，属于中医痹证，以及后世医家所谓历节、痛风的范畴。中医所谓的痹证，根据"痹论"及后世有关论痹内容来看，凡筋骨、肌肉、关节沉重疼痛，肌肤麻木不仁，或如虫行，或屈伸不利，筋脉挛缩，关节肿痛统称为痹。可见中医所论的痹证是包括风湿热之关节炎、发热诸症，但痹证并不等同于风湿热。

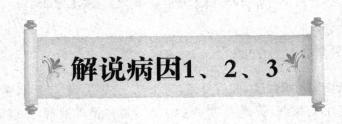

解说病因1、2、3

1. 外感风寒湿邪

本病发病前多有感受风寒、居处潮湿病史，风寒湿三邪结合侵入机体，舍于经络，阻碍气血运行，而引起肢体、关节疼痛、重着、酸楚麻木、屈伸不利。内经云"风、寒、湿，三气杂至合而为痹也。"

2. 营卫不和

营卫之气不调易发痹症，其发病也正如中医所谓"邪之所凑，其气必虚。"而痹证的发生也符合这个发病规律。内经又云："人卧血归于肝，肝受血而能视，足受血而能步，掌受血而能握……卧出而风吹之，血凝于肤者为痹，凝于脉者为泣（血行不利），凝于足者为厥，此三者血行不得反其空故为痹，皆因体虚、腠理空疏，受风寒湿气而成痹也。"（见图5）

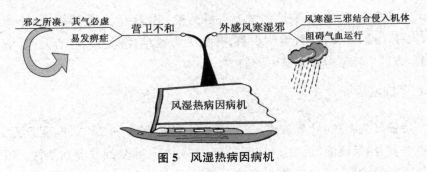

图5 风湿热病因病机

中医治病，先要辨证

1. 风热外袭证

发热咽痛、乳蛾红肿，或有鼻塞、流黄涕、身疼骨痛、口干口苦，大便干结，小便黄，舌边尖红，苔薄黄，脉浮数。治以疏风清热通痹，方以清瘟败毒饮加减。

2. 湿热痹阻证

发热，肢体关节疼痛，局部红肿灼热，疼痛较剧，拒按，口渴欲饮，大便秘结或便时灼痛，舌质红，舌苔黄厚腻，脉滑数。治以清湿热通痹，方以蠲痹汤合三妙散加减。

3. 寒热夹杂证

因受凉而起或冬天发病，恶寒发热，关节局部红肿热痛，但得温稍舒，或关节肿痛不热，但苦热喜冷，得冷则舒，舌苔白黄相兼，脉弦或滑。治以祛风散寒，清热除湿，方以桂枝芍药知母汤合麻黄连翘赤小豆汤加减。

4. 气阴两虚证

痹证日久不愈，骨节疼痛或有红肿灼热，疲倦无力，低热盗汗，心悸心慌，大便干结，小便黄短，舌红少苔，脉数无力或结代。治以养心益气，清热蠲痹，方以生脉散合秦艽鳖甲汤加减。

5. 气血两虚证

痹证日久不愈，骨节酸痛，屈伸不利或肌肤麻木，头晕心悸，疲乏无力，脸色苍黄，纳呆便溏，舌质淡红，舌苔薄白或少苔，脉微细或涩数结代。治以益气养心，补血通痹，方以复脉汤合独活寄生汤加减。

6. 阴虚风动证

痹证日久不愈，伤阴风动，除原有骨关节疼痛外，尚有筋惕肉瞤，肢体惊

挛跳动,舌质淡红,苔少,脉弦。治以熄风止痉,养血通痹,方以定振丸加减。(见图6)

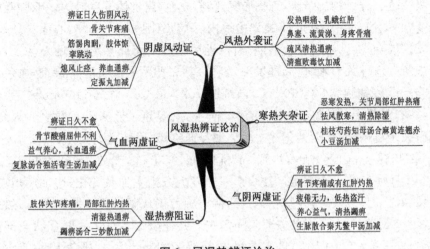

图6 风湿热辨证论治

风湿热的大医之法

大医之法一:祛除外邪方

(1)徐仲才验方

药物组成:羌活 9g,独活 9g,川桂枝 9g,秦艽 9g,牛膝 9g,桃仁 9g,红花 9g,赤芍 9g,苍术 9g,丝瓜络 9g,西河柳 9g。

功效:温经通络,祛风活血。

主治:风湿热寒热夹杂证、风热外袭证。

病案举例:

宦某某,男,9岁。以发热5天,伴有游走性关节疼痛为主诉,于1964年12月28日入院。初起发热时,有汗热不解,咽部疼痛,翌日左踝关节肿胀疼痛,行走痛剧。曾来我院骨伤科门诊用药膏外治未见改善,继则右踝关节亦现肿痛,右膝关节酸楚,壮热持续不退。体检:体温 40.8℃,脉搏 112 次/分,呼吸 26 次/分。神志清晰,面㿠形瘦,咽部充血,扁桃体Ⅱ度肿大。双肺呼吸音清,心尖搏动在第 5 肋间锁骨中线内,搏动范围 2cm×2cm,心律齐整,心界无扩大,心尖区有Ⅲ级收缩期杂音,性质粗糙。腹部平坦,肝肋下触及,脾脏未及。双踝关节肿胀,局部发热,轻微痛,屈伸不利。实验室检查:血色素 8.3g/ml,红细胞 $2.82×10^{12}$/L,白细胞 $7.9×10^9$/L,血沉 116mm/h。心电图:左心室肥大。诊断:中医:热痹。西医:风湿热。证属风寒湿之邪入络,气血失于流畅,邪郁渐见化热。法以温经通络,祛风活血。处方:羌活 9g,独活 9g,川桂枝 9g,秦艽 9g,牛膝 9g,桃仁 9g,红花 9g,赤芍 9g,苍术 9g,丝瓜络 9g,西河柳 9g。水煎服。住院期间即以上方为主加减变化,曾加用川乌、木瓜、威灵仙、桑枝等,并用一味西河柳单独煎汤代茶饮服。服药 7 天,热退如常人,服药 11 天后下肢关节疼痛消失。共住院 17 天,出院时症状全部消失,心尖区杂音转为Ⅰ级,性质柔和,血沉降为 38mm/h。出院后继续门诊治疗,3 个月后随访已全部正常。

【朱大年.徐仲才温经活血法治疗小儿风湿热.山东中医杂志,1983,(6):18~19】

(2)黄春林验方

药物组成:防己 15g,忍冬藤 30g,老桑枝 30g,黄柏 15g,蒲公英 25g,苍术 15g,秦艽 15g,薏苡仁 30g,党参 20g,麦冬 15g,五味子 6g,蒲公英 30g,甘草 8g。

功效:清热利湿,养阴通痹。

主治:风湿热湿热痹阻证。

病案举例:

李某,男,24 岁。咽喉肿痛后 1 周因心慌心跳、低热、四肢关节游走性疼痛 1 周就诊,舌质淡红,舌苔黄,脉结代。实验室检查:ESR 50mm/h,ASO 滴度 1000U,EKG 示Ⅱ度房室传导阻滞。黄教授治以蠲痹汤合生脉散加减。防己 15g,忍冬藤 30g,老桑枝 30g,黄柏 15g,蒲公英 25g,苍术 15g,秦艽 15g,薏苡仁 30g,党参 20g,麦冬 15g,五味子 6g,蒲公英 30g,甘草 8g。1 周后热退,关节痛减,复查 ESR 30mm/h,EKG 示Ⅰ度房室传导阻滞。服药 3 周后,患者症状消失,复查各项指标正常,继服药 1 周,停药后随访 1 年正常。

【李新梅,徐大基.名中医黄春林教授治疗风湿热的学术思想探讨.
中医药研究,2000,16(1):39～40】

(3)屠金城验方

药物组成:桑枝、忍冬藤各 30g,桂枝、地骨皮、生石膏(先煎)各 20g,川牛膝、防风、丝瓜络、汉防己、元胡各 9g,连翘 12g,滑石、生薏苡仁各 15g,淡木通 6g。

功效:清热利湿,舒筋活络。

主治:风湿热湿热痹阻证。

病案举例:

武某,男,36 岁,农民,1990 年 6 月 8 日初诊。感冒逾月,1 周前突感两手足指趾关节红肿热痛,痛不可忍,足不敢任地,痛以夜间加重,且伴午后身热,面色黄赤,口唇干焦,舌质紫红,苔薄白腻,根部微黄,脉象弦滑而数。化验:血沉正常、抗"O"升高。遂辨为湿热闭阻,经络不通。立法:清热利湿、舒筋活络。处方:桑枝、忍冬藤各 30g,桂枝、地骨皮、生石膏(先煎)各 20g,川牛膝、防风、丝瓜络、汉防己、元胡各 9g,连翘 12g,滑石、生薏苡仁各 15g,淡木通 6g。此方加减共进 17 剂而愈(每日外用葱白捣烂和蜂蜜调敷疼痛红肿发热处一次,连敷 7 天停药)。

【金宇安,屠建茹.屠金城治疗风湿热痹经验浅析.湖北中医杂志,
1993,15(4):4～5】

大医有话说

以上三方从风湿热的外因着手,以散寒化湿清热为主,但诸家各有特点。徐仲才认为本病虽同因寒湿之邪侵袭,流注经络,气血不和而成,但由于体质不同而有偏寒、偏热之异。素体阳气偏盛,内有蕴热,虽同为感受风寒湿之邪,但"热为寒郁,气不得通,久之寒亦化热,则痛痹燎然而闷"(《金匮翼》),可出现一系列热盛证候,成为痹证中另一类型—热痹。热痹一般均以清热为主之方剂治疗,如白虎加桂枝汤之类。但根据徐老的体会,这类疾病早期邪初化热之时,虽有发热烦渴等症,如游走性关节痛仍剧,舌苔薄白未转为黄燥,脉息浮象未去,此为风寒湿邪未尽,仍可以温经通络,祛风胜湿为

主要治法。用羌活、桂枝、西河柳等药,通过发汗温散,促使高热消退和关节疼痛消失,疗效明显。黄春林认为风湿热初起溶血性链球菌感染,咽炎、扁桃体肿大之时,往往表现为风湿外袭;风湿热以多发性关节受损为主要表现时,多表现为湿痹证;若冬天或受寒引起者,又可表现为寒热夹杂证,既有寒痹的特点,又有热痹的表现。黄教授主张选用具有抗溶血性链球菌及抗病毒作用的中药,如连翘、苦参、大黄、虎杖、黄柏、射干、鱼腥草、龟板、桑寄生、秦艽、威灵仙等。其中,苦参、龟板、射干等兼具有抗柯萨奇病毒作用,桑寄生、秦艽、威灵仙具有非特异性消炎止痛作用。大多数祛风湿中药如防己、青风藤、秦艽、豨莶草、独活、白芷、羌活、麻黄、桂枝、防风、牛膝、乳香、血竭等,部分清热药如连翘、银花、黄芩、秦皮等亦有非特异性消炎止痛作用,但对心瓣膜病变的形成无预防及治疗作用。临床上应该在中医辨证用药精神指导下选用,才能发挥更好的治疗效果。屠金城认为,由于地理位置的区别,天时气候的影响,冷暖寒湿不适,嗜酒肥甘无度,精神情志不调等,均可导致脏腑功能失调,水湿代谢紊乱,这些是湿热证的病因。湿热之邪,其性黏腻重浊,如油投面,难解难分。侵入人体则稽留不解,缠绵难愈。湿热之邪或蓄于内,或浸于外,或演于上,或注于下,因所致部位不同,症状各异。屠老根据风湿热痹的发作特点、病情性状、治疗规律,而拟"三妙桑防汤",桑枝、防风、苍术、黄柏、牛膝、忍冬藤、汉防己、丝瓜络、赤芍、大豆黄卷、桂枝尖、滑石、知母。剂量可根据病情轻重,男女老幼之别,酌情调剂。若周身关节疼痛畏寒、游走痛者,加海风藤、秦艽、僵蚕、防风、地龙;以发热为主者,加地骨皮、生石膏、连翘、海桐皮;以关节部位红肿疼痛者,加丹皮、赤芍、赤小豆、元参、泽兰、苏木、凌霄花;关节重着、屈伸不利者,加宣木瓜、薏苡仁、蚕沙、茯苓皮、伸筋草、络石藤;患处麻木者,加鸡血藤、天麻、当归、木通;关节疼痛较著者,加穿山甲、玄胡、没药、姜黄、血竭、桃仁、路路通;疼痛发热恶寒者,加麻黄、细辛、川草乌、白芥子、威灵仙;疼痛以肩为主者,加葛根、天仙藤、白芍;手指疼痛者,加石楠藤;上半身痛者,加白芷、川芎、羌活;下半身疼痛者,加杜仲、独活、五加皮;腰痛且酸者,加桑寄生、金毛狗脊、川楝子、玉蝴蝶、川续断;足踝部牵及足趾痛著者,加槟榔、羊蹄筋、五灵脂等。病在暑湿交盛之季,素体蕴热,复感温邪,湿热互结,浸淫经络,营卫闭阻,"不通则痛"。故用桑枝行于上,牛膝趋于下,再加辛散苦燥以祛风清热、燥湿通络之品而治愈。

大医之法二:养阴清热方

搜索

(1)屠金城验方

药物组成:桑枝、天花粉各 30g,防风、知母、黄柏、丝瓜络各 9g,忍冬藤、粉丹皮、赤芍、白芍各 12g,生薏苡仁、生地各 15g,木通、乳没各 9g,桂枝 9g。

功效:滋阴清热,利湿解毒。

主治:风湿热阴虚证。

病案举例:

王某,女,48 岁。于 1991 年 4 月 18 日就诊。周身关节疼痛发热,尤以上肢肘、腕及指关节疼痛为重,病已半年。刻诊:肌肤灼热,体温 38℃ 左右,口干口苦,不思饮食,胸闷不适,乏力盗汗,大便秘结,手指不能握拳且不能持物,左手中、无名指红肿,不得屈伸,舌质红绛,苔黄腻少津,脉象弦细数。证为阴虚湿郁,毒热炽盛,筋脉失养,以滋阴清热、利湿解毒、舒筋通络治之。处方:桑枝、天花粉各 30g,防风、知母、黄柏、丝瓜络各 9g,忍冬藤、粉丹皮、赤芍、白芍各 12g,生薏苡仁、生地各 15g,木通、乳没各 6g,桂枝 9g。7 剂。二诊:药后发热盗汗大减,周身关节疼痛稍有减轻,唯手指关节红肿热痛不减,口干口苦,胸闷,大便秘结,舌苔渐润,脉象沉弦细数。上方加玄胡 9g,鸡血藤 30g,继服 7 剂。另用生鸡蛋一枚,将一头打洞,把红肿手指套在壳内,复用葱白捣烂和蜂蜜调敷肿痛处。三诊:关节疼痛大减,手指关节红肿渐消,手能持杯饮水,发热盗汗已除,大便通畅,舌脉同前。上方继服 10 剂,处方用药同前。四诊:手指关节红肿已消,肘、腕关节已能屈伸,但时有疼痛,体温降至正常,饮食睡眠正常,舌质红苔薄,脉象细滑稍弦。上方再进 7 剂,以资巩固。血沉 11mm/h,抗"O"400U。

【金宇安,屠建茹.屠金城治疗风湿热痹经验浅析.湖北中医杂志,1993,15(4):4～5】

(2)范世凯验方

药物组成:太子参、薏苡仁、芦根、五加皮、藿香、茵陈、黄芩、射干、板蓝根、海风藤、桑枝。

功效:益气养阴,清热利湿。

主治:风湿热气阴两虚证。

病案举例:

赵某,男,46岁,制鞋工人,于1977年5月16日就诊。主诉:发热,身体疼痛10余天。于病前外出探亲路途劳累,回家后全身不适,背部发冷。第二天感到发冷、发热,动则汗出。当天上午测体温为39℃,同时全身关节酸痛(既往一般健康)。到某医院检查;扁桃体充血,未见肿大。胸透:心肺未见异常,腹部肝脾未见肿大,周身关节可见红肿。查血象:白细胞 $1.2×10^9/L$,中性粒细胞80%,淋巴细胞15%,单核细胞5%,血沉:第一小时20mm,第二小时35mm,以后查布凝试验1:50,肥达反应(一),西医诊断为急性风湿热。肌注青链霉素,内服保太松、消炎痛,以后又静点葡萄糖、四环素、红霉素等。症状未减,停西药治疗,改服中药。就诊时,患者仍觉周身关节酸痛,午后发热加重(体温波动在38~39℃),口干咽燥,欲饮冷水,精神倦怠,头胀痛,胃纳减,便干尿黄,舌苔黄腻,脉弦细数。查白细胞 $10×10^9/L$,中性75%,淋巴20%,单核5%。辨证:1. 气阴两虚;2. 热痹(湿热内阻)。以甘露消毒丹(汤)加减,藿香、茵陈、滑石、连翘、菖蒲、薄荷、射干、木通、板蓝根、海风藤连服3剂。5月19日二诊,症状减轻,但关节仍酸痛,汗出,乏力,失眠,体温午后波动在37.5~38℃。苔腻减仍黄,脉弦细数。照原方去薄荷、连翘、菖蒲,加秦艽、桑枝、芦根、五加皮,服4剂。5月26日三诊:除乏力、胃纳差,其他诸症消失,体温正常,苔白微腻,脉弦细。照原方去木通、滑石,加太子参、薏苡仁。处方:藿香、茵陈、黄芩、射干、板蓝根、海风藤、秦艽、桑枝、芦根、五加皮、太子参、薏苡仁。连服3剂。5月29日复查血象:白细胞 $7×10^9/L$,中性75%,淋巴20%,单核5%,血沉第一小时5mm,第二小时12mm。随访至今未复发。

> 【范世凯. 甘露消毒丹(汤)治疗急性风湿热验案. 医卫通讯,1978,6(4):64~65】

大医有话说

以上二方以益气养阴化湿为主,但诸家各有特点。屠金城认为风湿热湿热久恋,蒸蒸汗出,汗多阴伤,阴液不足,筋脉失濡。故其立法,一方面清热解毒,利湿通络,以祛湿毒之邪;另一方面养阴生津,濡养筋脉,以扶其正,使之骨健筋柔,病邪无安生之地。范世凯认为"痹乃含有阻塞之意,故痹证多有气血不通。"根据中医认为"不通则痛",所以无论何种原因引起之痹证,临床皆有关节或肌肉疼痛。由于感邪轻重不一,所以痛之性质也不同。而致此病之根本原因是在于人体气血之虚,正如内经所云:"正气内存,邪不可干"。而甘露消毒丹,本是清化湿热,能引湿下行而不伤阴,佐以养阴之品能起到养阴不留湿,化湿不伤阴之效。

大医之法三:滋阴平肝熄风方

搜索

(1)王根军验方

药物组成:天麻20g,钩藤20g(后下),石决明30g(先煎),生牡蛎30g(先煎),夏枯草20g,蒲公英30g,薏苡仁30g,生石膏30g(先煎),黄连9g,吴茱萸1.5g,羌活15g,独活15g,赤芍15g,丹皮15g,僵蚕15g。

功效:平肝熄风,清热化湿,佐以活血化痰通络。

主治:风湿热阴虚风动证。

病案举例:

姚某,男性,46岁。1999年5月6日初诊。间断性关节灼热肿痛15年,加重2个月。患者15年前无明显原因出现肢体关节灼热疼痛,疼痛走窜不定,关节屈伸不利,左肘关节明显红肿,无四肢痿软不用之象。当地医院诊为风湿性关节炎,给予泼尼松、消炎痛(剂量均不详)治疗,病情好转。其后每因情志郁怒而作,春夏二季较重。曾先后在多家医院求治,以中西药物(不详)治疗15年,病情时轻时重。坚持服用消炎痛、大亚芬克(剂量均不详),以缓解疼痛。平素性情急躁易怒,酷嗜烟酒。2个月前,无明显诱因关节肿痛之症加重,在某医院就医,诊为风湿性关节炎,采用口服阿司匹林、泼尼松、大亚芬克,静脉滴注青霉素及口服中草药煎剂(具体药物不详)等治疗2个月,病情无明显好转。刻下肢体关节灼热胀痛,走窜不定,筋脉拘急,活动不利,左手第二掌指关节红肿,左肘关节肿大变形,不能屈伸,两胁胀痛,头痛耳鸣,目胀,急躁易怒,胃脘嘈杂,吞酸,口干苦喜冷饮,纳食尚可,夜寐不安,二便尚可,舌质红绛,苔黄厚腻,脉弦滑数,诊为风湿热痹证(风阳妄动,木旺乘土,风湿热窜犯经络)。治以平肝熄风,清热化湿,佐以活血化痰通络。处方:天麻20g,钩藤20g(后下),石决明30g(先煎),生牡蛎30g(先煎),夏枯草20g,蒲公英30g,薏苡仁30g,生石膏30g(先煎),黄连9g,吴茱萸 1.5g,羌活 15g,独活 15g,赤芍药 15g,丹皮 15g,僵蚕 15g。共 10 剂。上药加水 1000ml,武火煮沸,文火煎 40min,取汁 500ml。其中石决明、生牡蛎、生石膏先煎 20min,钩藤后下煎 5min。1 日 1 剂,分 2 次服。嘱禁食辛辣肥甘厚味、醇酒,戒郁怒。二诊:肢体关节灼热窜痛,左手第二掌指关节红肿均明显好转,关节活动较前便利。左肘关节疼痛明显减轻,仍畸形,不能屈伸,余证均除。性情平稳,纳可,眠安,日寐 8h,二便可,舌红,苔薄黄腻,脉弦滑略数。效不更方,原方续服 10 剂。煎服法及宜忌同前。三诊:左肘关节略感灼热胀痛,余证均除,纳可,眠安,二便调,舌红,苔薄黄略腻,脉弦滑。肝经风火将平,风湿热邪窜扰经络之势大减,上方减苦寒药物用量,以免败胃;加重活血化痰、虫类搜剔之力。处方:天麻 20g,钩藤 20g,石决明 30g(先煎),生牡蛎 30g(先煎),夏枯草 20g,蒲公英 20g,薏苡仁 30g,羌活 15g,独活 15g,赤芍 15g,丹皮 15g,僵蚕 15g,地龙 20g,鲜竹沥 10ml(另服,1 日 3 次)。共 10 剂,1 日 1 剂,煎服法及宜忌如前。四诊:左肘关节灼热胀痛消失,关节外观如常,已能轻微活动,仍屈伸不利,余无所苦。纳可,眠安,二便调,舌淡红,苔薄白,脉缓。痰瘀互结,痹阻关节之病情明显减轻。但患者平素肝阳亢盛,急躁易怒,风阳妄动,木旺乘脾,风湿热邪窜犯经络之证不得不防,故治以活血通络,化痰软坚,佐以平肝清热化湿法。处方:桃仁 15g,红花 10g,大黄 10g,三棱 15g,莪术 15g,当归 15g,川芎 15g,地龙 20g,桑枝 30g,薏苡仁 30g,胆南星 9g,浙贝母 20g,僵蚕 15g,全蝎 6g,乌梢蛇 30g,天麻 20g,钩藤 20g,夏枯草 30g。上药共为细末,过 60 目筛,装入空胶囊,每粒 0.25g,装瓶后储存于阴凉处。1 次 4 粒,1 日 2 次口服。连服 5 个月。左肘关节活动如常,告愈。随访 1 年余,诸症未发。

【王根军.风湿热痹证从肝脾论治.上海中医杂志,2002,(2):33~34】

(2)黄春林验方

药物组成:天麻 12g,钩藤 15g,白芍 15g,僵蚕 12g,蜈蚣 2 条,全蝎 5g,酸枣仁 20g,石菖蒲 12g,法夏 12g,黄芩 15g,牡丹皮 15g,甘草 6g。

功效:熄风止痉,清热安神。

主治:风湿热阴虚风动证。

【李新梅,徐大基. 名中医黄春林教授治疗风湿热的学术思想探讨.
中医药研究,2000,16(1):39～40】

大医有话说

以上二方以养阴熄风为主,但诸家各有特点。王根军认为肝脾失调可致风湿热痹证。肝属木,主风,风以动之,性喜升发条达;又主筋,诸节者皆属于筋。脾属土,主湿,湿以润之,湿性重着趋下;又主四肢肌肉。脾胃的运化水湿,气机的升降,有赖于肝气的疏泄,肝气郁结、木不疏土或肝经风火妄动、木旺乘土,都将导致脾失健运。因"肝之系下连气海,兼有相火寄生其中",故肝气郁结易从热化;而肝经风火妄动,本为火热之证,故最终结局均为湿热蕴积。反之,脾失健运,湿蕴化热,亦可引起肝气疏泄不利而郁遏,是谓土壅木郁。无论肝气疏泄不及,或者疏泄太过,以及脾的运化失常,均可形成肝脾失调、湿热蕴结的病理状态。由此,肝脾失调导致风湿热痹证的发病机制有二:其一,肝气郁结,木不疏土,湿热内蕴经络。若其人平素性情抑郁,情志不遂,则肝气郁遏,疏泄不及,木气不达,失却春升之令。此时,脾本已失健,倘若又兼嗜食辛辣肥甘、醇酒厚味,更致湿热内蕴。湿热蕴于经络终致该病。临床上不仅见两胁胀痛、脘痞、食欲不振之脏腑证候,常能见到湿热蕴于经络,气机痹阻之四肢肌肉、关节红肿热痛的风湿热痹证。其二,肝经风火妄动,木旺乘土,风湿热邪窜犯经络。肝与脾本为制胜之脏,若其人素禀脾虚肝旺,则急躁易怒,肝经风阳火动,下陷脾土之中,致脾失健运,积湿蕴热。每遇暴怒,肝经风火挟湿热窜犯经络,热痹由之而生。临床不仅见两胁灼痛,胃痛吞酸、头痛耳鸣诸证,常能见到肢体关节红肿灼热、走窜疼痛诸症。正如《脾胃论·脾胃盛衰论》说:"肝木旺则挟火势,无所畏惧而忘形也,故脾胃先受之,或身体沉重,走注疼痛,盖湿热相搏,而风热郁而不伸,附着于有形也。或多怒者,风热下陷于地中也……或为痹,皆风热不得升长,而木遏于有形中也。"故以大量平肝熄风之品以求肝气疏,湿热除之效。黄春林认为风湿热痹经久不愈可入心伤肝出现动风证,应在抗风湿的基础上加用清热息风安神止痉的中药,以求良效。

第4章 对话名中医，解读硬皮病

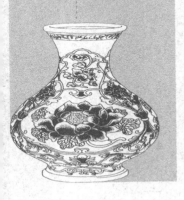

　　硬皮病（dermatasclerosis）是一种全身性结缔组织病。临床以局限性或弥漫性皮肤增厚和纤维化为特征，并可累及心、肺、肾、消化道等内脏器官。各年龄均可发病，但以20~50岁为发病高峰。女性发病率约为男性的3~4倍，多发于育龄妇女。病因与遗传和免疫异常有关，临床表现为硬皮、雷诺现象、关节痛和内脏损害。患者的皮肤出现变硬、变厚和萎缩的改变，依据其皮肤病变的程度及病变累及的部位，可分为局限性和系统性两型。局限性硬皮病主要表现为皮肤硬化；系统性硬皮病，又称为系统性硬化症，可累及皮肤、滑膜及内脏，特别是胃肠道、肺、肾、心、血管、骨骼肌系统等，引起相应脏器的功能不全。

　　硬皮病属于中医之"皮痹"、"肌痹"之范畴。

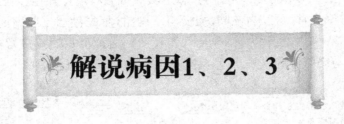

解说病因1、2、3

1. 外邪痹阻经络

外邪侵袭是硬皮病的外在因素，外邪入里，经络受阻，气血运行不畅是其主要病理变化之一。感邪不同其亦致不同的病理变化。如感受风邪，风善行而数变，痹痛游走不定；感受寒邪，寒性凝滞，不通则痛；感受湿邪，湿性黏腻，湿胜则肿，见关节肿胀；若寒湿邪感而热化，或郁而化热则见热痹或湿热痹，见肢节红肿热痛、皮肤红斑等；由其侵犯不同组织亦见不同。邪犯皮肤，见皮肤肿胀，久而顽硬；邪犯肌肉，则肌肉痛、肢体无力；邪犯筋膜见屈伸不利；邪犯于脉，则脉瘀不通，肢节暗紫、疼痛。

2. 正气不足、脏腑亏虚

先天禀赋不足、过劳，加之痹证日久，邪正相争，正气受损，气血阴阳不足，久则脏腑亏虚，积虚成损。《素问痹论》曰"五脏皆有合，病久而不去者，内舍于其合也……肌痹不已，复感于邪，内舍于脾；皮痹不已，复感于邪，内舍于肺……诸痹不已，亦益内也。"《内经》王冰注曰"足少阴脉从肾上贯肝而入肺中，不足病肺痹也"。病证先起于皮毛而后及于骨，波及内脏；肺主皮毛，病先于肺，而后损及后天之本脾与先天之本肾，一损俱损。肺合皮毛，肺气虚弱，症见皮肤变硬如革、干燥；脾主肌肉、四肢，脾失健运，无以滋养肌肤，见肌肉萎缩；肾主骨，肾阴虚，不能主骨生髓，骨质受损，见关节僵硬，活动不利；气血亏虚，心失所养，心血不足见心悸、失眠；脾为生痰之源，肺为贮痰之器，脾虚水湿不运，肺失宣降，痰浊壅肺见咳嗽、气促。

3. 痰瘀阻络

《临证指南医案》指出"经主气，络主血"，气血虚，络脉瘀滞；痰瘀同病，血瘀与痰互为因果,痰瘀交结,气血津液无以营养肌肤、脏器;痰瘀阻滞于皮肤络脉,皮肤失养见皮肤肿胀硬化;痰瘀阻滞肌肉经络,肌肉失荣见肌肉硬化而萎缩;筋脉失养可见关节不利;脉络阻滞可见肢端青紫;痰瘀阻于肺络,肺络伤,宣降失常,可发为咳喘;痰瘀阻于脾络,脾失健运见肌肉消瘦;痰瘀阻滞心络,心络伤,心脉失养,见心悸胸闷等。由此可见硬皮病常见的临床表现无不与络脉瘀滞有关,而其关键在于痰凝瘀滞。(见图7)

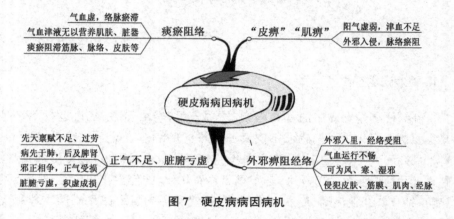

图7 硬皮病病因病机

中医治病，先要辨证

1. 瘀血阻络证

症见皮肤红肿,皱纹消失,或全身或局部皮肤呈暗褐色,皮肤变硬,肌肉萎缩有蜡样光泽,或皮肤瘙痒如虫行或游走疼痛或感身重疼痛,舌暗,苔薄白,脉弦滑或涩。治以活血化瘀通络,方以身痛逐瘀汤合二陈汤加减。

2. 风寒湿痹证

症见皮肤肿胀,紧厚光亮,时有疼痛,关节屈伸不利,肌肤麻木,关节重着,舌淡,苔薄白,脉浮或濡。治以祛风散寒除湿,方以独活寄生汤加减。

3. 气血亏虚证

症见皮肤肌肉萎缩、毛孔消失,皮肤深褐色,有蜡样光泽,时有针刺感,畏寒甚,手足冰冷,指趾尖发白或青紫,乏力、腰酸,舌淡或红,苔白,脉沉细。治以温补阳气、养血和营,方以《金匮要略》桂枝黄芪五物汤加减。

4. 脏腑虚损证

症见皮肤浮肿、硬化、萎缩,呼吸无力,吞咽困难,关节僵直甚而畸形固定,腰酸痛,头晕,月事不调,舌淡嫩,苔少,脉弱或细数,治以益气养心、温阳复肺、健脾通络,方以金匮肾气丸、炙甘草汤加减。(见图8)

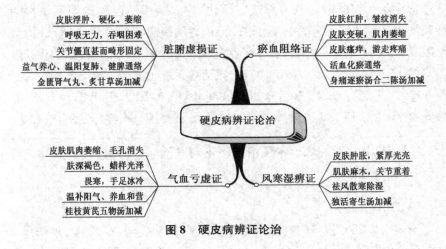

皮肤浮肿、硬化、萎缩
呼吸无力,吞咽困难
关节僵直甚而畸形固定　　脏腑虚损证　　瘀血阻络证
益气养心、温阳复肺、健脾通络
金匮肾气丸、炙甘草汤加减

皮肤红肿,皱纹消失
皮肤变硬,肌肉萎缩
皮肤瘙痒,游走疼痛
活血化瘀通络
身痛逐瘀汤合二陈汤加减

硬皮病辨证论治

皮肤肌肉萎缩、毛孔消失
肤深褐色,蜡样光泽
畏寒,手足冰冷　　气血亏虚证　　风寒湿痹证
温补阳气、养血和营
桂枝黄芪五物汤加减

皮肤肿胀,紧厚光亮
肌肤麻木,关节重着
祛风散寒除湿
独活寄生汤加减

图8　硬皮病辨证论治

硬皮病的大医之法

大医之法一:祛风散寒除湿方

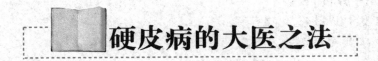

搜索

(1)顾兆农验方

药物组成:桂枝 13g,全当归 15g,赤芍 10g,生薏苡仁 60g,苍白术各 15g,制附子 10g,干姜 10g,羌独活各 10g,血丹参 24g,鸡血藤 30g,黄芪 30g。

功效:温经散寒,活血通络。

主治:硬皮病风寒湿痹证。

病案举例：

贾某，女，21岁，干部。患者诉1年前因受寒及精神不佳发现两手肿胀、肤色黯红，全身畏寒，上肢为重。数月后肿消，双手背粗糙、色深、伴轻痒，逐渐波及全身，半年来张口困难，吞咽不利，食量大减。检查可见：面部皮肤变硬，额部皮肤光亮，色素沉着与色素减退交互存在，鼻变尖，唇变薄，口变小，张口困难。四肢皮肤呈弥漫性或条索状浸润，关节活动受限，有明显肢端动脉痉挛症状。钡造影食道下部似有硬化，蠕动缓慢。西医诊为系统性弥漫性硬皮病。舌质淡，苔薄白，脉沉细无力，为风寒阻滞肌肤经络所致，治宜温经散寒、活血通络。拟方：桂枝13g，全当归15g，赤芍10g，生薏苡仁60g，苍白术各15g，制附子10g，干姜10g，羌独活各10g，血丹参24g，鸡血藤30g，黄芪30g。二诊服上方40剂后全身皮肤变软，活动灵活，但仍感食欲差，原方去羌独活，加党参15g以健脾益气。三诊服30剂后，肤软，诸症全消而愈。

【张洪林．顾兆农老中医治疗硬皮病一例．山西医药杂志，1980，9（5）：11～12】

(2) 丁济南验方

药物组成：制川草乌各9g，桂枝9g，羌独活各4.5g，秦艽6g，炒防风6g，汉防己9g，伸筋草12g，连翘12g，白芥子1.5g，生黄芪12g，全当归9g，桑寄生9g，川牛膝9g，玄参9g。

功效：祛风散寒，化湿宣痹。

主治：硬皮病风寒湿痹证。

葛某某，女，46岁。1973年开始有雷诺症，以后面部和胸部皮肤变硬，脸色发黑，伴有偏头痛，阵咳，乏力。曾服过多种中药，1978秋至1980年还在某处住院1年半，服用蛇类药治疗，但均无明显好转，且面部出现多处红斑。1980年10月起服用本方，同时停用其他药物，半年后皮肤开始变软，脸部的黑色和红斑也开始减退。服药2年余，面色已与正常人相同，偏头痛和阵咳已不再发作，雷诺现象减轻。目前皮肤已完全变软，张口幅度从服药前的二指增至三指半。

【余人则，朱海纳，周以雯．老中医丁济南以乌头桂枝为主治疗硬皮病的经验．上海中医药杂志，1984年05期】

(3)朱良春验方

药物组成：全当归、生地黄各15g，徐长卿、红花、蝉衣、地肤子、白鲜皮、赤芍各12g，桃仁泥10g，豨莶草15g，荆芥9g，甘草5g。

功效：祛风毒、化湿热、行瘀滞。

主治：硬皮病风寒湿痹证。

病案举例：

张某，女，43岁，1974年就诊。主诉近年来面部皮肤发厚，有麻痒感，四肢皮肤经常发紫发红疼痛，手腕和下肢关节亦常有疼痛，活动不灵，经南通市某医院检查，血沉50mm/h，肝功正常。遂确诊为"弥漫性硬皮病"。诊见舌质红、苔白薄、脉象弦细，朱师辨证为风毒湿热蕴于营分，血滞不畅。法拟祛风毒、化湿热、行瘀滞。药用：全当归、生地黄各15g，徐长卿、红花、蝉衣、地肤子、白鲜皮、赤芍各12g，桃仁泥10g，豨莶草15g，荆芥9g，甘草5g。日1剂，水煎服，药服10剂，复诊告知诸症大减，自觉药后麻、痒、痛减轻，四肢发红发紫消失，原方去赤芍加桂枝，续服10剂，诸症消失。

【邱志济，朱建平，马璇卿．朱良春治疗弥漫性硬皮病用药特色选析．辽宁中医杂志，2001，28(9)530～531】

大医有话说

以上三方均强调驱除外邪，但诸家各有特点。顾兆农认为此病属中医"顽皮"范畴，肾为先天之本，藏真阴而寓真阳，脾为后天之本，脾主运化，以生养肌肉。由于肾阳不足，不能温煦脾阳，则形寒肢冷，肌肤萎缩，舌淡苔白，脉沉细无力，由于卫外不固，风寒之邪凝滞，经络闭阻，肌肤失养，坚硬如革。故治以附子、干姜温补肾阳，当归、赤芍、丹参、鸡血藤养血活血通络，桂枝、羌独活温散风寒，生薏苡仁、苍白术、黄芪、党参健脾益气而收病愈之功。丁济南以制川草乌和桂枝之大辛大热为主，逐风寒湿三气达正本清源之功。尤以乌头为重用，是因《素问·痹论》曰："痹之为病，在于皮则寒"，方中又佐以防风、防己、秦艽、羌独活、伸筋草，增其去风之效，复以白芥子、连翘消痰散结，生黄芪、全当归行气血，桑寄生、牛膝益肝肾而培本，最后置玄参以监阳药之辛热太过，其用意甚为周到。朱良春认为弥漫性硬皮病其病机虽多为先天禀赋不足，后天失调；或内伤劳倦，情感刺激，疾病误治；或病后失养，脾胃受损，气血亏虚，筋脉失养，久则局部络阻，肌肤萎缩、干枯、变硬。而风毒湿热蕴于营分,血滞不畅,风湿热邪郁阻,不得分化,则痰瘀渐结,络脉受阻,导致弥漫性硬皮病;或因久用西药激素和误治,使四肢肌肉萎缩、干枯、溃烂化脓、久不收口者屡见不鲜。朱良春治疗弥漫性硬皮病之用药特色,乃集寒热辛苦于一炉,意在寒热辛苦各司其职,以迅速分消风、湿、热、毒诸邪,盖风、湿、热、毒分消,则痰瘀湿热分化,足三阳、足三阴诸经隧络道畅通,气血运行无阻,四肢百骸皮毛得以濡养,故硬化、萎缩、僵直、局部功能障碍,或溃烂、红肿等症均能速愈,此"流水不腐"之理也。当归、红花、桃仁、赤芍活血化瘀,生地伍赤芍泻火、养阴、凉血,白鲜皮咸寒且微苦微辛,能清散血中之滞热,通行经隧脉络,疗湿痹死肌,且以皮治皮也,《本草正义》谓"白鲜皮味甚烈,故能彻上彻下,通利关节、胜湿除热、无微不至也。"地肤子味甘、微苦寒,临床体会除有清湿热、利小便之功外且有补中益气之效,豨莶草具解毒活血之功,能直入至阴,导其湿热,平肝化瘀,通其脉络。蝉衣、荆芥,疏风解毒、解表,方意疏里宣外,共奏祛风毒,化湿热,行瘀滞之功。

大医之法二:活血化瘀通络方

搜索

(1)钟以泽验方

药物组成:玄参 20g,牡蛎 20g(先煎),桃仁 10g,生地 15g,白芍 15g,川芎 15g,丹参 20g,郁金 12g,鸡血藤 30g,女贞子 20g,枸杞 15g,橘络 10g。

功效:活血养血,通络散结。

主治:硬皮病瘀血阻络证。

病案举例:

兰某,男,64 岁。2003 年 2 月 27 日初诊。患者 2 个月前无明显诱因腰部皮肤出现带状红斑,轻度肿胀,未予重视。此后 2 个月,皮损逐渐加重,呈黯红色,肿胀明显,继而硬肿,皮肤弹性减低,不伴全身症状,遂到我院求治。既往史无特殊。查体:腰部(系皮带处)可见一带状黯红色斑片,皮肤正常纹理消失,弹性下降,硬肿压痛,其上未见鳞屑,无萎缩和皮肤变薄。实验室检查无异常,ENA 多肽抗体谱(-),病理检查示真皮胶原纤维肿胀。舌质偏红,苔薄白,脉弦。西医诊断:局限性硬皮病;中医诊断:皮痹。证型属血瘀型,治以养血活血、通络散结。药物:玄参 20g,牡蛎 20g,桃仁 10g,生地 15g,白芍 15g,川芎 15g,丹参 20g,郁金 12g,鸡血藤 30g,女贞子 20g,枸杞 15g,

橘络 10g。外用喜疗妥。1 周后，皮肤硬肿明显减轻。上方随症加减，2 个月后，皮肤红肿消退，硬化消失，皮肤纹理完全恢复。随访 1 年无复发。

【王用峰，刘霞．钟以泽教授治疗硬皮病临床经验．四川中医，2006，24(10)：1～2】

(2)陈学荣验方

药物组成：桃仁 9g，红花 9g，当归 9g，赤芍 9g，生地 30g，丹参 15g，桂枝 9g，三棱 9g，鸡血藤 30g，八月札 15g，益母草 9g。

功效：活血通络，温阳散寒。

主治：硬皮病瘀血阻络证。

【赵艳霞，陈学荣．陈学荣教授治疗硬皮病的辨证思想．中国中西医结合皮肤性病学杂志，2006，5(3)：153～154】

大医有话说

以上二方侧重活血化瘀，但诸家各有特点。钟以泽认为瘀虽为病理产物，但它几乎见于疾病的整个过程，或外感致瘀，或内伤致瘀，只是程度不一罢了。尤其是疾病后期，血瘀较明显，中医有"久病多瘀"之说，且瘀多夹痰，故在临床中以桃红四物汤合消瘰丸加减治疗血瘀证，方中以桃仁、川芎、丹参、郁金、鸡血藤、生地、白芍养血活血；玄参、牡蛎滋阴散结；活血易伤阴，故以女贞子、枸杞子养阴血；橘络使络通瘀自去。陈学荣认为硬皮病到中期，多伴有瘀血的生成，此时多为寒凝血瘀证，可见四肢皮肤板硬、麻木不仁、肢端紫冷、骨节肿痛，伴有面色晦暗、口干不欲饮、月经不调、舌质紫黯、脉细涩，治宜温阳散寒、活血通络，方用桃红四物汤加减。

大医之法三：补脾益肺方

搜索

(1)范永升验方

药物组成：党参 30g，黄芪 30g，熟地 15g，五味子 10g，紫菀 15g，桑白皮 15g，桂枝 10g，麻黄 5g，丹参 30g，积雪草 15g，炒白术 15g，茯苓 15g，焦山楂 15g。

功效：补肺健脾，佐以祛瘀。

主治：硬皮病肺脾气虚证。

病案举例：

患者，女，51岁，浙江玉环人。因咳嗽气急、进食困难半年入院。平时动则气喘，进食一碗稀饭约需2小时，外院诊为"肺炎，食道肿瘤?"入院查体：极度消瘦，贫血貌，面容呆板，手指呈蜡状，皮纹消失，左手食指末端溃疡，舌质淡红偏暗，苔薄边有齿痕，脉细。CT提示肺纤维化，食道吞钡检查：食道僵硬，最细处为0.4cm；ANA谱：ANA 1：640，抗着丝点抗体阳性，诊为皮痹，肺脾两虚型，拟补肺健脾佐以祛瘀，补肺汤加减。处方：党参30g，黄芪30g，熟地15g，五味子10g，紫菀15g，桑白皮15g，桂枝10g，麻黄5g，丹参30g，积雪草15g，炒白术15g，茯苓15g，焦山楂15g。7剂。经治后患者症状好转，守方半年复查，CT示肺纤维化无进展，咳嗽气急明显好转，每餐能进食两碗稀饭，食管吞钡检查食管最细处为0.6cm，食道蠕动功能较前明显改善。

【高祥福．范永升教授从肺论治硬皮病．浙江中医药大学学报，2008，32(2)195～196】

(2)邓铁涛验方

药物组成：黄芪20g，生地黄、熟地黄、阿胶(烊化)各12g，牡丹皮、茯苓、泽泻各10g，山茱萸、石斛各15g，山药、太子参各30g，红花5g。

功效：益气健脾，活血滋阴。

主治：硬皮病肺脾气阴虚证。

病案举例：

谭某，女，58岁，香港籍。患者以四肢皮肤渐进性绷紧半年，于2000年1月6日收入广州中医药大学第一附属医院治疗。双上肢肘关节以下皮肤绷紧，硬如皮革，手指屈伸受限，双下肢小腿处亦稍有绷紧，四肢末端麻木，经香港某医院确诊为硬皮病、肌炎、神经炎，曾用泼尼松治疗无改善。伴有乏力，气短，声音嘶哑，消瘦。X线检查示：肺纤维化，余未见异常。正值邓铁涛教授应诊，诊见除上症外，舌偏红、苔少，脉弱。中医诊断：皮痹；西医诊断：系统性硬皮病。证属肺肾阴虚。治以益气健脾，活血滋阴。处方：黄芪20g，生地黄、熟地黄、阿胶(烊化)各12g，牡丹皮、茯苓、泽泻各10g，山茱萸、石斛各15g，山药、太子参各30g，红花5g。每天1剂，水煎服。1月14日二诊：患者诉四肢远端皮肤绷紧感明显减轻，双肘关节以下皮肤较前软化，尤以左上肢远端明显改善，声音已正常。予原方继服，1月31日三诊症状继续好转。2月18日查房：患者双上肢皮肤已明显软化，手指屈伸自如，生活自理。近日脱发较多。遂于原方加当归、黑豆等养血之品。2月28日病情改善，出院带药治疗。

【郑洪．邓铁涛教授治疗硬皮病验案2则．新中医，2002，34(5)：10】

大医有话说

以上二方均以补脾益肺为主，但各有特点。范永升认为，硬皮病虽然临床症状繁杂，变化频多，内涉及五脏六腑，外涉及皮肤、肌肉、筋骨，提纲挈领，以从肺论治为要素，分为肺虚夹外感(早期)，肺气虚型，肺脾两虚型，肺肾两虚型，辨证时必须考虑是否伴有痰阻血瘀之症。范教授从肺论治硬皮病，以补肺汤为基础，加丹参、积雪草、桂枝、麻黄、怀山药，组成协定处方，该方能改善血液循环，调节免疫功能，抑制成纤维细胞和 $TGF-\beta_1$ 的增殖和亢进的胶原合成，抑制细胞外基质。范教授从肺论治的观点既体现了有病治病，既病防变，又体现了治未病的思想，为硬皮病及其并发症的治疗创立了新的思路和方法。邓铁涛教授认为，从硬皮病患者临床症状看，当属中医虚损证，本病病因可归纳为先天禀赋不足，后天失调，或情志受刺激，或外邪所伤，或疾病失治、误治，或病后失养，导致脏腑亏虚，积虚成损。肺主皮毛，肺之气阴亏损，皮肤失其柔润，变硬如革、干燥、无汗。脾主肌肉、四肢，本病常伴脾气虚亏，脾失健运，气血衰少，津液不能濡养肌肤，肌肉萎缩而四肢活动困难。肾主水液，为人体元阴元阳之本，本病皮肤干枯变硬，为阴液不足，病虽在皮毛与肺，其本在肾。故病机以肺、脾、肾气阴不足为主，形成多脏同病，多系统、多器官受损害的局面。治疗上，邓教授以补益肺脾，养阴活血为法则，基本方以六味地黄丸培补元阴为主，加黄芪、党参或太子参益气健脾，其中黄芪又能走肌表输布津液，是为要药；加阿胶以养肺阴，以其为"血肉有情之品"填阴塞隙，病在肌肤用阿胶寓有中医学"以形养形"之意；皮肤干硬如皮革，是久病兼有血瘀，故在养阴血时可配合红花、阿胶或丹参等活血而不燥的药物。

大医之法四：温补脾肾方

(1)王玉玺验方

药物组成：黄芪40g,党参20g,生白术60g,熟地黄20g,鹿角霜30g,制附子15g,干姜10g,陈皮15g,枳壳15g,升麻10g,柴胡10g,当归15g,川芎10g,郁金15g,鬼箭羽30g,鸡血藤20g,麻黄10g,桂枝15g,白芍15g,通草10g,细辛10g,白芥子10g,炙甘草10g,生姜3片,大枣6枚。

功效：温补脾肾,化瘀通络。

主治：硬皮病脾肾阳气虚证。

张某,女,31岁。一诊,患者右腰、胁部暗褐色斑,皮肤发亮、发硬,局部凹陷,皮下组织萎缩,掌大,已一年半,伴有畏寒肢冷,多汗,食道不适,吞咽困难,饮食减少,肢体倦怠,少气懒言,面色㿠白,脉沉细,便溏,尿频,舌淡,苔薄白。西医诊断：系统性硬皮病。中医诊断：皮痹,证属脾肾阳虚,脉络痹阻。处方：黄芪40g,党参20g,生白术60g,熟地黄20g,鹿角霜30g,制附子15g,干姜10g,陈皮15g,枳壳15g,升麻10g,柴胡10g,当归15g,川芎10g,郁金15g,鬼箭羽30g,鸡血藤20g,麻黄10g,桂枝15g,白芍15g,通草10g,细辛10g,白芥子10g,炙甘草10g,生姜3片,大枣6枚。7剂水煎服。二诊,症状缓解,皮肤变软,食管症状消失,尿频减少,便溏,畏寒。上方生白术减为30g,14剂水煎服。三诊,凹陷处渐平,腰部皮肤接近正常,尿频消失,便溏。上方14剂水煎服。四诊,皮肤除褐色外,均正常。上方附子减为5g,14剂巩固。

【檀龙海,李全,王玉玺.王玉玺教授治疗系统性硬皮病验案2例.中医药学报,2006,34(6):39~40】

(2)陈学荣验方

药物组成：附子20g,肉桂20g,白芥子20g,熟地黄20g,麻黄20g,鹿角胶20g,黄芪20g,白术20g,茯苓20g,鸡血藤20g,僵蚕20g,党参20g,木香20g。

功效：温补脾肾,活血通络。

主治：硬皮病脾肾阳气虚证。

【赵艳霞，陈学荣．陈学荣教授治疗硬皮病的辨证思想．中国中西医结合皮肤性病学杂志，2006，5（3）：153～154】

大医有话说

　　以上二方抓住硬皮病中脾肾阳虚为主因，治疗上以温补脾肾为主治，但各有特点。王玉玺认为，因脾阳虚，脾气虚弱，清阳不升所出现的食道不适，吞咽困难，饮食减少，肢体倦怠，少气懒言，面色㿠白，脉沉细，便溏等症，针对以上诸症当重用黄芪补中益气升阳固表，同党参、生白术、陈皮、白芍、甘草共同补气健脾，干姜温中散寒，其中陈皮、枳壳理气和胃，使诸药补而不滞，柴胡、枳壳、郁金疏肝理气，柴胡为肝经引经药，因为病在胁部，归属肝经。升麻引阳明清气上升，二药是中焦脾阳虚弱引经之要药，以上诸药合用补气温阳，使元气内充，清阳得升，则中焦虚弱诸证自愈。方中针对肾阳虚畏寒肢冷，多汗，脉沉细，便溏，尿频，舌淡，苔薄白等症，用熟地滋补肾阴、填精益髓，鹿角霜温肾助阳，寒凝非温通不足以化，方中细辛、制附子、干姜、白芥子、麻黄、桂枝，诸药共奏散寒之功效，麻黄、桂枝辛温达表，宣通经络引阳气开寒结，白芥子驱寒痰湿滞，可达皮里膜外，麻黄、桂枝与生姜大枣合用能使表里气血宣通。王玉玺认为，通络必须补血，因此方中用鸡血藤、当归、熟地黄滋阴养血，诸药合用养血助阳，阴中求阳，川芎活血行气，以上补血药与桂枝、通草合用起到补血活血，祛瘀通络的作用。与麻黄、桂枝合用又可令熟地黄、鹿角胶补而不滞，补血与温阳药相合，辛散与滋腻药相伍，宣化寒凝而通经络。陈学荣认为，若患者素体肾阳虚，肾为先天之本，各脏腑阴阳之根，生命之源，其温养脏腑组织，须靠脾精的供养，若脾阳虚衰，运化无力，不能化生精微以养肾，导致肾阳不足；若肾阳先虚，火不生土，不能温煦脾阳，肾虚水泛，土不制水而反为所克，均使脾阳受伤，两者相互影响，均促成脾肾阳虚之本。若患者伴有雷诺现象，畏寒肢冷，面色㿠白，腰酸膝软，进食困难，舌质淡红，舌体胖嫩，苔薄白，脉沉细无力，此型多为系统性硬皮病，以气滞血瘀为标证，脾肾阳虚为病之根本，需标本同治，治宜健脾温肾，佐以活血。

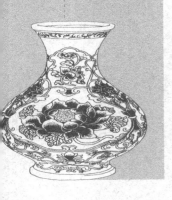

干燥综合征（SS）是一种较常见的主要以累及外分泌腺体的慢性炎症性自身免疫病。主要表现为眼部的干眼症、畏光、红肿和眼睛疲劳，口干燥症，猖獗龋，鼻干燥症，汗液减少，系统损害有肌肉骨骼系统的关节痛、肌痛，皮肤干燥、紫癜，血管炎，肺部气道干燥，胃肠道系统的食道运动功能障碍、胰腺炎、肝炎，肾脏的肾小管酸中毒、间质性肾炎，神经系统的周围神经病变、中枢神经系统病变，血液系统的白细胞减少等。

早期口眼干燥不易被人重视，易误诊，其病程长，一般预后良好，有内脏损害者经恰当治疗大多可以缓解。有严重脏器病变、恶性淋巴瘤者及伴有严重结缔组织疾病的继发性干燥综合征预后差。就其临床表现可归于中医学"燥证"、"燥痹"、"燥毒"、"虚劳"等范畴。

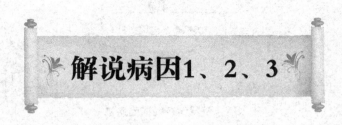

解说病因1、2、3

干燥综合征的发病不外内因和外因的相互作用。肝肾精血不足，阴虚津亏为内因在先，乘虚而入的风寒湿热燥诸邪之外因在后。另外，由于阴液亏虚，化源不足，气失所养，津液亏虚，气无所附，而致气虚，终致阴伤气耗，气阴两虚之征。又阴伤日久，阴损及阳，而致阴阳俱虚之证。病久不愈，燥必入血，瘀血内阻，阻滞气机，津不上乘，而致五官九窍失养。

1. 肝肾阴虚，阴虚燥盛

早在《内经》中即有"燥胜则干"、"诸涩枯涸，干劲皲揭，皆属于燥"的记载，这是对燥邪致病病理特点及临床表现的总概括。"燥有外因、有内因……因于内者，精血夺而燥生。"《类证治裁》指出，精血亏虚是内燥的根本。本病的病理机制复杂多变，究其根本在于阴虚津亏，而阴虚水涸之源在于肝肾之精血不足。

2. 风热燥邪，乘虚外袭

燥邪为病，可化热生火，伤阴耗液，而阴亏津伤尤能致燥，二者互为影响。喻嘉言认为"燥之为病，内感外伤宜分"。素体阴虚燥盛，风热燥邪或风寒湿乘虚外袭，郁久化热，而致津伤液干，正如《素问·五常政大论》所云："燥盛不已，酝酿成毒，煎灼津液，阴损益燥。"温热燥毒不除，则阴虚血少难复，日久病邪由浅入深，由皮毛、口眼鼻咽等清窍而累及脏腑。（见图9）

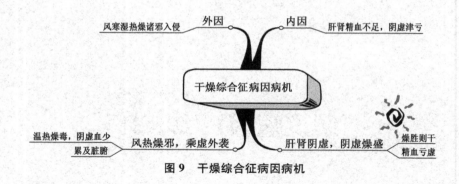

图9 干燥综合征病因病机

中医治病，先要辨证

1. 燥邪犯肺证

咽干舌燥，干咳无痰或痰少黏稠，不易咳出，常伴有胸痛、发热头痛，周身不爽，关节疼痛等，舌红苔薄黄而干或舌干苔薄白，脉细数或浮数。治以清燥润肺止咳，方以清燥救肺汤加减。兼有风热表证者，宜疏风润肺，方用桑杏汤。

2. 阴虚内燥证

咽干舌燥，口干而渴，目涩，咽部肿痛，头昏且痛，耳鸣耳聋，形弱体倦，皮肤粗糙脱屑，毛发枯槁不荣，肌肉瘦削，五心烦热，小便短少，大便燥结，颧红盗汗，腰膝关节疼痛，男子遗精，女子月经不调，舌红少苔或光剥质干，脉细数。治以滋阴润燥，补肝益肾，方以一贯煎合杞菊地黄汤加减。

3. 气阴两虚证

口唇干燥，声音嘶哑，双目干痒，视物模糊，鼻干不适，面色无华，少气乏力，午后低热或手足心热，舌淡红苔少质干，脉细数。治以益气养阴，方以玉液汤加减。

4. 血虚生燥证

头晕目涩，面色无华，唇淡舌干，皮肤干燥，经血稀少，心烦不寐，脉细数。治以养血润燥，方以四物汤加减。

5. 气滞血瘀证

口干舌燥，双目异物感，胁肋胀满，刺痛阵发，面色晦暗，四肢关节疼痛，或关节畸形，屈伸不利，腮腺肿大，皮肤粗糙，可见紫红色斑丘疹，按之不褪色，或见黑斑，腰酸疼，关节疼痛麻木，腹满而胀，时而作痛，或痛有定处，舌淡红有瘀点、瘀斑，脉细涩。治以活血化瘀通络，方以血府逐瘀汤加减。

6. 湿热内蕴证

口、眼微干不适，颈部自觉胀满，颈或颌下可见串珠状瘰疬，推之难移，常伴咳嗽、胸闷、痰多、舌淡苔白腻、脉弦滑。治以化痰软坚，养阴润燥，方以海藻玉壶汤加减。（见图 10）

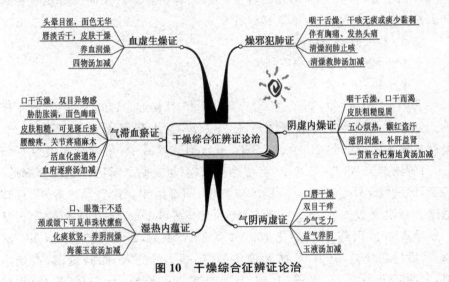

图 10　干燥综合征辨证论治

干燥综合征的大医之法

大医之法一：宣肺润燥方

搜索

（1）金实验方

药物组成：紫菀 10g，南北沙参各 20g，天麦冬各 20g，乌梅肉 12g，生石膏 30g，桑皮 15g，川芎 10g，菊花 10g，甘草 5g。

功效：益气养阴，宣肺通络。

主治：干燥综合征燥邪犯肺证。

病案举例：

邢某某，女，46 岁，职工。2003 年 4 月 13 日初诊。以口干、眼干 3 年来诊。见口干，咽干，眼干，畏光明显，皮肤干燥，大便干，舌质红干苔薄，脉细。血查抗核抗体：抗 SSA（＋）、抗 SSB（＋）；泪流量减少，角膜荧光染色双眼（＋）；腮腺造影：符合 SS 诊断；唇腺黏膜活检：可见两个淋巴细胞浸润病灶。诊断：原发性干燥综合征。证属肺胃津伤、阴虚络滞。治宜益气养阴、宣肺通络。药用紫菀 10g，南北沙参各 20g，天麦冬各 20g，乌梅肉 12g，生石膏 30g，桑皮 15g，川芎 10g，菊花 10g，甘草 5g。14 剂，每日 1 剂，水煎服。次诊：药后症状减轻，乏力、牙龈肿痛不适、口咽干燥好转，眼睛流泪、畏光不显，大便略干，舌质红，苔薄白。上方加白芷 20g，连翘 15g，以解毒止痛，14 剂，每日 1 剂，水煎服。三诊：患者诉药后症状减轻，纳谷不佳，原方化裁，加石斛 15g，炒谷麦芽各 15g，以健脾和胃消食。守方服用月余，病人症状明显减轻，口、咽、眼干燥不显，实验室检查指标基本正常，病情稳定，继续服用上方以巩固病情。

【周全，于佐文．金实教授治疗干燥综合征经验选萃．中医药学刊，2004（22）：1388】

（2）路志正验方

药物组成：太子参 10g，南沙参 12g，麦冬 10g，百部 12g，桃仁 9g，杏仁 9g，黄精 12g，紫菀 10g，枇杷叶 15g，旋复花（包）10g，百合 15g，佛手 10g，僵蚕 8g，清半夏 9g，前胡 10g，生白术 10g，甘草 6g。

功效：益气养阴，宣肺止咳。

主治：干燥综合征燥邪犯肺证。

案例举例：

姚某，女，43 岁。2003 年 12 月 12 日初诊。以"反复发热、口眼干燥 10 余年"就诊。10 年前在北京协和医院诊为"干燥综合征"，咳嗽，痰易咳出色白已年余。经常感冒、发热（T 37.8～38.0℃）、咳嗽，伴双下肢疼痛，畏寒，多于午后出现，自服退热药可退，持续 2 天左右，无汗出，食纳可，夜眠差，大便 3～4 次/日，便质稀不成形。口、眼、鼻、阴道干燥。自去年 3 月份即服用泼尼松片每日 15mg 未见明显效果而自行停药。月经提前 10 余日，量少色红无血块，带下正常。舌体胖舌尖红无苔，脉沉细。中医诊断：燥痹。治法以益气养阴、化痰止咳为主。药用：太子参 10g，南沙参 12g，麦冬 10g，百部 12g，桃仁 9g，杏仁 9g，黄精 12g，紫菀 10g，枇杷叶 15g，旋复花（包）10g，百合 15g，佛手 10g，僵蚕 8g，清半夏 9g，前胡 10g，生白术 10g，甘草 6g。水煎服 7 剂，每日 2 次。二诊：2004 年 1 月 14 日，小寒。服用上方 30 剂。药后发热即退，咳嗽大减，现觉口、眼、鼻、阴道干燥，失眠，胃脘部堵闷感，食纳可，大便日行数次，不成形，畏寒，关节时痛。舌黯淡少苔，脉沉细尺弱。治以益气养阴，和血通络。药用：太子参 12g，南沙参 15g，麦冬 10g，石斛 10g，密蒙花 10g，丹参 12g，玉竹 10g，炒枣仁 12g，桑枝 20g，赤芍 10g，白芍 10g，首乌 10g，旱莲草 12g，女贞子 12g，豨莶草 15g，怀牛膝 12g。水煎服 14 剂，每日 2 次。三诊：2004 年 3 月 31 日，春分。口、眼、鼻、阴道干燥症状缓解，头晕消失，偶有咳嗽，咯痰色白质黏，咽痛，食欲差，小便时有灼热感，大便稀溏，畏寒酸冷，关节时痛，失眠。月经一月二至，量少。舌体胖质淡，苔薄少，脉沉细。治以益气润燥，补肝明目，佐以理脾。药用：太子参 12g，麦冬 10g，玉蝴蝶 6g，紫菀 10g，枇杷叶 12g，炒杏仁 10g，生黄芪 15g，炒白术 12g，白芍 10g，密蒙花 10g，谷精草 10g，炒三仙各 10g，乌梅炭 8g，旱莲草 12g，首乌藤 18g，生龙骨（先煎）20g，生牡蛎（先煎）20g，丹参 10g，当归 10g，乌梢蛇 6g。水煎服 14 剂，每日 2 次。服药 1 个月后，诸症缓解，无不适症状而停服所有药物。随访 1 年，病未复发。

【张华东,边永君,路洁,等．路志正教授从气阴两虚论干燥综合征发病机制．中华中医药学刊,2008,26(9):1903～1905】

大医有话说

以上二方均以养阴润燥从肺论治为主,但诸家各有特点。金实认为津液之所以能输布于全身,主要依靠肺的宣发肃降功能。肺气宣发,能使津液向上,向外输布于肌表;肺气肃降,能使津液向下、向内输布于内脏。肺的宣发肃降功能正常,津液才能正常输布于全身,发挥其濡润功能。若素体肺阴不足或燥邪内侵,损伤肺阴,使肺的宣发肃降功能失常,津液不能正常输布,全身各部分失其濡润,则会出现一系列干燥症状。因此,治疗上必须兼顾两方面:一方面需用养阴润肺之品以补肺本身之阴液,常用天冬、麦冬、南北沙参、石斛等;另一方面,还需用一些宣肺之品以恢复肺的布津功能,常用桔梗、紫菀等。路志正教授治疗干燥综合征时,注重肺、脾、肝、肾四脏,多以沙参、麦冬、杏仁等养肺阴,通过太子参、白术、生黄芪等补脾而达到益肺的作用,清半夏、枇杷叶等宣肺布津化痰,补而不腻;白芍、丹参、当归等养血而补肝阴,且可养心,旋复花、佛手等疏肝,石斛、密蒙花、谷精草等清肝明目,补而不燥;二至丸、怀牛膝等益肾之阴阳;赤芍、乌梢蛇等养血活血而不燥的药物祛除关节痹证;此外,路老还采用了乌梅、首乌、甘草等酸甘化阴的方法。干燥综合征是一种多系统损害的自身免疫性疾病,路老用药缜思周全,照顾到各个脏腑系统,及其相互关系,注重先天与后天的互补关系,顾全气与血、阴与阳之间关系,疗效满意。

大医之法二:养阴润燥方

搜索

(1)顾仁樾验方

药物组成:太子参 30g,黄芪 30g,茯苓 12g,生地黄 12g,淮山药 15g,山茱萸 12g,沙参 15g,天门冬、麦门冬各 12g,川石斛 12g,天花粉 12g,丹参 15g,杜仲 12g,桑寄生 12g,玉竹 12g,百合干 12g,玄参 12g,炙甘草 9g。

功效:益气养阴,活血润燥。

主治:干燥综合征阴虚内燥证。

病案举例:

唐某,女,79岁,退休教师。2006-03-12初诊。口眼干涩20余年,伴视物模糊,生殖器、皮肤干燥,食少,气短乏力,大便干结不畅,腰酸耳鸣,心烦,舌红苔少,脉细弱。泪腺功能检查阳性,抗核抗体(ANA)(+),抗干燥综合征抗原A抗体(SSA)/抗干燥综合征抗原B抗体(SSB)(+)。西医诊断为干燥综合征。中医诊断为燥证,证属肾阴亏虚。治宜益气养阴,滋阴补肾,活血润燥。药用:太子参30g,黄芪30g,茯苓12g,生地黄12g,淮山药15g,山茱萸12g,沙参15g,天门冬、麦门冬各12g,川石斛12g,天花粉12g,丹参15g,杜仲12g,桑寄生12g,玉竹12g,百合干12g,玄参12g,炙甘草9g。7剂,每日1剂,水煎服。服药7剂后,前症减轻,大便通畅,寐好转,继以上方加减续服6月余,诸症明显改善,可食固体食物,哭时有泪,心烦失眠好转。

【傅培红,章怡祎,张文群.顾仁樾教授治疗干燥综合征经验.河北中医,2007,29(9):776～777】

(2)陈湘君验方

药物组成:水牛角15g,丹皮15g,玄参15g,金银花20g,丹参20g,生地20g,麦冬15g,竹叶15g,青蒿15g,天花粉15g,芦根15g,草决明15g,密蒙花15g,白花蛇舌草30g,土茯苓30g,地骨皮30g。

功效:益气养阴,清热润燥。

主治:干燥综合征阴虚内燥证。

【周珺,顾军花,茅建春.陈湘君教授扶正法治疗干燥综合征经验.辽宁中医药大学学报,2008,10(2):91～92】

大医有话说

以上二方均采取扶正祛邪为治则,养阴而不忘润燥,但诸家各有特点。顾仁樾认为干燥综合征之燥,不同于六淫之燥,属于"燥毒"之邪,其邪气盛、程度深、受累范围广。本例年近耄耋之年,年老体弱,肾精亏损,肾阴虚损,脾肺气虚,不能化生、布散津液以润周身,故见口干,目干少泪,皮肤、生殖器干燥等症状。顾教授认为,本病肺、脾、肾亏虚为本,燥邪为标,此外患者年老体弱,患病时间长,正气虚损,多可致血瘀之象。治疗当以健脾益气、滋补肾阴为主,兼顾活血润燥。本方用太子参、黄芪、茯苓健脾益气;六味地黄丸中生地黄、山茱萸、淮山药滋阴补肾；沙参、天门冬、麦门冬、石斛、天花粉益肺养阴润燥；丹参活血祛瘀，养血安神；杜仲、桑寄生补肝肾；玉竹益胃生津；百合干既可滋肺阴，又可养心安神；玄参清热滋阴；甘草调和诸药。诸药合用，直达病所，故取得很好疗效。陈湘君教授积数十年治疗 SS 的临床经验认为，治疗当以滋养肝肾、清燥解毒为基本原则。但因其病程漫长，症状复杂，故其邪正虚实并非一成不变。急性期病情突出表现为燥毒炽盛的标象，但根本还是虚中夹实，标实本虚；而慢性患者是久病为虚，虚中有虚。治疗本病，切记虚为本病之本，始终坚持扶正重于驱邪的指导思想，即使急性期本着"急则治其标"的原则，采用大剂清燥解毒药，也不忘顾护阴液。慢性迁延期分型论治，以扶正固本为基本原则，滋阴清燥为主要治则贯穿始终，并时时注意顾护阴津。SS 急性期属阴虚燥热偏盛型。症见口干舌燥，目涩泪少，唇燥起皱，肌肤甲错，肌肉消瘦，舌体光瘦，脉形细涩等一派燥涩之象，同时可见低热羁留，牙龈溃痛，齿衄鼻衄，目鸠赤红，脘腹嘈杂灼热，大便干结，舌干无津，无苔，舌质殷红，脉小细数等症。陈教授主张治疗先予清燥解毒以遏其势，同时益气养阴兼顾其本，可用犀角地黄汤加减。药用水牛角、丹皮、玄参、金银花、丹参、生地、麦冬、竹叶、青蒿等。叶天士云："上燥治气，下燥治血，慎勿用苦燥之品，因苦燥伤阴之故。"陈湘君教授多重用甘寒凉润之品如玄参、天花粉、芦根、淡竹叶、草决明、密蒙花、白花蛇舌草、土茯苓、金银花、青蒿、地骨皮等以清热解毒除燥，退虚热，不用或少用苦燥伤阴之品。本病治疗须中西医结合，予中药滋阴解毒，同时辅以中等量激素短程治疗。

大医之法三：益气养阴方

搜索

（1）周仲瑛验方

药物组成：生地黄、石斛各 15g，山茱萸、牡丹皮、泽兰、天冬、麦冬、枸杞子各 10g，黄芪、葛根、山药、北沙参各 12g，乌梅、甘草各 3g。

功效：滋补肝肾，益气生津。

主治：干燥综合征气阴两虚证。

病案举例：

周某，女，48 岁，工人。1998 年 5 月 10 初诊。口咽干燥 3 年，先后于多家医院检查，拟诊为干燥综合征，多方治疗效果欠佳。诊见：口干，咽干，目涩，视物模糊，双目畏光，毛发干枯，皮肤干燥，大便时溏，舌黯红、苔黄腻，脉细。证属肝肾不足，津气两虚。治以滋补肝肾，益气生津。处方：生地黄、石斛各15g，山茱萸、牡丹皮、泽兰、天冬、麦冬、枸杞子各10g，黄芪、葛根、山药、北沙参各12g，乌梅、甘草各3g。14剂，每天1剂，水煎服。二诊：药后症状改善，但时有心慌，胸闷，舌暗隐紫，苔薄黄腻，脉细。仍从肝肾阴虚、津气两伤论治，但虑及久病络瘀，在原方基础上加泽兰、炙鸡内金各10g，以活血化瘀，布气生津。坚持服药2个月，目前病情较为稳定，口干不著，各项检查基本正常。

【顾勤，刘菊妍．周仲瑛教授治疗干燥综合征经验介绍．新中医，2002，34（9）：7～8】

（2）孟如验方

药物组成：太子参30g，麦冬20g，五味子10g，怀山药30g，生地12g，玄参12g，天花粉25g，石斛12g，玉竹12g，扁豆15g，骨碎补15g，甘草3g。

功效：益气养阴，生津润燥。

主治：干燥综合征气阴两虚证

案例举例：

吴某，女，68岁。初诊日期1997年4月17日。患者口、眼干燥16年，伴大便稀溏3年，于1986年经西医有关检查确诊为干燥综合征并类风湿关节炎。16年来曾服中、西药治疗效不佳。来诊时诉口、眼、鼻干燥明显，怯寒易外感，全身骨关节痛，少气懒言，头昏，胃脘不适，纳呆，大便溏，日三四行，小便调。查见患者面部及全身皮肤干燥多皱而起屑，弹性较差，面色晦暗无华，形消体瘦，角膜干燥，口唇干燥起屑，舌淡红少津、中有裂纹，舌前、中部无苔，舌根部有极少薄白苔，脉滑，重取无力。中医辨证：肺脾肾气阴亏虚、胃阴亏损。治以益气养阴、生津润燥。处方：太子参30g，麦冬20g，五味子10g，淮山药30g，生地12g，玄参12g，天花粉25g，石斛12g，玉竹12g，扁豆15g，骨碎补15g，甘草3g，每日1剂水煎服。连服1周后患者精神较前好转，口干稍减轻，纳食增，全身骨关节痛亦减，大便溏，次数减，仍感双目干涩，唇干起屑，舌淡红少津、中有裂纹，舌根、中部苔薄白，脉细弦。于前方去骨碎补、天花粉，加枸杞30g，菊花12g，木贼草12g，再服1周后来诊，诉双目干涩减轻，口干，唇干起屑症状明显好转，精神转佳，纳食基本正常，大便日1行已成形，小便自调。面部皮肤稍润有泽，全身皮肤干燥脱屑症减，舌淡红少泽，舌根、中部苔薄白，脉细。续上方去木贼草，加黄芪 15g 益气以助生津，巩固治疗 2 个月后，患者口唇干而起屑症已除，头昏、口干目涩诸症均减，精神、饮食尚好；但诉双膝关节痛甚，伸屈不利，双腕、肩关节酸痛，大便先干后溏日一二行，舌淡红少津，舌前无苔，舌中、根部苔薄白，脉弦滑。辨证属脾胃气阴两虚、肝肾不足兼风湿热痹阻，治以养阴益气润燥，兼祛风除湿清热。处方：黄芪 15g，羌活 12g，防风 12g，归尾 15g，赤芍 15g，姜黄 15g，木瓜 12g，伸筋草 12g，桑枝 15g，稀莶草 15g，忍冬藤 25g，甘草 3g，2 方交替水煎服；2 周后诸关节痛有所减轻，口眼诸干燥症状大减，精神尚好，纳食正常，二便调，舌、脉同前，续前 2 方加减调理，巩固疗效。

【林丽，曹惠芬．孟如教授治疗干燥综合征经验．云南中医中药杂志，1999，20(1)10～11】

大医有话说

以上二方抓住气阴两虚是干燥综合征中晚期患者的主要病机，而均采取益气养阴为主，但诸家各有特点。周仲瑛认为干燥综合征患者，症见干燥诸症的同时，往往伴有气短、倦怠乏力等气虚之象，部分患者甚至以长时间不明原因的乏力为第一主诉。究其病机，乃阴亏津耗，化源不足，气失所养，终致阴伤气耗，气阴两虚。因此，治疗当在滋阴增液的同时，合以益气，气阴双补。这既符合疾病之病理变化，又寓生津于补气之中，况且在一派阴柔之剂中酌加补气升清之品，推动药力，阳生阴长，生生不息。周教授临证喜用太子参、党参、黄芪、白术等，但用药宜轻，防止呆补滞气，尤应注意与养阴药的配伍关系，或适当配用健脾和胃助运之品，如鸡内金、谷芽、麦芽等。孟如认为干燥综合征临床所见不多，因其常合并一种或几种自身免疫性疾病而使病情复杂多变，故治疗上很棘手。孟如在润燥治燥的同时较注重益肺脾肾之气，补脾胃肾之阴，从而使先后天之气阴得补，津液得充，诸燥得缓，以增液汤合芪淮生脉饮为基本方剂配伍；其中，增液汤既滋肾水又益胃阴，生脉饮气阴双补，黄芪补脾肺之气，淮山药既补脾肾之气又益脾阴，诸药合用共奏养阴益气、生津润燥之效。

大医之法四：清热利湿方

搜索

(1)周仲瑛验方

药物组成：生地黄、天花粉各15g，天冬、麦冬、玄参、知母、石斛、佩兰、鸡内金各10g，枸杞子、旱莲草、炒山药各12g，甘草3g，黑栀子6g。

功效：清热利湿，滋补肝肾。

主治：干燥综合征湿热内蕴证。

案例举例：

周某，女，48岁，工人。干燥综合征3年，近来口咽干燥又较明显，咽痛有痰，有时咯血，饮水量多，目干畏光，肌肤干燥，下肢散见瘀斑，关节不痛，口中有气味，舌质暗，苔薄黄腻，脉细。辨证为肝肾阴虚，瘀热内蕴。处方：生地黄、天花粉、旱莲草各15g，天冬、麦冬、玄参、知母、石斛、水牛角、牡丹皮、赤芍、炒阿胶珠、炙女贞子各10g，生甘草3g。14剂。四诊：药后口咽干燥减轻，口中黏腻，有气味，烘热，潮红，易汗，大便欠实，舌质暗，苔薄黄腻，脉细。证属肝肾亏虚，热郁湿阻。处方：生地黄、天花粉各15g，天冬、麦冬、玄参、知母、石斛、佩兰、鸡内金各10g，枸杞子、旱莲草、炒山药各12g，甘草3g，黑栀子6g。上药断续服用，至1999年3月10日五诊：病情稳定，稍有口干，精神良好，大便正常，舌质暗、苔淡黄腻，脉细。以补益气阴法调治，原方加太子参、炒阿胶珠各10g。患者诸症均缓。

【顾勤，刘菊妍．周仲瑛教授治疗干燥综合征经验介绍．新中医，2002,34(9):7～8】

(2)欧亚龙验方

药物组成：柴胡、荔枝核、生薏苡仁、茯苓、白术、土茯苓、黄柏、赤芍、川芎等。

功效：清热利湿，疏肝健脾。

主治：干燥综合征湿热内蕴证。

【李兴梅，胡佼水，张敏，等．欧亚龙教授治疗干燥综合征经验．深圳中西医结合杂志，2009,19(1):48～49】

大医有话说

以上二方抓住干燥综合征中某一病理环节以湿热内蕴为主,从而采取清热利湿之法,但诸家各有特点。周仲瑛认为在本病的病变过程中,阴津亏耗是其基本病理改变,但多数患者并非单纯阴虚一证,而往往兼夹湿阻热郁之候。阴液亏损,脏腑组织失于濡养,则不能行使正常的生理功能,肺虚失于通调,脾虚运化失职,肾亏水失所主,均可使人体水液的代谢发生障碍,造成异常之水湿停滞体内,而出现一方面"水液不足",一方面"水湿过盛"。反之,湿浊内停,又可进一步阻碍脏腑功能,影响气血津液的化生,而使阴伤更甚。这样虚虚实实,互为因果,致使本病不断发展。此外,湿盛水停,津液不归正化,而致阴液"相对不足"。由于水液的"绝对不足"、"相对不足"与"过剩"并存,因而在临床上常见患者表现有口干不欲饮或饮不解渴,口甜,口中黏腻,胃脘痞胀,便溏质稀,苔腻等湿邪内困之象。"阴虚生内热",湿邪久郁,从热而化,是本病一个重要的病理特点,患者常有目睛红赤、畏光、刺痛、口舌生疮,烦躁,多梦,手足心热,胃中灼热,小便黄赤,舌质红等火热之象。湿阻热郁,缠绵不解,虚实夹杂,治当兼顾,周教授每于益气养阴的同时兼以清热化湿,常用黄连、黄柏、栀子、藿香、佩兰、蔷薇花、厚朴花、法半夏、茯苓、泽泻、砂仁、白豆蔻、车前草、土茯苓等。肝经火毒盛者,可加龙胆草、苦参。临证选用此类药,须防止苦燥伤阴,苦寒败胃。并尽量避免辛燥之性较强的药物,如苍术、厚朴、草果之类。但若体质壮实,湿热内盛明显者,亦非绝对禁忌,重在掌握养阴与清化的尺度,合理配伍,方可虚实兼顾,切中病机。欧亚龙认为干燥综合征外感内化皆可生毒,生理或病理产物堆积体内过多,败坏形体而成毒。肝郁脾虚致湿浊内生、气滞血瘀、日久化热化燥、湿毒燥热损伤津液、津滞血瘀,肌肤孔窍失于濡养,引发口眼干燥,肌肤干燥,瘙痒等症,湿毒瘀血阻滞脉络,故疏肝健脾,解毒化瘀,使肝气得疏,脾气健运,湿毒瘀血消除,则诸症自消。柴胡、荔枝核、生薏苡仁、茯苓、白术、土茯苓、黄柏、赤芍、川芎等分别是具有疏肝、健脾、解毒化瘀作用的药物。临证加以健脾的药物,旨在通过"健脾益气"使阴阳平衡,气血充盈,正气充足,"正气存内,邪不可干",达到扶正祛邪的目的。

大医之法五：养阴通络方

搜索

(1)刘维验方

药物组成：丹参、鸡血藤、益母草各 30g，生地黄、延胡索、瓜蒌各 15g，川芎、赤芍、枳壳各 10g，牛膝 20g，川楝子、甘草各 6g。

功效：祛瘀通络润燥。

主治：干燥综合征阴虚血瘀证。

案例举例：

李某，女，54 岁。2006 年 10 月来诊。患者于 5 年前无明显原因出现口干，逐渐至进固体食物需要水送服，伴眼干涩、疼痛，常两胁刺痛，胸闷憋气，偶有胸痛，纳差，眠可，二便调，舌黯红有裂纹、无苔，脉细涩。查抗核抗体 ANA 1：320（＋），抗干燥综合征抗原 A 抗体（SSA）/抗干燥综合征抗原 B 抗体（SSB）（＋），类风湿因子 90U/ml，C 反应蛋白 1.6mg/dl，血沉 78mm/h。Schirmer 试验（＋）。西医诊为原发性干燥综合征。中医诊为燥痹，证属阴虚血瘀。治以祛瘀通络润燥，予通络润燥方。处方：丹参、鸡血藤、益母草各 30g，生地黄、延胡索、瓜蒌各 15g，川芎、赤芍、枳壳各 10g，牛膝 20g，川楝子、甘草各 6g。每天 1 剂，水煎服。2 周后复诊，诉口干缓解，胁痛消失，舌黯红、舌面少量津液，脉细涩。原方去川楝子、延胡索，加石斛 15g。继服 14 剂后口干、眼干明显缓解，舌黯红、新生薄白舌苔，效不更方，原方继服半年，症状消失。

【岳敏．刘维教授治疗干燥综合征经验介绍．新中医，2009，41（10）：6～7】

(2)周翠英验方

药物组成：沙参、天麦冬、玉竹、石斛、五味子、乌梅、生山楂、白芍、生地、玄参、赤芍、丹皮、紫草、丹参、桃仁、红花、川牛膝、王不留行。

功效：养阴活血，通络润燥。

主治：干燥综合征阴虚血瘀证。

【孙素平,米杰.周翠英教授从燥毒辨治干燥综合征的学术思想浅析.福建中医药,2004,35(6):11～12】

大医有话说

　　以上二方强调干燥综合征病机中需重视"瘀"的作用,而均采取益气活血,但诸家各有特点。刘维认为津液是以经络为通道输布于全身,同时津液又是血液的重要组成部分。如果津液长期不足血脉空虚,津枯血燥,血液黏稠,血流缓慢,而致血液停滞,络脉瘀阻。由于干燥综合征为一种慢性病,病程较长。因此临床上多有络脉瘀阻之象,如紫癜,舌暗或有瘀点、瘀斑等。这时单纯用滋阴疗法,由于津液输布通道不畅,常疗效不佳。因此治疗上常用一些祛瘀通络之品,以使经络流畅,津液输布通道畅通。常用川芎、益母草、丹参等。周翠英认为干燥综合征主要表现有口眼干燥、皮肤干枯、阴道滞涩、大便燥结,燥为其证候特点,故临床应在解毒清燥治本的同时,辅以滋阴润燥之品改善症状。阴津充足,五脏六腑重新得以滋灌,功能恢复常态,亦有助于及时清除体内的燥毒之邪。该病之燥,非重剂填补所能起效,应以甘凉平润药物为主,须防滋腻之品以碍脾运。常选沙参、天麦冬、玉竹、石斛、五味子、乌梅、生山楂等药以滋养津液,通补肺、胃、肾三脏之阴;白芍、生地、玄参入肝经,补肝阴,养血而凉血。若眼干涩明显者,多选既补肾益精又养肝明目之品,如枸杞子、密蒙花、女贞子等。若伴关节僵痛明显者,多以蠲痹除燥、祛风通络之品,应择辛而不烈、温而不热、苦而不燥者,如秦艽、防风、木瓜、忍冬藤、络石藤、桑枝、豨莶草等。周翠英认为燥毒可致瘀,故还需佐以活血化瘀之品。燥毒致瘀的机制有三:①燥毒伤津耗阴,阴伤血滞为瘀;②毒壅气机,血脉凝滞为瘀;③燥毒伤络,血溢成瘀。临床有些患者可有皮肤紫癜,红斑结节,肌肤枯瘪甲错,关节疼痛变形,肢端阵发性青紫麻木等瘀血的表现。在解毒治本的同时,佐以活血化瘀之品,可使经脉畅通,加速气血津液循环。一方面损伤的脏腑得以重新获得营养,有利于其功能恢复;另一方面可加速体内燥毒的排出。常选赤芍、丹皮、紫草、丹参等凉血活血;桃仁、红花、川牛膝、王不留行、皂角刺等祛瘀行血,其中川牛膝、王不留行、皂角刺穿透力强,兼有引经作用,可使药力直达病所,通畅血脉,逆转病机。

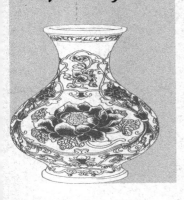

第6章 得了强直性脊柱炎，莫着急，中医有名方

强直性脊柱炎（AS）是以中轴关节慢性炎症为主，也可累及内脏及其他组织的慢性进展性风湿性疾病。以下腰部和腰骶部疼痛、发僵及脊柱自下而上发生强直，最终发展为竹节状脊柱为临床特征。半数以上患者有外周关节受累。本病属中医学痹证之骨痹、肾痹、尪痹等范畴。

AS的患病率在各国报道不一，我国患病率初步调查为0.25%。在我国AS患者的HLA-B27阳性率约90%，而普通人群HLA-B27阳性率仅4%~8%。家族调查结果显示，HLA-B27阳性的AS患者一级亲属，近半数HLA-B27阳性，其中又有近半数罹患本病，提示本病与HLA-B27强相关，并有明显家族发病倾向。本病好发于13~31岁的青少年，以20~30岁为高峰。男性患者多见，男女之比为5∶1。

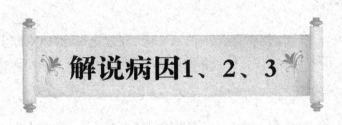

解说病因1、2、3

1. 素禀不足、肾督空虚

肾为先天之本，主骨生髓，肾气足则骨髓充满，筋骨强劲。而督脉为阳脉之海，起于肾下胞中，夹脊贯腰中，总督一身之阳，肾阳不足致督脉空虚，肾督同病，不能填充骨髓濡养经络，筋骨失养，则发为本病，致腰脊疼痛，腿髂不利，行走不便，渐致脊柱变曲、僵化，俯仰不利，甚至"尻以代踵，脊以代头"。《医学衷中参西录》说："凡人之腰痛，皆脊梁处作痛，此实督脉主之……肾虚者，其督脉必虚，是以腰疼。"

2. 失养劳倦、脾肾阳虚

先天之本在于肾，后天之本在于脾，肾主骨生髓，脾主中焦，主四肢肌肉。脾胃运化功能失调，水谷精微不生，无以濡养机体，先天肾精得不到后天水谷精微充养，则肾精不足，骨失所养；同时脾阳又赖肾阳温煦，若肾阳不足，脾阳亦虚，水谷精微运化失权，气血不足，不能温煦濡养四肢百骸及关节功能活动，可致形体消瘦，肌肉萎缩，纳差乏力等症。

3. 肝肾阴虚、筋失濡润

肝肾同源，互为滋养，肾气虚则久病必损肝。肝主筋，束骨利关节，肾虚水不涵木，可致肝阴虚，筋脉失养，不能束利关节，出现筋脉踡屈，关节挛缩之症，肝开窍于目，肝阴不足致目失濡润，可出现目涩、红赤、疼痛等症。

4. 寒湿痹阻

居处冷湿，或涉水冒雨等，寒湿之邪乘袭，寒邪凝滞，湿性黏着，留著于经络关节,痹阻气血致腰脊疼痛有定处。《证治准绳》中说:"若因伤于寒湿,流注经络,结滞骨节,气血不和,而致腰胯脊疼痛。"

5. 湿热壅滞

湿、热合邪为患,或寒湿痹阻,日久不愈,邪郁化热,湿热毒邪痹阻经络,流注骨节,可见于强直性脊柱炎急性活动期低热缠绵,下肢关节肿痛等。

6. 痰瘀互结

外邪久痹经脉,气血津液运行输布失常,血滞为瘀,津停为痰,痰浊瘀血互结,痹阻筋骨,而致腰脊僵痛,甚则畸形,日久不解成顽难证候。(见图11)

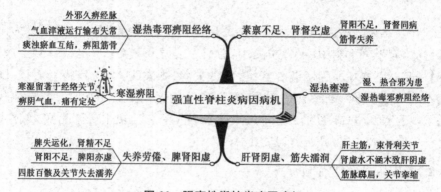

图11　强直性脊柱炎病因病机

中医治病，先要辨证

1. 寒湿痹阻证

腰骶脊背部冷痛,痛连颈项,伴僵硬和沉重感,转侧受限,行走不利,背冷恶寒,遇阴雨天症状加重,得温痛减,舌淡红、苔白腻,脉沉弦。治以温肾通络,散寒除湿,方以蠲痹汤和甘姜苓术汤加减。

2. 湿热蕴结证

腰脊部弛痛,僵硬重着,或连及下肢肿痛,痛处灼热,腰膝酸软,行走不利,热天或雨天加重。可见口干口苦,心烦少寐,小便短赤,舌红、苔黄腻,脉弦数。治以清热除湿,舒筋通络,方以四妙散加减。

3. 肾虚髓亏证

腰脊部酸痛,双下肢酸软无力,行走时股胯酸痛,卧则减轻,或见四肢关节冷痛,倦怠乏力,或见颜面潮红,手足心热,四肢拘挛,治以舌黯红或黯淡、苔薄白或少苔,脉沉细。治以益肾强腰,活血通络,方以独活寄生汤加减。

4. 痰瘀痹阻证

腰骶疼痛,夜间痛甚,腰脊僵硬,甚或不能平卧,脊柱等关节屈曲畸形,舌紫黯,或有瘀点、瘀斑,脉细涩。治以活血化瘀,通络止痛,方以桃红饮加减。(见图12)

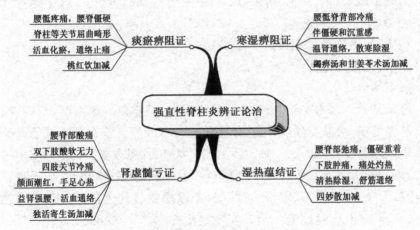

图 12　强直性脊柱炎辨证论治

强直性脊柱炎的大医之法

大医之法一:清热利湿通络方

搜索

(1)陈纪藩验方

药物组成:黄柏、苍术、防风、萆薢、威灵仙各15g,薏苡仁、忍冬藤各30g,川牛膝18g,三七片(先煎)、泽兰、泽泻各12g,炙甘草6g。

功效:清热解毒,化湿通络,活血止痛。

主治:强直性脊柱炎湿热毒瘀证。

病案举例:

陈某某,男,20岁,于1999年7月18日入住本院。因双膝、双踝、跖趾关节肿胀疼痛,活动受限3月余,伴腰骶部时有酸痛。曾在某医院予西药治疗未效(诊断用药不详)。入院时除上述症状外,伴见发热(体温39℃),神倦乏力,颈项拘急不舒,胃纳可,二便如常,舌黯红,苔白厚微黄,脉浮数。查体:心肺无特殊,双膝、双踝、足背肿胀,尤以踝关节处为甚,疼痛拒按,触之稍热,屈伸不能,压髋试验(+)。实验室检查:血沉109mm/h,抗"O"(-),类风湿因子42.0U/ml,C反应蛋白144mg/L,IgG 22.9g/L,IgA 4.02g/L,人类白细胞抗原B27型(+)。血白细胞$6.7×10^9$/L,血红细胞$4.94×10^{12}$/L,血红蛋白85.8g/L,血小板$399×10^9$/L。X线报告:双膝、双踝关节诸骨边缘骨密度高,未见骨质破坏,关节腔未见变窄,关节周围软组织肿胀影;双侧骶髂关节骨质密度高,边缘模糊,有虫蚀样改变;双髋关节未见骨质病变。骨盆CT检查:双侧骶髂关节面下见虫蚀状骨质破坏,关节间隙稍窄,双髋关节未见骨质损害。临床诊断 中医:痹证(湿热毒瘀型);西医:强直性脊柱炎(早期)。治疗经过:通痹灵6片/次,通痹灵合剂20ml/次,均每天3次,饭后服。中药处方:黄柏、苍术、防风、萆薢、威灵仙各15g,薏苡仁、忍冬藤各30g,川牛膝18g,三七片(先煎)、泽兰、泽泻各12g,炙甘草6g。水煎服,每日

1剂。住院期间静脉滴注青霉素 640 万 U/d，共 10 天；静滴穿琥宁 0.6g/d，香丹注射液 20ml/d，以预防感染及加强解毒散瘀。按上述治疗方案，共住院 34 天，诸症消失，因患者要返校读书，于 8 月 21 日出院。出院后未再服中药汤剂，只坚持服通痹灵 6 片/次，通痹灵合剂 20ml/次，均每天 3 次。患者于 2000 年 3 月 22 日来院复诊，精神体力如常人，出院后关节诸症未有反复，各肢体关节及脊柱活动功能完全正常。前述各项实验室指标恢复正常。复查 CT 示：双侧骶髂关节间隙较前稍增宽，关节面较平整，原有骨质破坏见好转。

【林昌松，刘晓玲，关彤．陈纪藩治疗强直性脊柱炎经验．中医杂志，2001，42(8)：459～460】

(2)朱良春验方

药物组成：蒲公英、白花蛇舌草、山药、金荞麦、鸡血藤、威灵仙各 30g，青蒿、银柴胡、乌梢蛇、炙蜂房、䗪虫、徐长卿、广地龙、炙僵蚕、虎杖各 10g，甘草 6g。

功效：清湿热，补肾督，通奇经。

主治：强直性脊柱炎督脉亏损，湿热痰瘀阻络证。

病案举例：

蔡某，女，21 岁，1997 年 3 月初诊。5 个月前，腰脊酸痛，尤以骶髂部僵痛明显，伴低热，两膝肿痛，此前常咽痛感冒，在当地医院行 X 线摄片诊为骶髂关节炎，多方治疗均未见效，低热持续缠绵，大便不爽，舌体瘦，舌苔薄黄腻，脉细小数，无家族性病史，诊为督脉亏损，湿热痰瘀阻络，缠绵难解，虚实夹杂，治以清湿热、补肾督、通奇经。药用：①蒲公英、白花蛇舌草、山药、金荞麦、鸡血藤、威灵仙各 30g，青蒿、银柴胡、乌梢蛇、炙蜂房、䗪虫、徐长卿、广地龙、炙僵蚕、虎杖各 10g，甘草 6g。水煎服，日 1 剂；②扶正蠲痹胶囊 1 号、2 号，各服 2 枚，每日 3 次，饭后服(扶正蠲痹胶囊采用鲜动物药蕲蛇、全蝎、蜈蚣、地龙等，以低温冷冻干燥技术而制成，其蠲痹通络，祛风定痛之功优于干燥之常用生药，1 号偏温、2 号偏寒)服药 50 余剂，低热缠绵已解，体重增加 1kg，两膝肿痛大减，惟腰痛未已，咽燥不舒，有黏痰阻塞感。上方去白花蛇舌草、山药、青蒿、银柴胡，加全当归、生地、熟地、北沙参、补骨脂、杜仲各 10g，再服 60 剂，诸证消失，停服汤药，继以"益肾蠲痹丸"巩固疗效。

【邱志济,朱建平,马璇卿. 朱良春治疗强直性脊柱炎用药特色选析. 辽宁中医杂志,2001,28(11):656~657】

大医有话说

　　以上二方治疗强直性脊柱炎均强调清热利湿,化瘀通络,但各有特点。陈纪藩认为,风寒湿邪是导致强直性脊柱炎不可缺少的因素,湿邪留恋往往贯穿于本病整个病理过程,无湿则无痰,无痰则少瘀,故除湿为治疗之第一要务,理应贯彻于治疗的始终。无论辨证属何型,除湿之法不可偏废。方用四妙丸加味。方中黄柏清热燥湿,薏苡仁健脾利湿;苍术健脾燥湿;牛膝强腰膝活血通络。随症加减:湿重者加草薢、茵陈、泽泻、威灵仙、木瓜之属以除湿;热盛者加忍冬藤、白花蛇舌草、赤芍、生地黄、柴胡、黄芩以清热凉血;风气盛(多关节肿痛、游走痛、怕风)者,加防风、羌活、川芎、鸡血藤以活血祛风;疼痛剧烈、瘀阻明显者,加三七片、丹参、姜黄、泽兰、穿山甲,以活血通络止痛。此方对于消除关节肿痛,改善关节功能疗效颇佳。朱良春认为,骨痹由湿热郁阻下焦肾经,低热缠绵不解,当治以清通补兼司,集寒热、温凉、气血、攻补之药于一方的治法,乃是大方复治法,古有"安宫牛黄丸""紫雪丹"等之先例。曹仁伯曾云:"每遇病机丛杂,治此碍彼,他人莫能措手者,必细意研求,或于一方中变化而损益之,或合数方为一方而融贯之。"强直性脊柱炎前期型之湿热郁阻肾督案病机复杂,寒热夹杂,虚实兼见,正虚邪恋,肾督虚损,多脏受累,如用单纯的方药往往顾此失彼,朱老采用此法,可谓缓妥周全之法,大方复治药味虽多,但药物的治疗作用,可协同发挥或相加,毒副反应则会因相互制约而不显。药味虽多却杂而不乱,多方兼顾,标本同治,而又主次分明,配伍之妙当乃别开生面。方中蒲公英甘平,清热解毒,利尿散结。缪希壅谓"甘平之剂,能补肝肾,味此一语,则知其入胃而兼入肝肾矣,不然,安能凉血,乌须发。"《本草新编》云"蒲公英亦泻胃火之药,但其气甚平,既能泻火,又不损土,可以长服久服而无碍";白花蛇舌草微苦甘寒,清热、利湿、解毒,临床体会尤能清肝肾下焦之湿热郁结,民间单方一味白花蛇舌草治热淋即是明证;山药甘平,为气阴两补之品;金荞麦功能清热解毒、祛风利湿,对肺部感染性疾病及肠道炎症有较好的疗效。以上四药同用共奏甘平之剂,能补肝肾,甘寒微苦能养阴、清热、利湿。盖湿热郁阻肾督之证,清中寓补,久用无弊;鸡血藤活血舒筋,补血镇痛;威灵仙味辛性温,有祛风湿,通经络,止痹痛之功;青蒿"和解枢机"清透伏邪;银柴胡不独清热,兼能凉血,治虚劳骨蒸,自有实效,二药合用对湿热留恋,气机郁滞,膀胱气化不利尤有佳效;乌梢蛇、炙蜂房、䗪虫、徐长卿、广地龙、炙僵蚕等同用,意即益肾壮督,蠲痹通络;配合扶正蠲痹胶囊1～2号,通补兼施,寒热相佐,疗效相得益彰。

大医之法二:温清并用除湿通络方

搜索

陈纪藩验方
药物组成:桂枝,芍药,知母,炙甘草,麻黄,白术,防风,炮附子,生姜。
功效:温清并用,祛风除湿,和血通络。
主治:强直性脊柱炎寒热错杂证。

【林昌松,刘晓玲,关彤.陈纪藩治疗强直性脊柱炎经验.中医杂志,2001,42(8):459～460】

大医有话说

对于强直性脊柱炎病因病机,陈纪藩认为,其病程中由于阴阳偏胜、饮食等因素的影响,导致内生之寒、热、湿邪及痰浊、瘀血等新的病理因素的形成,因而表现虚实错杂、寒热相兼的复杂病机。张仲景的"桂枝芍药知母汤"用药较为详尽,兼顾了风寒湿热虚实诸方面。方中桂枝、麻黄、防风温通阳气,辛散寒湿;芍药、知母和阴清热;白术、附子助阳除湿止痛;生姜、甘草和胃调中。全方共奏通阳行痹、祛风除湿、和营止痛之效。徐中可《金匮要略论注》曰:"桂枝行阳,母、芍养阴,方中药品颇多,独掣此三味以名方者,以此证明阴阳俱痹也。"又云:"欲制其寒,则上之郁热已甚;欲治其热,则下之肝肾已痹,故桂枝、芍、知、附寒热辛苦,并而各当也。"随症加减:脾胃不和见胃脘不适者,加砂仁、陈皮、法半夏、山药、炙鸡内金、麦芽、谷芽,以行气开胃消滞;兼瘀或疼痛较甚者,加三七片、姜黄、泽兰、丹参、牛膝活血止痛;肝肾不足见腰腿酸软者,加续断、桑寄生、生地黄、女贞子滋补肝肾;梦遗、滑精、夜尿频者,加益智仁、熟地黄、金樱子、桑螵蛸、茯苓等,补肾固涩安神;女子月经不调者,加益母草、菟丝子、鸡血藤调经活血。

大医之法三：补益肝肾调养气血方

搜索

（1）房定亚验方

药物组成：葛根 30g，白芍 30g，蜈蚣 2 条，山慈姑 10g，威灵仙 20g，生薏仁 40g，忍冬藤 30g，红藤 20g，乌梢蛇 15g，白花蛇舌草 20g，生黄芪 30g，生甘草 10g。

功效：柔肝解痉舒督。

主治：强直性脊柱炎肝血失养证。

病案举例：

韩某，男，40 岁，2004 年 6 月 9 日初诊。髋部及腰背部僵硬疼痛反复发作 20 年。患者 20 年前开始感觉右髋及右臀部疼痛，1 个月后疼痛加重，并出现左髋关节疼痛，伴低热，因既往有结核病史，加之血沉增快，在当地医院诊为"髋关节结核"，经抗痨治疗半年，病情无改善，故自行停药。此后曾在某医院骨科就诊，诊断为"梨状肌炎"，并未进行系统治疗，后患者逐渐出现腰背僵硬困痛。经介绍到房定亚门诊就诊，刻下症见：双髋及整个脊柱僵痛，吸气及咳嗽时胸痛，俯仰及头颈旋转受限，翻身困难，症状以夜间及晨起为重，活动后可缓解，伴体倦乏力，大便干，小便黄。查体：驼背畸形，枕壁实验 7.0cm，胸廓活动度 1.5cm，腰椎活动度试验（Schober 试验）阳性，双侧"4"字试验阳性，舌黯红、苔薄黄，脉弦。辅助检查：血沉 51mm/h，人类白细胞抗原 B27（HLA-B27）90.8%（阳性）；X 线腰椎片示：骶髂关节间隙消失，双髋关节间隙变窄。诊断为强直性脊柱炎，治以解痉舒筋。解痉舒督汤加减：葛根 30g，白芍 30g，蜈蚣 2 条，山慈姑 10g，威灵仙 20g，生薏仁 40g，忍冬藤 30g，红藤 20g，乌梢蛇 15g，白花蛇舌草 20g，生黄芪 30g，生甘草 10g。服药 7 剂后，自觉脊柱十分轻松，僵硬疼痛明显缓解，胸痛消失，仍诉髋关节疼痛，上方加穿山甲 10g，乳香、没药各 6g，嘱患者继续服用半月，病情稳定后将该方制成丸药长期服用，半年后患者复诊时驼背畸形已明显改善，背部困重感和髋关节疼痛基本消失，脊椎及髋关节活动范围均较前明显增加。

【马芳，周彩云．房定亚治疗强直性脊柱炎经验．中医杂志，2009，50(8)：685～686】

(2)陈纪藩验方

药物组成:独活,桑寄生,秦艽,防风,细辛,当归,川芎,干地黄,芍药,桂心,茯苓,杜仲,牛膝,人参,甘草。

功效:补益肝肾,调和气血。

主治:强直性脊柱炎肝肾气血亏虚证。

【林昌松,刘晓玲,关彤.陈纪藩治疗强直性脊柱炎经验.中医杂志,2001,42(8):459~460】

(3)鲁贤昌验方

药物组成:白花蛇、海风藤、木瓜各15g,全蝎10g。

功效:补益肝肾,温阳通痹。

主治:强直性脊柱炎肝肾亏虚外邪痹阻证。

病案举例:

华某,男,20岁,2007年9月23日初诊。主诉:腰背酸痛1年余,加重1个月。1年前觉腰背不适,但未重视。近1个月来疼痛加重,伴行走不利,头颈活动不利,就诊前未治疗。诊见:体瘦,易出汗,微怕冷,没有力气,舌苔薄白,脉弦细。右腿菲-帕症(+),HLA-B27(+)。CT检查示:腰椎生理曲度变直,双侧骶髂关节间隙变狭窄。西医诊为强直性脊柱炎。中医诊为痹症,证属肝肾亏虚。治疗以补益肝肾,温阳通痹。方用痹症三号加用桑寄生、狗脊、黄芪、地龙、党参各15g,淫羊藿10g,红花6g等。并告知平时加强功能锻炼,避免感冒。治疗半月后症状有所好转,疼痛减轻,原方去红花,加杜仲、枸杞子,继续治疗1个月,疼痛明显缓解,头颈活动如前。继用原方治疗1年后,病情稳定,无不适主诉,复查CT,关节融合情况未加重。

【袁怡.鲁贤昌教授治疗强直性脊柱炎经验介绍.新中医,2009,41(2):18~19】

(4)路志正验方

药物组成:桑寄生12g,独活6g,续断10g,狗脊12g,菟丝子12g,鹿角胶6g(烊化),炒杜仲10g,制何首乌15g,女贞子10g,怀牛膝12g,熟地黄10g,白芍15g。

功效:补益肝肾,强筋壮骨。

主治:强直性脊柱炎肝肾亏虚筋骨失养证。

病案举例：

林某,男,29 岁,2000 年 8 月 16 日就诊。患者患有强直性脊柱炎 2 年余。当地医院给予服用柳氮磺胺吡啶等药,腰骶部疼痛能缓解,但不能久立或活动。症见面色萎黄,形体瘦弱,腰骶部疼痛,活动受限,下肢膝关节疼痛,久立或活动后病情加重,大便偏稀,食纳不佳。苔白、舌质淡,脉沉弦。此肝肾亏虚,筋骨失养。治当补益肝肾,强筋健骨。处方：桑寄生 12g,独活 6g,续断 10g,狗脊 12g,菟丝子 12g,鹿角胶 6g(烊化),炒杜仲 10g,制何首乌 15g,女贞子 10g,怀牛膝 12g,熟地黄 10g,白芍 15g。2001 年 7 月 25 日复诊：现腰骶部及膝关节疼痛已消失,活动自如,但久立或剧烈运行后腰仍有酸痛感。苔白,脉弦细。遂以上方制成浓缩丸剂,继服以善其后。

【章天寿. 路志正治疗强直性脊柱炎经验. 中医杂志,2002,43(7)：499.503】

大医有话说

以上四方均以调肝益肾为基础,并都加以养血补气药,相辅相成为补益肝肾调养气血类方,但诸家各有特点。陈纪藩认为,张仲景在《金匮要略》一书中,对"历节病"的论治,理法方药俱备,对当今强直性脊柱炎的治疗起了十分有益的指导作用。历节病是疼痛遍历关节,日久可致骨节变形的疾病,与强直性脊柱炎出现腰骶及脊柱外关节疼痛,并导致脊柱强直的表现相类似。书中继承了《黄帝内经》有关痹证的学术思想,并进一步加以完善,指出肝肾气血亏损是本病的内因,风寒湿外袭是本病的外因,内外相合,方成历节。在病变的发展和转归中,肝肾气血不足,正气无力抗邪外出,邪气久恋,进一步耗伤气血、肝肾;正气的日益耗伤,又易招致风寒湿的侵袭,如是反复,虚虚实实,最终因筋骨关节肌肉失养,而致筋挛骨损,关节畸变,腰背强直废用。肝肾气血不足不仅是强直性脊柱炎发生的重要内因,而且还影响着本病的发展和转归。因此,虽有虚多虚少之异,但总有正虚之存在。临证之时,治痹之初,首先应明了正虚之多少,自始至终都不能忽视扶正培本。扶正重在气血,气血旺盛流行,则邪去痹开。方用独活寄生汤加减。偏于阳虚者,加杜仲、桂枝、五加皮温阳壮骨;偏于阴虚者,加女贞子、旱莲草、玉竹或合六味地黄汤滋补肾阴;气虚者加黄芪、党参、太子参,或合四君子汤以健脾益气;血虚者合桃红四物汤养血活血。房定亚指出：对 AS 的治疗,不能只关注骨质的破坏，还必须重视肌肉、韧带等软组织病变的危害，尤其在病程的早期阶段阻止这些软组织病变的进展，才是提高疗效和控制病情发展的关键。现代研究亦证实，肌腱端病是本病最具特征性的病理改变，炎症起始于肌腱或韧带附着于骨的部位，如脊柱骨突、椎间盘、耻骨联合、大转子、跟腱等部位。强调从多方面阻断肌痉挛的恶性循环，减轻炎症，消除疼痛，改善血液循环，改善肌肉等软组织的营养代谢，加速局部炎症物质的清除，是治疗本病的关键环节。房定亚认为，AS当属于中医"筋痹"的范畴。肝气不疏，肝血失养，筋脉拘挛是本病的主要病机。大胆提出以解痉舒筋法治疗本病，同时强调肝主疼痛，一切痉挛、僵直、疼痛均可归属于肝，此即李果所谓"诸痛皆属于肝木"，故又强调"调肝实"为治疗一切关节疼痛僵硬的不移之法。体会到"酸以养肝体，甘以缓筋急，辛以理肝用"是治疗本病的基本用药原则。白芍乃养血濡筋，缓急止痛的良药，且白芍质清不腻，补而不滞，故可重用不殆。同时白芍与甘草组成的名方芍药甘草汤，收缓相济，功擅缓急止痛，常用于筋脉拘挛之证。房老在AS的治疗中十分强调风药的应用，认为祛风药多能解痉止痛，且可开发郁结，畅行气血，祛除内外之邪。风药中首推葛根，《金匮要略》治刚痉、柔痉均不离葛根，葛根为仲景治疗项背强的专药。此药既解痉又活血，同时可引诸药直达病所，可谓一举多得，也是房老治疗本病的专药。房老亦重用薏苡仁、生黄芪。薏苡仁有舒筋展肌作用。

鲁贤昌认为，AS的病因病机关键在于正气不足，风寒湿邪侵袭人体，闭阻经络，气血运行不畅。素体虚弱，正气不足，腠理不密，卫外不固是引起痹症的内在因素。辨治应抓住风、寒、湿、瘀、虚五个特点，并要铭记久病必虚，久病必瘀，久病必伤肾，久病必蚀骨的特点。治疗上强调益气补肝肾，而通阳法是治疗风湿病的根本，在治疗上亦强调温通之法。认为痹症虽分寒痹与热痹，但究其本质，寒为其根源。寒为阴邪，温散、温通之品正好能迫寒邪从肌腠而出，且温通之法除有散寒之用外，亦有祛风、微汗、除湿、补益的作用。具体来说，鲁教授认为，"治风先治血，血行风自灭"，通阳法首先可通过调补，振奋中焦脾胃之阳气以化生气血，从而达到治风目的；如风湿在表，卫外之阳气痹阻，则一身尽疼痛，治疗外湿的时候，通过宣通振奋阳气来微发汗以祛邪；古人云："益火之源，以消阴翳"，湿为阴邪，湿性重浊、黏滞，此为风湿类疾病成为一种慢性难治疗疾病的原因，AS亦如此。具体可通过调补振奋中焦脾胃之阳气以化生气血，补下焦肾之元气来补正气，增强人体抵抗力。因此，以温补之品温通，祛除风寒湿瘀邪，补益肝肾。鲁教授之痹症一号、痹症二号、痹症三号 3 首系列经验方，其中痹症一号偏于祛寒湿，痹症二号偏于治疗虚痹，痹症三号偏于治疗病位偏于腰以下者。根据患者个体差异进行辨证选方，在临证时风邪胜者加防风、麻黄祛风散寒；当归、葛根活血通络，解肌止痛，并有治风先治血，血行风自灭之意；疼痛剧烈者加用白芍、细辛散寒缓急止痛；湿重者加薏苡仁、苍术、白术健脾除湿；颈部活动不利者加用荆芥、葛根；酸痛、活动不利上肢为主者，加羌活、威灵仙、姜黄祛风通络止痛；偏于腰背酸痛不适者，加独活、杜仲、续断补益肝肾，强腰膝。路志正认为，筋属肝，肾主骨，故治当从肝肾入手。选用桑寄生、独活补肝肾祛风湿为君；配以续断、狗脊、菟丝子、杜仲、鹿角胶温补肝肾、强筋健骨为臣；佐以制何首乌、女贞子、熟地黄、白芍滋养肝肾，怀牛膝补肝肾，亦有引药下行之用。诸药相合，肝肾强，筋骨健，风湿祛，故痹痛愈。路志正认为本病的发生与一般风湿之痹证有所不同。本病病位多在筋骨，而筋骨有赖于气血之温煦和肝肾之濡养。若气血不足或肝肾亏虚，内生寒湿或寒湿乘虚而入，痹阻筋骨，则易发本病。治则当以补虚为主，兼以祛邪。若病在下，表现在腰椎、骶椎和下肢，则为肝肾所主，筋骨失其濡养，治当重在补益肝肾，强筋健骨，选用独活寄生汤或三痹汤化裁，辅以下行强筋之药，如牛膝、桑寄生、巴戟天、仙茅、续断、杜仲等。

大医之法四：补肾强督化痰祛瘀方

（1）陈志维验方

药物组成：狼狗骨 100g，鹿角、地龙、全蝎各 5g，苍术、黄柏、川牛膝、秦艽、茵陈、木瓜各 15g，丹参、延胡索、甘草各 10g，薏苡仁、葛根各 30g。

功效：补肾通督，化痰逐瘀，宣痹止痛。

主治：强直性脊柱炎肾督空虚痰瘀互结证。

病案举例：

招某，男，26 岁，2006 年 6 月 7 日就诊。主诉：腰骶部疼痛 5 年，加重 3 个月。患者自 2002 年初无明显诱因出现下腰骶部疼痛，近 3 个月来腰骶部疼痛逐渐加重，伴全身明显乏力，晚上疼痛加剧，严重影响工作、睡眠，晨僵 15～20 分钟，伴有双侧胸胁胀痛，双髋关节疼痛，无恶寒发热，舌红、苔黄厚腻，脉滑数。实验室检查：白细胞抗原（HLA-B27）（＋），血沉（ESR）

27mm/h,C反应蛋白(CRP)87mg/L。骶髂关节CT示：双侧骶髂关节面模糊，关节间隙变窄，并可见部分融合。中医诊断：骨痹，证属湿热痹阻型。治以清热利湿、活血通络法。处方：狼狗骨100g，鹿角、地龙、全蝎各5g，苍术、黄柏、川牛膝、秦艽、茵陈、木瓜各15g，丹参、延胡索、甘草各10g，薏苡仁、葛根各30g。14剂，每天1剂，水煎服。6月22日二诊：服药后胁痛基本消失，腰骶部和髋关节疼痛减轻，睡眠好转，但觉头晕、腰膝酸软、耳鸣，舌淡红、苔薄白，脉沉涩。治以补肾通督、活血祛瘀法。处方：狼狗骨100g，鹿角、地龙、全蝎各5g，淫羊藿、狗脊、续断、杜仲、独活各15g，丹参、三七、延胡索、甘草各10g，薏苡仁、葛根各30g。再服14剂。7月6日三诊：腰骶部和髋关节疼痛明显减经，头晕、耳鸣消失，觉腰膝酸软、乏力，舌淡红、苔薄白，脉沉。治以健脾补肾、活血通督法。照上方，加党参、黄芪、山药各30g。连服14剂，诸症消失，复查ESR13mm/h，CPR 65mg/L，病情稳定。

> 【罗汉文，李逸群．陈志维教授治疗强直性脊柱炎经验介绍．新中医，2010,42(1):35～36】

(2)焦树德验方

药物组成：骨碎补18g，补骨脂12g，川牛膝10g，泽兰15g，川断18g，炒杜仲20g，桂枝12g，赤白芍各12g，知母15g，狗脊35g，地鳖虫9g，鹿角胶6g，防风12g，炙麻黄6g，干姜9g，制附片12g，羌独活各12g，透骨草15g，自然铜(先煎)6g，焦神曲10g，白僵蚕12g，伸筋草30g。

功效：补肾强督。

主治：强直性脊柱炎肾虚督寒证。

病案举例：

葛某，男，26岁，2001年12月19日初诊。主诉：腰骶部疼痛伴僵硬1年余，加重1个月。病史：1年余前，患者自感腰骶部疼痛，畏寒喜睡，伴晨僵，在当地医院查ESR:60mm/h，CRP:9.1mg/dl，抗"O"正常，HLA-B27(＋)；骶髂关节CT示：符合强直性脊柱炎改变。予以柳氮磺胺吡啶、非甾体镇痛剂等口服治疗无效。1个月前，因天气转寒，感症状加重，遂来就诊。来诊时患者腰骶部疼痛，痛连颈项，腰直僵硬呈板状，弯腰、后仰均受限，喜暖怕凉，畏寒肢冷，四肢乏力，面色无华，舌淡苔白，脉沉细弦。临床诊断：大偻(肾虚督寒证)。治法：补肾强督、祛寒化湿、壮骨活血。处方：骨碎补18g，补骨脂12g，川牛膝10g，泽兰15g，川断18g，炒杜仲20g，桂枝12g，赤白芍各

12g,知母 15g,狗脊 35g,地鳖虫 9g,鹿角胶 6g,防风 12g,炙麻黄 6g,干姜 9g,制附片 12g,羌独活各 12g,透骨草 15g,自然铜(先煎)6g,焦神曲 10g,白僵蚕 12g,伸筋草 30g。二诊:服药 12 剂后,患者欣喜来报,诉病情好转八成,能从事一般家务活动,舌淡苔白,脉沉细略弦,尺脉弱。仍守上方加减。三诊:服药 30 剂后,患者腰骶部疼痛基本消失,能前屈侧弯,后仰自如,四肢有力,连续行走 1 公里而不感觉累,舌苔厚白,脉沉滑细略数。效不更方,加苍术 12g,炒黄柏 10g 二味。四诊:服药 30 剂后,患者腰骶部未再疼痛,活动自如,时有腰部微酸略痛,已恢复农业劳动,以上方 3 剂共为细末,每服 3g,每日 2～3 次,温开水送服,以巩固治疗。

【刘继刚.焦树德教授治疗强直性脊柱炎的经验介绍.贵阳中医学院学报,2002,24(3):14～15】

(3)苏励验方

药物组成:鹿角胶 10g(烊化),鳖甲胶 10g(烊化),阿胶 10g(烊化),淫羊藿 30g,仙茅 15g,狗脊 30g,补骨脂 30g,续断 30g,威灵仙 30g,桑寄生 30g,制川乌 9g,制草乌 9g,炙黄芪 30g,炒白术 15g,全蝎 9g,乌梢蛇 15g,莪术 30g,三棱 15g,制南星 15g,白芥子 15g,川芎 15g,白芍 30g,炙甘草 9g。

功效:益肾壮督,逐瘀化痰。

主治:强直性脊柱炎肾督亏虚痰瘀互结证。

病案举例:

朱某某,男,41 岁,2004 年 3 月 25 日就诊。患强直性脊柱炎 12 年,腰骶疼痛、僵硬,活动受限,背部酸痛,左髋关节刺痛,膝、踝关节肿胀疼痛,活动不利,较常人畏冷,神疲乏力,纳可,大便溏,舌淡紫,苔薄白腻,脉沉细。血沉 35mm/h,类风湿因子阴性,C 反应蛋白阴性,HLA-B27 阳性。骶髂关节 X 线片示:关节边缘模糊,关节间隙明显变窄,骨质破坏。胸腰椎片示:骨质疏松、软组织骨化、腰椎骨质增生。证属肾督亏虚,寒湿闭阻,痰瘀互结。治宜益肾壮督,祛风散寒,逐瘀化痰。处方:鹿角胶 10g(烊化),鳖甲胶 10g(烊化),阿胶 10g(烊化),淫羊藿 30g,仙茅 15g,狗脊 30g,补骨脂 30g,续断 30g,威灵仙 30g,桑寄生 30g,制川乌 9g,制草乌 9g,炙黄芪 30g,炒白术 15g,全蝎 9g,乌梢蛇 15g,莪术 30g,三棱 15g,制南星 15g,白芥子 15g,川芎 15g,白芍 30g,炙甘草 9g。水煎服,早、晚各服 200mL,14 剂。药后腰骶疼痛、僵硬明显减轻,活动受限亦好转。此后以上方为基础,随症加减,共调治 3 个月,患者腰骶疼痛、僵硬已消失，活动基本正常。复查血沉 15mm/h，类风湿因子阴性，C 反应蛋白阴性。6 个月后复查，自述病情平稳，尚无明显反复。

【周伟平．苏励主任治疗强直性脊柱炎的经验．福建中医药，2007，38(3)：16】

(4)朱良春验方

药物组成：穿山龙 50g，青风藤、仙鹤草、葎草、威灵仙、鸡血藤各 30g，青蒿子、生熟地各 15g，乌梢蛇、炙蜂房、䗪虫、广地龙、炙僵蚕、全当归各 10g，甘草 6g。

功效：益肾壮督，蠲痹通络。

主治：强直性脊柱炎肾虚骨痹证。

病案举例：

汪某，男，28 岁。肩、双膝、腰骶部疼痛 7～8 年，加剧半年，渐至行走、翻身、下蹲受限，伴发热，经当地医院检查 RF 阴性，ESR 60mm/h，ANA 阳性；X 摄片：右侧股骨头无菌性坏死，椎体融合；骨髓显示：缺铁性贫血，现每天用消炎痛片、雷公藤片维持。刻下：夜间出汗，面色无华，二便正常，苔薄腻，脉细弦，朱师诊为肾虚骨痹之强直性脊椎炎，治以益肾壮督，蠲痹通络。药用：①穿山龙 50g，青风藤、仙鹤草、葎草、威灵仙、鸡血藤各 30g，青蒿子、生熟地各 15g，乌梢蛇、炙蜂房、䗪虫、广地龙、炙僵蚕、全当归各 10g，甘草 6g，水煎服，日 1 剂；②扶正蠲痹胶囊1～2 号各服 2 枚，每日 3 次，饭后服；③消炎痛栓 30 枚，剧痛时用 1 枚，塞入肛门内止痛。以上方出入，酌加生黄芪、生白芍、伸筋草、炒白术、制马钱子、徐长卿等服 180 剂，发热一直未作，体重增加，腿肌有力，站立、行走、穿衣均复正常，惟关节疼痛未已，再嘱守服 100 剂，诸证消失，行走、上下楼均自如，面转红润。舌脉正常，X 线摄片复查股骨头密度较前大有增加，再以原方去虫类药并制马钱子，配合扶正蠲痹胶囊巩固 2 个月，症情稳定，恢复工作。

【邱志济，朱建平，马璇卿．朱良春治疗强直性脊柱炎用药特色选析．辽宁中医杂志，2001，28(11)：656～657】

大医有话说

以上四方均以益肾强督,化痰逐瘀为基础,但诸家各有特点。陈志维认为,强直性脊柱炎的病因多为本虚标实,即内因与禀赋不足,肾、督阳虚有关;外因以感受寒湿或湿热之邪为主,或与外伤后瘀血内阻督脉有关。先天禀赋不足,肾精亏虚,筋骨失养是本病的主要病理基础;湿热浸淫,瘀血阻络,气血运行不畅则是造成本病发生的基本病理因素。内外交合,导致经脉阻滞、内毒沉积后可引发肿痛等症状;邪气内盛导致组织的异常增生症状;经脉长期阻滞致使筋骨失养则导致软骨、滑膜破坏,严重者导致脊柱和关节强直,丧失正常的活动功能。因此,强直性脊柱炎的病因病机特点主要为:肝肾亏虚、督脉失养及风、寒、湿、热之邪与痰瘀互结而本虚标实。治疗强调治病求本,应以补肾通督、化痰逐瘀、扶正祛邪为大法。拟方以狼狗骨、鹿角温肾强督,为君药。淫羊藿补肾坚骨、补命门火而温运脾阳。续断、杜仲补肝肾、强筋骨、治腰痛,共为臣药;独活、秦艽、防风等辛温走窜之品祛风散寒,舒筋通络止痛,通阳行痹;桂枝温经通阳,散寒化瘀,调和营卫;与白芍、甘草配合应用,酸甘化阴,养血柔筋;丹参、延胡索理气活血,祛瘀止痛;地龙、全蝎等搜剔之品,可祛经络之瘀,能使瘀闭开,经络通;苍术、木瓜燥湿健脾,舒筋活络,化湿和胃,共为佐药。葛根不但为督脉引经之品,配白芍、甘草则可解肌止痛,为使药。诸药合用,具有补肾通督、化痰逐瘀、扶正祛邪之效,寓补于通,祛邪不伤正,攻补兼施。陈志维认为,后背是督脉所过之处,督脉太弱则病邪容易侵犯,故强壮督脉是治疗强直性脊柱炎的重要思路。作为强督要药,狼狗骨的用量可以用到 $100\sim120g$,淫羊藿一般用于 40 岁以上的患者,临床应用效果十分明显。陈志维还十分注意引经药的应用,对不同部位的疼痛,应用不同的引经药以引导药物直达病所。如膝关节疼痛肿大,可以川牛膝、泽兰、桃仁配合应用,去死血,生新血;颈部强硬,可用葛根引药到颈;肩膀疼痛,可用片姜黄活血化瘀,除肩痛;强直性脊柱炎与胃脘疼痛合见,可用苍术、厚朴、千年健等,既可以治疗风湿,又可以不伤脾胃,一举两得。关节、肌肉疼痛明显者,可用炙麻黄、干姜等将肌肤腠理间的风邪祛出,不但可以减经关节疼痛,也可减轻肌肉的疼痛。焦树德根据 AS 临床表现具有腰骶及脊柱外关节疼痛,并导致脊柱强直的特点,冠之以"大偻"。大偻究其意,指病情深重,脊柱弯曲、背俯,令人偻羸失去生活能力的疾病而言。焦树德认为"AS(大偻)的病因病机特点是肾、督不足为先,风寒湿邪深侵入肾、督，造成骨损、筋挛、腰脊僵痛，导致形体尪羸。换言之，没有肾、督不足，没有寒湿深侵入肾、督伤骨，就形不成大尪。焦老说："此病乃寒湿深侵入肾、督，伤骨、致骨质损伤，且病程缠绵，日久气血耗伤，脉络瘀阻，则不通则痛。"故补肾强督的同时，不忘强壮筋骨，通活血脉。一来通活血脉，可祛瘀生新，通活经络；二来补肾强督与强壮筋骨相结合，可增强正气，恢复体力，以提高自身抗病力和恢复劳动能力，从而使肾督两旺，精血足，则筋骨关节肌肉得以润泽荣养，使已失去功能的肢体、关节逐渐恢复。焦树德以桂枝芍药知母汤为基础，结合多年临床经验，筛选药物，组补肾强督治尪方，方中骨碎补、补骨脂、熟地，补肾阳暖丹田，填精补血壮筋骨；川断、杜仲补肾壮腰强筋骨；川牛膝配泽兰祛腰膝瘀血；金狗脊、鹿角胶补督脉养精血；桂枝、赤白芍、知母、制附片、炙麻黄、干姜、白术温通阳气，散寒除湿，化瘀壮腰膝；羌独活、防风祛督脉之风，川牛膝兼能引药入肾。以上诸药组成主方，在此方基础上审因论治，随症加减用药。因体质属阳盛，寒邪久郁从阳化热或原为肾虚督寒，经服用温补肾督、辛热祛寒之中药，阳气异旺，寒邪从阳化热，或近阶段又受热邪，而转化为邪郁化热证。焦老施以补肾强督清化法，在补肾强督治尪汤基础上，将熟地、桂枝、制附片、干姜、炙麻黄、鹿角胶、金狗脊等温热之品用量减少，加入黄柏、生地、桑枝、青蒿等苦以坚肾、活络清疏之品。如风气盛者，焦老施以补肾强督利节法，根据化热与否，分别在上两方的基础上，加以松节、青海风藤、伸筋草等防风散寒、通利关节之品。如邪及肝肺，焦老施以补肾强督调肝法。在补肾强督治尪方的基础上，加入白蒺藜、枳壳、苏梗等调肝理肺之品。苏励认为肾亏督虚为本病根本，于先天不足，或后天失养，肾精亏虚，督脉失养，阴阳气血失调，正气不固而邪侵，因此，强调益肾壮督治本为先。肾督气壮，肾精充足，则髓生骨健，机体驱邪力强，能御邪再侵，病情始可逆转，这是本病不同于风寒湿痹治疗之处，临床证明确是如此。以益肾壮督法治疗，苏励喜用三胶（鹿角胶、鳖甲胶、阿胶），加仙茅、淫羊藿、补骨脂、狗脊、续断、骨碎补、杜仲等，认为以三胶血肉有情之品大补精血，从化源资生处着力，既有"治风先治血，血行风自灭"之意，又有益肾壮督，消除因虚致痛之功，用之甚妙。同时亦重视祛风散寒、除湿止痛以治标。常用威灵仙、制川乌、制草乌等药，特别擅用威灵仙，认为威灵仙辛散温通，其性善走，具有疏通血滞痰阻，消散积块之功，能"去众风，通十二经脉"，尤善治腰脚疼痛、腰膝沉重，对脊柱僵硬、关节僵直明显者，用之尤为得当。"久痹多瘀"、"痹多夹瘀"，强直性脊柱炎病程一般较长，对于强直性脊

109

柱炎的中、晚期患者,苏励用逐瘀化痰通络法贯穿始终,常重用莪术30g,则逐瘀行气止痛之力强而善逐经隧骨骱之瘀血,多收捷效而无副作用,亦配三棱以增其效。以白芥子、制南星化痰通络,对于瘀痰互结之证尤为适宜。此外,根据病情还可配全蝎、乌梢蛇、露蜂房等搜风通络之品。朱良春博究本草,熟谙药性,处方用药常自出新意,别具一格。本案低热前医久治不退,乃因外邪深入经隧骨骱,久病入络,痰瘀壅阻经隧骨骱,非虫蚁之品殊难获效,朱老在蠲痹通络,益肾壮督的主方中,选佐青蒿子疏透骨中之热,《本草正义》谓"青蒿子专治骨蒸,盖凡子皆重,故主里证,且清芬又能疏解血中之滞。"选青风藤泻下焦血分湿热,《本草汇言》云:"青风藤散风寒湿痹之药也,能舒筋活血,正骨利髓,故风病软弱无力,并劲强偏废之证,久服常服大建奇功。"又妙以仙鹤草、萆草为伍,仙鹤草苦辛而涩,能止能行,补涩之中寓有宣通之意,且有强壮强心之效,合诸药久用,颇能提高蠲痹通络之功;萆草甘寒,清热利尿、消瘀解毒,朱老除用于散结除蒸,利水泄热之外,常妙以大剂量萆草通络止痛,且此案重用萆草伍大剂量穿山龙,一寒一热,颇能提高通络止痛、通络退热之功,萆草又有清退虚热之效;穿山龙除散寒止痛,祛湿利水,化痰消肿,活血解毒等功能之外,更有强胃消食,强壮扶正的作用。

大医之法五:补脾益肾除湿通络方

搜索

崔学增验方

药物组成:黄芪30g,茯苓30g,甘草10g,薏苡仁180g,苍术30g,桑寄生10g,淫羊藿30g,杜仲10g,狗脊10g,菟丝子30g,地龙30g,白芍20g,虎杖15g,生龙骨20g(先煎),生牡蛎20g(先煎),羌活10g,独活10g,白花蛇舌草30g。

功效:补益脾肾,祛湿清热。

主治:强直性脊柱炎脾肾双亏湿热交阻证。

病案举例:

宗某,男,30岁,1996年9月初诊。患者1995年初起腰髋部疼痛、晨僵,遇热则痛减。1996年初在某中心医院X线检查骨盆正位片和腰椎正、侧位片示:两侧骶髂关节改变符合强直性脊柱炎;HLA-B27(+),血沉84mm/h,诊为强直性脊柱炎,服柳氮磺胺吡啶治疗,症状略有好转,未见明显改善。

来诊症见：腰髋部疼痛，夜间加重，晨僵持续约50分钟，自感乏力，纳差，自汗，恶寒，倦怠嗜卧，舌质红、苔黄腻，脉濡。证属脾肾亏虚，湿热交阻。治拟健脾益肾，祛风除湿，清热解毒止痛。处方：黄芪30g，茯苓30g，甘草10g，薏苡仁180g，苍术30g，桑寄生10g，淫羊藿30g，杜仲10g，狗脊10g，菟丝子30g，地龙30g，白芍20g，虎杖15g，生龙骨20g，生牡蛎20g，羌活10g，独活10g，白花蛇舌草30g。服上方6周后，患者述腰髋部疼痛减轻，晨僵、恶寒症状未见明显改善，原方加蒲公英30g，桂枝20g，熟地黄20g，党参30g，继续治疗6周后，诸症缓解，在某医院查血沉15mm/h，HLA-B27（-），续用中药调理。随访2年余，未见复发。

【崔儒涛. 崔学增治疗强直性脊柱炎经验. 中医杂志，1999，40（11）：655～656】

大医有话说

崔学增认为，脾胃居中焦，乃后天之本，气血化生之源，气机升降之枢。脾胃健运则饮食水谷能化生精微，洒陈于六腑而气至，和调于五脏而血生，内而五脏六腑，外而四肢百骸、肌肉皮毛筋脉，皆得其养，形体始壮，神气乃昌。然或先天禀赋不足，或饮食饥饱失节，或形体劳倦内伤，或疾病失治误治，或病后失于调养，均可导致脾虚，甚则由虚致损，肌肉、四肢百骸失养，导致腰、臀、下肢酸痛不适。五脏相关，日久脾胃虚损及肝肾，肾主骨生髓，肝主筋，肝肾亏虚筋骨失养，筋软无力，骨骼受损，脊柱变形，驼背、脊柱强直畸形诸症渐见。另外，脾为湿土之脏，喜燥恶湿，脾不健运，则水谷不化，反生湿痰，湿痰内生，最易招引外湿侵袭人体，闭阻经络；肾为一身阳气的根本，卫阳出于下焦，卫阳益疏，屏障失调，则风、寒、湿诸邪乘虚而入，久则郁而化热；脾虚及肝，肝阴不足，肝阳偏亢，或肝失疏泄，气机阻滞。强直性脊柱炎的病机早期以脾胃虚损为主要矛盾，日久脾、肝、肾亏虚，寒、湿、热、痰皆可由外而入或由内而生，而以湿、热为主。崔学增根据中、西医对强直性脊柱炎病因病机的认识，提出治疗本病应综合施治，补益肝脾肾、祛湿、清热解毒并重。在临床上，多选用党参、白术、茯苓、黄芪健脾益气，兼见口干、舌燥津少者，则选用太子参益气生津；用桑寄生、淫羊藿、杜仲、狗脊、菟丝子等滋补肝肾；用白芍、龙骨、牡蛎、当归、地龙等养肝平肝；用虎杖、蒲公英、紫草、白花蛇舌草等清热解毒；用苍术、羌活、独活、威灵仙等祛风除湿。薏苡仁性味甘淡、微寒,入脾、肾、肺三经,祛湿除痹,健脾又略有清热功效,在强直性脊柱炎的治疗中可兼顾多方,应当重用,一般用100～200g,部分患者可用至500g。同时法中参西,参考理化检查,确立治法:对X线表现未见"竹节样"变,肌腱、韧带、骨附着点炎症明显,或见急性前葡萄膜炎者,注重清热解毒祛湿,重用紫草、苍术、白花蛇舌草、威灵仙等;对X线表现呈"竹节样"变者,注重补肾祛湿,重用桑寄生、淫羊藿、杜仲、狗脊、菟丝子等,佐以活血化瘀,如红花、莪术、桃仁等,或清热凉血,加牡丹皮、生地黄等;对人类白细胞B27抗原(HLA-B27)阳性患者,注重健脾祛湿,重用茯苓、白术等;对HLA-B27阴性患者,注重补脾益肾平肝,重用黄芪、甘草、杜仲、菟丝子、山茱萸、龙骨、牡蛎等。

大医之法六:温阳益气散寒除湿方

搜索

路志正验方

药物组成:桂枝,附子,甘草,黄芪,芍药等。

功效:温阳益气,养血宣痹。

主治:强直性脊柱炎气血亏虚寒湿痹阻证。

病案举例:

张某,男,47岁,2001年5月9日就诊。患者于2000年初出现腰骶关节疼痛,动则加甚,时伴低热。继而病情逐渐加重,而见背部僵硬,疼痛不适。经某医院风湿科确诊为强直性脊柱炎。服用扶他林等西药。刻下症见:背部僵硬,疼痛不适,四肢关节热胀痛,行走不便,站立困难,面色㿠白,恶风畏寒,乏力多汗。化验:尿常规蛋白(+),血沉41mm/h。苔白腻而面黄,脉虚细而涩。此气血亏虚,寒湿痹阻而然。治宜温阳益气,养血宣痹,佐以清热。处方:淡附子6g(先煎),桂枝10g,赤芍、白芍各10g,生黄芪20g,当归10g,忍冬藤15g,雷公藤10g,夜交藤15g,桑寄生15g,狗脊10g,豨莶草12g,生地黄15g,炒苍术12g,炒黄柏9g,14剂。另服湿热痹冲剂,每次5g,日2次。5月25日复诊:药后四肢关节热胀痛感减轻,余症如前。再以上方去雷公藤、黄柏,加知母10g,鹿衔草18g,7剂。6月2日三诊:服上药后,四肢关节热胀痛感消失,仍感背部僵痛,畏寒乏力,苔白腻,脉如前。再以上方去知母,加鹿角胶6g(烊化),黄芪加量至30g,淡附子加量至9g。另服玉屏风颗粒,每次 5g，日 3 次。7 月 25 日四诊：因路老出国，未能续诊，遂自购三诊方，服药 40 余剂。现病情明显好转，长期依赖的西药已于上月逐渐减停。既往一停西药，疼痛加剧；今停西药，未见增甚。背部僵硬感消失，疼痛亦减轻，行走与站立皆自如。但全身仍感乏力，恶风畏寒。苔薄白、舌质淡嫩，脉沉细。再以三诊方去桑寄生，加姜黄 12g，肉苁蓉 12g，30 剂。8 月 24 日五诊：病情继续好转，诸症均已消失。化验：尿常规蛋白（－），血沉 19mm/h。舌脉如前。再以三诊方去桑寄生、豨莶草，加姜黄 12g、防风 10g。并嘱长期服药以期巩固。

【章天寿．路志正治疗强直性脊柱炎经验．中医杂志，2002，43（7）：499.503】

大医有话说

路志正认为，督脉沿背脊循行且主一身的阳气，督脉的病变多为阳虚，故治当以温阳益气、养血宣痹为主。用桂枝附子汤合黄芪桂枝五物汤加减。方中桂枝、附子温阳祛湿，当归、黄芪补益气血，白芍调和营卫，共奏温阳益气养血而为君；辅以忍冬藤、雷公藤、夜交藤、鹿衔草、姜黄、豨莶草等宣痹通络；佐以生地黄、知母滋阴清热以防辛燥之品伤阴。患者因长期服用西药和温经祛湿之剂，以致邪有化热之象，故佐用二妙散及湿热痹冲剂以清热祛湿。药后热象见退，再施补益，而加用鹿角胶、玉屏风散，且重用黄芪以增强补虚强督通络之功。组方选药，补攻兼施，寒热并进，灵活变通，因而获效。

第7章 中医治疗银屑病性关节炎，一治一个准儿

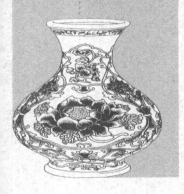

　　银屑病性关节炎（PsA）是指发生于银屑病的骨关节慢性炎症性疾病。具有银屑病皮疹，关节和周围软组织疼痛、肿胀、压痛、僵硬和运动障碍，部分患者可有骶髂关节炎和（或）脊柱炎。本病病程长，易复发，疾病晚期造成关节强直及病残。属中医学疵痹范畴。

　　本病见于20%~30%的银屑病患者，15%的病例关节炎可发生在银屑病之前。该病可发生于任何年龄，高峰年龄为30~50岁，无性别差异，但脊柱受累以男性较多。初步统计我国PsA患病率约为1.23‰。

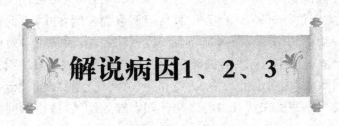

1. 风寒湿侵气血瘀滞

《诸病源候论》提出"风湿邪气，客于腠理，复值寒湿与气血相搏所生。若其风毒气多，湿气少，则风沉入深，为干癣也。"说明银屑病的发生是由于感受风湿之邪，同时又感受寒湿之邪，风寒湿三气相合与气血相搏而致气血瘀滞，故而发为本病。此观点，《外台秘要》及宋代《圣济总录》都有论述。如《外台秘要》云："病源干癣但有匡郭……皆是风湿邪气客于腠理，复值寒湿与气血相搏所生。"而《圣济总录》也认为"……其病得之风湿客于腠理，搏于气血，气血否涩……。"因此，风寒湿三邪在银屑病的发生发展中起着重要的作用。而《素问·痹论》云："风寒湿三气杂至，合而为痹"，风寒湿三邪滞留于肢体筋脉、关节、肌肉，经脉闭阻导致气血瘀滞，不通则痛，而发为痹证。

2. 热壅肌腠骨节

严用和《医学全书》："肺毒热邪……生疮癣"，认识到了热邪的作用，提出了热邪可以导致银屑病的发生。而在痹证的发病中热邪也起着重要的作用，如久居炎热潮湿之地，外感风湿热邪，滞留于肢体、经络、关节，痹阻气血经脉，而发为热痹。综上可以看出热邪为银屑病关节炎发病的又一因素之一。

3. 血燥风毒

明代的《医学入门》认为："疥癣皆血分热燥，以致风毒克于皮肤，浮浅者为疥，深沉者为癣"，《外科正宗》曰"此等总皆血燥风毒克于脾、肺二经"。二者都认为癣的发病是由于人体的血分变化（血燥、血热）从而导致外邪风毒入侵而发病,而血燥、血热日久都会向血瘀的方向转化,最终发展成为血瘀型银屑病。或者因饮食失节,嗜食肥甘厚味,日久酿生湿热,热壅成瘀而发为本病。或因情志内伤,气机郁滞,郁而化火,热毒成瘀而致病。或病久气血耗伤,血虚而致气血运行受阻,以致瘀阻肌表而发为本病,由此可见血瘀在银屑病发病中的作用。而痹证与血瘀也密切相关,因痹证的发生是由于邪气痹阻经络,气血运行受阻,因此血瘀成为致病的关键因素。而且不论寒湿热邪都可致瘀,久病也可入络成瘀。清·王清任《医林改错》云:"痹证有瘀血",由此可见瘀血在痹证中的致病作用。综上所述,血分致病为银屑病关节炎发病的另一因素之一。(见图13)

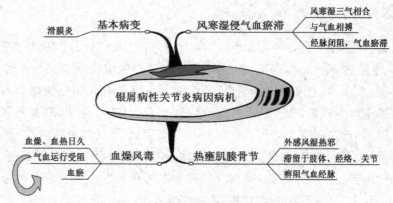

图13　银屑病性关节炎病因病机

中医治病，先要辨证

1. 风寒湿阻证

多见于儿童或初发病例,皮损红斑不显,鳞屑色白而厚,皮损多见于头发和四肢,冬季易加重或复发,夏季多减轻或消退,关节疼痛游走不定,遇风寒则加重,得热则舒,舌红苔白脉弦紧。治以祛风散寒,活血通络,方以桂枝汤合身痛逐瘀汤加减。

2. 风热血燥证

皮损遍及躯干四肢,并且不断有新的皮损出现,皮损基底部色鲜红,鳞屑增厚，瘙痒，夏季加重，有低热，关节红肿发热，疼痛固定，得热痛甚，大便干结，小便黄赤，舌红、苔黄，脉弦细而数。治以祛风清热，凉血润燥，方以消风散合解毒养阴汤加减。

3. 湿热蕴结证

皮损多发于掌跖及关节屈侧和皮肤皱褶处，皮损发红，表皮湿烂或起脓疱，低热，关节红肿，灼热疼痛，下肢浮肿或关节积液。阴雨天加重，神疲乏力，纳呆，舌黯红、苔黄腻，脉滑数。治以清热利湿，活血通络，方以四妙散加减。

4. 热毒炽盛证

全身皮肤鲜红或呈黯红色，或有皮肤剥脱，或有脓点，体温增高或有高热，口渴喜冷饮，便干尿黄赤，四肢关节疼痛剧烈，不敢屈伸，舌质红绛、少苔，脉洪而数。治以清火解毒，凉血护阴，方以清瘟败毒饮加减。

5. 肝肾亏虚证

病程长年迁延不愈，皮损红斑色淡，鳞屑不厚，关节疼痛，强直变形，腰膝酸软，头晕耳鸣，舌黯红苔白，脉沉。治以补益肝肾，活血祛风，方以六味地黄丸加减。（见图14）

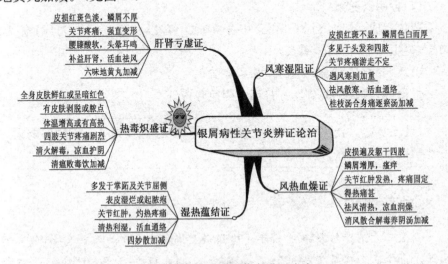

图14　银屑病性关节炎辨证论治

银屑病性关节炎的大医之法

大医之法一：滋补肝肾活血止痛方

搜索

(1)张吉验方

药物组成：生地黄，熟地黄，当归，杜仲，山茱萸，羌活，秦艽，川乌，地龙，乳香，没药，白鲜皮，白芍，香附，郁金，雷公藤。

功效：滋补肝肾，活血散结。

主治：银屑病性关节炎肝肾虚亏津枯燥结证。

【宋玉明，张良登，张月．张吉辨证论治银屑病关节炎经验．中国中医药信息杂志(增刊)，2009，16(5)：61～62】

(2)金明秀验方

药物组成：熟地，当归，白芍，川芎，桃仁，红花，独活，羌活，防风，秦艽，肉桂，寄生，牛膝，茯苓，黄芪，山茱萸。

功效：养血活血，补益肝肾，祛风除湿。

主治：银屑病性关节炎肝肾不足阴血亏虚证。

【王晓冰．金明秀教授治疗银屑病关节炎经验探讨．辽宁中医药大学学报，2009，11(10)：83～84】

大医有话说

以上二方治疗银屑病性关节炎均强调补益肝肾，结合活血通络，但各有特点。张吉认为银屑病性关节炎病程较长，损害肝肾之阴，肝肾两亏，津枯血结，方取大补元煎合小活络丹加减。大补元煎重在补益肝肾，而小活络丹重于活血止痛,加入雷公藤、羌活、秦艽、白芍、香附、郁金等通络除痹、理气行血,共达补虚以泻实之功。金明秀通过多年临床观察认为正气不足是PsA发病的内因,复加风、寒、湿、热、毒等外邪搏结,闭阻经络,肌肤失养,气血运行不畅,最终导致血瘀并贯穿PsA的全病程。金明秀组方主要为桃红四物汤合独活寄生汤加减,并依据患者不同的病因病机及其临床症状的不同而进行加减。以风寒湿邪为主的患者,以驱邪为主,补益为辅,重用祛风散寒化湿、活血通络的药物;以风邪为主者,可重用羌活、独活、防风;以寒邪为主者,可重用肉桂,另可以加用补阳温里的药物,如补骨脂、巴戟天、淫羊藿、干姜、吴茱萸等;以湿邪为主者,可重用茯苓,还可以加用萆薢、薏苡仁、苍术、防己、车前子、泽泻等;偏于风热者,可加用银花、连翘、桑枝、薄荷、黄芩等;偏于血热者,可加用生地、丹皮、紫草、黄连、黄芩、生石膏、大青叶、知母等;偏于血虚者,可重用熟地、当归、白芍,另可以加用元参、龙眼肉、党参、阿胶等;偏于血燥者,可加用丹参、何首乌、天冬、麦冬等;瘙痒较甚者,加白芷、地龙等;脱屑多者,可以加用徐长卿;鳞屑较厚者,加紫草、莪术、黄芩、大青叶、侧柏叶;另有病程日久,关节严重变形、屈伸不利的患者,可加用忍冬藤、青风藤、海风藤、桑枝等,以起到通经活络、滑利关节的作用,并重用补益肝肾的药物,还可以加用桑寄生、杜仲、骨碎补、巴戟天、淫羊藿、川断、菟丝子等。因为患者本为肝肾不足的体质,加之日久正气更不足以驱邪外出,扶正气才能更好地驱邪。根据患者症状的不同加用的药物:上肢疼痛明显者,加白芷、姜黄、桑枝、苍耳子、桂枝等;下肢疼痛明显者重用独活、牛膝,加仙茅、五加皮、川续断等;肩颈部疼痛者,加葛根、木瓜、桂枝等;腰背疼痛者,加杜仲、五加皮、巴戟天、桑寄生、狗脊、川断、千年健等;筋脉拘挛、屈伸不利者,加秦艽、木瓜、伸筋草等。

大医之法二:温肾活血化瘀通络方

搜索

荆夏敏验方

药物组成:麻黄24g,桂枝24g,当归12g,川芎10g,桃仁15g,红花15g,太子参15g,麦冬15g,鸡血藤30g,肉桂30g,干姜15g,陈皮15g,甘草30,苍术、防风、制附片(先煎)各10g,鸡血藤、络石藤各30g。

功效:温阳强肾,活血化瘀。

主治:银屑病性关节炎肾阳不足血瘀不通证。

病案举例:

患者常某,男性,26 岁,农民。2000 年躯干部出现红色丘疹,针尖至米粒大小,上有银白色鳞屑。诊断为"寻常型银屑病",经治疗后痊愈。2001 年9 月,因受寒后左膝关节疼痛伴发红肿胀,诊断为"类风湿关节炎",经治疗1 个月痊愈。同时周身散在绿豆大小红色斑丘疹,呈银屑病样改变,未用药治疗,持续 2 年后皮损逐渐遍及全身。服迪银片、雷公藤后症状能减轻,但停药即加重。2004 年 3 月再次出现关节肿痛症状,尤以膝关节、腕踝关节为甚,胀痛明显,行走困难,晨僵 20 分钟。拟诊"关节病型银屑病",服郁金银消片、消炎痛及中草药均无效。后用甲氨蝶呤片,每次 10mg,每周 2 次,服药 3周后因恶心、头痛伴有全身无力而停药。1 个月后,患者已不能行走,终日卧床,倦怠纳差。既往体健,否认有急慢性传染病史。于 2004 年 5 月入院。体检:血压 120/85mmHg,营养差,慢性消瘦病容,表情痛苦,蹒跚步态,神志清楚,头发稀少,无光泽。起坐站立困难,双膝不能屈曲,左腕关节肿胀、畸形,全身肌肉萎缩,以下肢为甚,左膝关节发红肿胀。双足趾发红肿胀。皮肤科情况:头面部、颈项部及躯干四肢部位泛发指甲盖至手掌大红色斑丘疹,上覆银灰色痂皮,剥落后有薄膜现象及点状出血,个别皮损边缘边界清楚,指(趾)甲呈点状凹陷,有溶解现象。仅前胸及后背散在手掌大皮岛 2 块。实验室回报:血常规 WBC $7.4×10^9$/L,ESR 105mm/h,Hb 95g/L,ASO＜250U,RF 弱阳性,HLA-B27 阴性。临床诊断:银屑病关节病。中医辨证:面色白,少气懒言,畏寒肢冷明显,舌质淡,苔薄或腻,脉沉缓或沉细弱。阴寒之邪侵肌肤,腠理气血凝滞,致经络阻隔、气血凝滞,因久病耗伤元气、气阴亏虚。治疗需扶正祛邪,以温阳强肾、活血化瘀、祛风利湿、和血通络。主要方药用:麻黄 24g,桂枝 24g,当归 12g,川芎 10g,桃仁 15g,红花 15g,太子参 15g,麦冬 15g,鸡血藤 30g,肉桂 30g,干姜 15g,陈皮 15g,甘草 30g,苍术、防风、制附片(先煎)各 10g,鸡血藤、络石藤各 30g。每日一副,每副煎 3 遍,分 3 次饭前热服,嘱趁热多喝。并鼓励患者每日坚持下床锻炼。30 天后,血沉下降至45mm/h,能自行行走,上下楼梯仍困难,关节疼痛明显减轻。治疗同前,带药出院。出院前化验报:肝功能及肾功能均正常。服药 2 个月后,关节肿痛缓解,皮疹渐消退,已能自行坐起,步态较稳。上方酌加益气血、补肝肾之品,继服 3 个月后随访,患者身上所有皮损已完全消退,血沉降至 3mm/h,仅右腕关节仍有轻微疼痛,余均消失。病情基本痊愈,现仍在随访中。

【吴刚．荆夏敏教授治疗银屑病关节炎的经验琐谈．光明中医，2008，23(10):1477～1478】

大医有话说

荆夏敏对于本病的认识提出了"肾阳不足血瘀不通"的独到见解，采用辨病与辨证相结合的方法，确立了"温阳强肾、活血化瘀"的治疗原则。在治疗该病中，荆夏敏常叮嘱："银屑病虽然表现在皮肤上，根本原因在于肾，在于机体的元气。治疗银屑病必须从肾治，从提高机体内元气着手。"因其秋冬阴寒凛冽时，阴寒毒邪侵肌肤，腠理气血凝滞，脉络受阻，流注关节，血行不畅，寒闭热伏，阳气不得升发外达，瘀久化热成毒，出现一派血热、血虚、风燥、血瘀之征，发于皮肤而成白片，此乃本病之启动病机。荆夏敏明确指出"血热是假象，血瘀是本质"，切不可一见到银屑病皮疹，就以血热论治，临床上当审症求因，以求正治。否则，不但贻误病情反致加重，甚至有生命之危。荆夏敏遵照"治病必求于本"的原则，依据上述之病机及治疗原则，经临证三十余年自拟了七仙消银汤加减，用于治疗关节型银屑病疗效显著。温阳强肾、活血化瘀法在银屑病治疗中应用非常广泛，而且效果确定，值得我们重视。但应注意的是：银屑病随着病程的不断发展，证型亦不断地发生变化，故应首先明确辨证，切忌胶柱鼓瑟、盲目滥用，一味温补势必适得其反，要在准确的辨证前提下，守方不移、随症加减才能达到治疗目的。只有善于学习、融会贯通，才能取得满意效果。

大医之法三：祛风散寒活血通络方

搜索

张吉验方

药物组成：羌活 12g，独活 12g，荆芥 12g，青风藤 10g，海风藤 10g，地肤子 8g，蝉蜕 6g，防风 10g，炙黄芪 12g，川牛膝 10g，白芷 10g，当归 12g，白鲜皮 6g，生甘草 6g。

功效：祛风散寒，活血通络。

主治：银屑病性关节炎风寒外感肌肤络阻证。

病案举例：

患者,男,70岁。初诊日期:2006年6月4日。主诉:左足踝内侧疼痛肿胀1年余,右肘腕关节部瘙痒3个月。患者年前无明显诱因出现左足踝内侧疼痛肿胀,持续1年余,伴左手指麻木,晨僵1小时左右,指间关节压痛。2006年4月25日于当地医院检查:血沉103mm/h,类风湿因子47.5U/ml,C反应蛋白1.36mg/dl。西医诊断:银屑病关节炎(属活动期),给予糖皮质激素,甲氨蝶呤(具体药物剂量不详)治疗,病情稍缓解。3个月前出现右肘腕关节部瘙痒,并脱屑呈银白色样。刻下症:左足踝内侧疼痛肿胀,右手腕疼痛肿胀,左手指麻木,指间关节疼痛肿胀,游走不定,遇冷风加重得温则缓,晨僵超过1小时,右肘腕关节部瘙痒,有大小不等数块银白色鳞屑,表面覆盖半透明薄膜,刮之脱屑,睡眠、食纳尚可,二便调,脉弦紧略沉,舌质淡红少津,苔薄白。既往史:2005年9月患脑梗死,现无明显后遗症;高血压病史10年;银屑病史15年。中医诊断:行痹,属风寒外感、肌肤络阻证。治则:祛风散寒、活血通络。予祛风通络饮加减:羌活12g,独活12g,荆芥12g,青风藤10g,海风藤10g,地肤子8g,蝉蜕6g,防风10g,炙黄芪12g,川牛膝10g,白芷10g,当归12g,白鲜皮6g,生甘草6g。7剂,水煎服。服药后症状有所改善,左手指麻木有所减轻,皮肤瘙痒亦减轻,但尚有足踝关节疼痛,脉弦而沉,舌质淡红,苔薄白。风气渐去加活血之剂,初诊方加丹参15g,红花12g,生地黄12g。2006年7月4日诊:患者疼痛明显减轻,右肘腕关节部瘙痒缓解,耳鸣,舌质淡红,苔薄白,脉弦细。初诊方加熟地黄15g,山药12g。2006年8月诊:患者足踝疼痛症状已消失,左手麻木疼痛亦好转,皮肤瘙痒改善明显,银白色鳞屑未见再起,脉弦细,舌淡,苔淡白。嘱患者继续中药巩固治疗。随访半年,病情稳定。

【宋玉明,张良登,张月.张吉辨证论治银屑病关节炎经验.中国中医药信息杂志(增刊),2009,16(5):61~62】

大医有话说

张吉方中羌活、独活、青风藤、海风藤驱散全身之风寒,通络止痛,直折风寒痹痹共为君药;荆芥、防风、白芷解表散寒、祛风止痒、辛温止痛为臣药;蝉蜕、地肤子、白鲜皮疏风解毒止痒,当归活血止痛、温寒祛风,合"治风先治血"之意,共为佐药;炙黄芪益卫固表、补气行血、托毒止痛为使药。纵观全方,祛风通络、散寒解表、行气活血、止痒止痛集为一体,通彻气血、表里,邪去正安。张吉强调临床上要谨守病机,做到方证相应,运用中医理论去辨治现代疑难病症,以进一步挖掘与拓展中医的临床疗效优势。

大医之法四：散寒除湿活血方

搜索

(1)张吉验方

药物组成：川乌，桂枝，秦艽，羌活，当归，川芎，桃仁，乌梢蛇，地肤子，苍术，蛇床子，白鲜皮，炙甘草。

功效：散寒胜湿，活络消瘀。

主治：银屑病性关节炎寒湿浸渍痹阻肤络证。

【宋玉明,张良登,张月．张吉辨证论治银屑病关节炎经验．中国中医药信息杂志(增刊),2009,16(5):61～62】

(2)朱晓鸣验方

药物组成：制川乌、川芎、当归、红花各 12g,白鲜皮、豨莶草、秦艽各 30g,丁公藤 15g,细辛 9g,露蜂房 10g,全蝎 3g,蜈蚣 2 条。

功效：散寒除湿。

主治：银屑病性关节炎风寒湿痹证。

病案举例：

张某，女，18 岁，1995 年 11 月 24 日初诊。1 年前皮肤出现鳞屑皮疹，关节疼痛，以双髋、双膝及指、趾间关节为主。以后又出现小关节肿胀、爪甲变形。查体：全身皮肤均有鳞屑皮疹，膝、髋关节挤压痛，左 2 指间关节梭形肿胀，双足趾略有屈曲变形，舌淡红、苔薄白，脉弦紧。检查：血沉 48mm/h。诊断为银屑病性关节炎。辨证为风寒湿痹。处方：制川乌、威灵仙、当归、川芎、红花各 12g,丁公藤、黄芪各 15g,豨莶草、白鲜皮、秦艽各 30g,全蝎 3g,蜈蚣 2 条。每日 1 剂，水煎服。服药 2 个多月，皮损及关节疼痛消除，关节变形略减。守方继服巩固疗效。

【夏俊杰．朱晓鸣治疗银屑病性关节炎的经验．湖北中医杂志,2000,22(5):6】

大医有话说

　　以上二方侧重散寒除湿,治疗寒湿证为主的银屑病性关节炎,但各有所长。张吉方取桂枝附子汤合血府逐瘀汤加减,方中川乌、桂枝、桃仁,祛风胜湿、温经止痛、活血祛瘀,同为君药;秦艽、乌梢蛇、羌活,祛除风湿、通络止痛,当归、川芎活血化瘀,助君活络之力强劲,共为臣药;地肤子、蛇床子、白鲜皮清利瘀毒、止痒止痛,为佐药;炙甘草调和诸药为使药。综合全方,其一,通络止痹,着重在活血化瘀、胜湿止痛;其二,兼顾祛风、解毒,使壅滞肌肤关节之寒湿瘀邪去除,气血得复。朱晓鸣指出本病患者往往血沉增快,这是病变活动的重要标志。因此治疗此病,既要消除疼痛,又要改善机体免疫功能。上方选用豨莶草,不仅能消除痹痛、养血活血,还有调节免疫功能的作用。《本草经疏》言其为"祛风除湿,兼活血之要药。"朱晓鸣认为,豨莶草养血活血作用逊于祛风湿,须配伍当归、川芎、红花等,才能血足气旺、逐邪外出。白鲜皮祛风止痒、消除皮损,并可治风湿痹证。

大医之法五:养血祛风润燥方

搜索

(1)张吉验方

　　药物组成:北沙参,玉竹,冬桑叶,麦冬,天花粉,生甘草,当归,白芍,熟地黄,鸡血藤,阿胶(烊化),玄参,黄芪,葛根。

　　功效:养血润燥,祛风止痒。

　　主治:银屑病性关节炎血虚风燥肌肤失养证。

　　【宋玉明,张良登,张月.张吉辨证论治银屑病关节炎经验.中国中医药信息杂志(增刊),2009,16(5):61~62】

(2)朱晓鸣验方

　　药物组成:制川乌、川芎、当归、生地、穿山甲各12g,白鲜皮、豨莶草、秦艽各30g,丁公藤、赤白芍、首乌各15g。

　　功效:养血活血。

　　主治:银屑病性关节炎风盛血燥气血痹阻证。

　　病案举例:

李某，女，22岁，1996年5月25日初诊。全身鳞屑红斑反复13年，关节疼痛9年。曾按类风湿关节炎治疗无明显好转，皮疹逐渐增多，关节疼痛加重。后因皮损症状加重时关节症状亦加重，经某医院诊为银屑病性关节炎，服用雷公藤、泼尼松等药物治疗后无明显减轻，而来求诊于中医。症见皮疹增多，皮面粗糙，按之涩手，皮损较薄，屑起干燥而痒，关节疼痛加重，左手第1、第3远端指间关节挤压痛，右足第3趾间关节挤压痛，但无变形、晨僵，舌淡少津略暗，脉略涩。诊断：银屑病性关节炎。辨证为风盛血燥、气血瘀阻。处方：制川乌、川芎、穿山甲、桂枝各12g，丁公藤、透骨草、当归、赤芍、首乌各15g，豨莶草、秦艽、生地、乌梢蛇、白鲜皮各30g。每日1剂，水煎服。6月21日复诊：皮痒及关节疼痛减轻。7月28日复诊：皮损渐退，皮损中心出现正常皮肤，关节疼痛基本消除。守方继服2个月，半年后复查未再复发。

【夏俊杰.朱晓鸣治疗银屑病性关节炎的经验.湖北中医杂志，2000，22(5)：6】

大医有话说

以上二方均重在养血为主，辅以祛风润燥，治疗血虚风燥症，但各家有所侧重。朱晓鸣认为，本法适用于久病不愈，风盛血燥，气血瘀阻型，尚可酌加鸡血藤、姜黄、夜交藤。治疗本病，既要祛风湿、止疼痛，又要消除皮损，才能取效。若只祛风湿，即使疼痛消除，也会再发。朱晓鸣针对血虚风燥，于方中加入养血润燥类药物，以消除皮损。方中秦艽苦而不燥，辛能宣散，为风药中之润剂。《本草徵要》曰："秦艽，长于养血，故能退热舒筋。治风先治血，血行风自灭。"朱晓鸣治疗本病疗效显著，与重用秦艽不无关系。张吉认为本证见于该病退行期，病久血虚，方用沙参麦冬汤合养血润肤饮加减。伴瘙痒不绝者加皂角刺、白蒺藜、蛇床子；皮损面积较大，其色黯紫，舌有瘀斑者加丹参、桃仁、红花、牡丹皮等。

大医之法六：清热解毒凉血方

搜索

(1)张吉验方
药物组成：犀角（水牛角代），生地黄，玄参，竹叶心，金银花，连翘，川黄连，丹参，麦冬，牡丹皮，赤芍，生石膏，知母，白茅根，苦参。

功效：清热解毒，活血凉血。

主治：银屑病性关节炎热毒炽盛内迫营血证。

【宋玉明，张良登，张月．张吉辨证论治银屑病关节炎经验．中国中医药信息杂志（增刊），2009，16(5)：61～62】

(2)朱晓鸣验方

药物组成：忍冬花、生石膏、白鲜皮、秦艽、豨莶草各 30g，连翘 15g，桂枝、苦参、制川乌各 12g，细辛 9g，丹皮、赤芍、蝉蜕各 10g。

功效：凉血解毒。

主治：银屑病性关节炎毒蕴营血证。

病案举例：

李某，男，23 岁，1995 年 4 月 25 日初诊。全身反复发生红斑脱屑皮损 5 个月，双膝、踝、手指关节肿痛、晨僵 3 个月。查体：全身有散在深红色斑，触之灼热，鳞屑脱落，双膝及双踝关节红肿灼热、疼痛拒按，左手第 1、第 3 远端指间关节挤压痛，舌红苔黄，脉洪数。诊断为银屑病关节炎。辨证为热蕴营血、气血痹阻。处方：生石膏、忍冬花、秦艽、豨莶草各 30g，连翘 15g，丹皮、苦参、制川乌各 10g，白鲜皮 20g，桂枝 12g，甘草 6g。每日 1 剂，水煎服。5 月 19 日复诊：关节红肿灼热减轻，舌绛少苔，脉细数。上方去石膏、忍冬花、连翘、桂枝，加忍冬藤、生地、水牛角各 30g，赤芍、海桐皮各 12g。7 月 21 日复诊：皮损及关节症状减轻，关节已无红肿灼热，舌略偏红、苔薄白，脉弦。处方：忍冬藤、秦艽、豨莶草、白鲜皮各 30g，丁公藤 15g，制川乌、川芎、红花、当归、苦参各 12g，生地 20g，全蝎 3g，蜈蚣 1g。水煎服。至 11 月 9 日复诊：皮损及关节症状已消除。以上方隔日服 1 剂巩固疗效。至 1997 年 2 月随访，未复发。

【夏俊杰．朱晓鸣治疗银屑病性关节炎的经验．湖北中医杂志，2000，22(5)：6】

大医有话说

以上二方均以清热凉血解毒为基础，但诸家各有特点。张吉认为，本病往往由于治疗不当，热毒内犯，内迫营血，方取清营汤加减。该方清营解毒、透热养阴，加牡丹皮、赤芍、生石膏、知母、白茅根、苦参等以助清热凉血、透毒通络之功。全方未言止痛，而以清除营血分所蕴毒邪，达治本而标自除。朱晓鸣方，如营分热盛，舌红绛、脉细数者，则去桂枝、细辛、蝉蜕等，加水牛角片、生地等。其他如知母、薏苡仁等也可随证加入。朱晓鸣认为，邪气入营，舌色虽绛，但苔黄、脉滑数，是气营同病，仍可使用银花、连翘等透营转气。若舌深绛，少苔或无苔，为邪离气分，深入血分，故必须撤去气分药，以防发散伤正，耗伤津液。桂枝易伤血动血，故去之。朱晓鸣指出，本病虽为实热证，但患者往往寒热错杂、热中有寒，故于方中反佐制川乌、桂枝驱逐寒邪，以求根治。

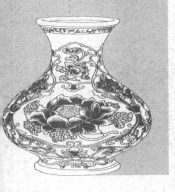

第**8**章 巧用名方，轻松对抗

大动脉炎

　　大动脉炎（TA）是指累及主动脉及其主要分支的慢性非特异性炎症引起的不同部位动脉狭窄或闭塞，出现相应部位缺血表现，少数也可引起动脉扩张或动脉瘤。病变多见于主动脉弓及其分支，其次为降主动脉、腹主动脉和肾动脉。主动脉的一级分支，如肺动脉、冠状动脉也可受累。历史上有不同的病名描述本病，如无脉症、主动脉弓综合征、高安病等。属中医学血痹、脉痹、眩晕、虚损等范畴。

　　本病基本病变呈急性渗出、慢性非特异性炎症和肉芽肿表现。本病好发于亚洲、中东地区，西欧与北美少见。多见于年轻女性，男女之比在中国为1∶3.2。发病年龄多为5~45岁，平均年龄为22岁，30岁以前发病者约占90%，40岁以后较少发病。

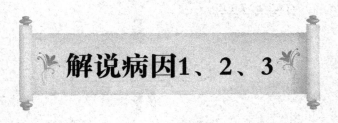

解说病因1、2、3

1. 先天不足

肾为先天之本，性命之根，人的生长、发育、生殖、壮盛、衰老是由肾气推动，体现着肾气的盛衰。肾阳亏虚，阳气虚则血行无力鼓动，而血滞络瘀。

2. 后天失养

脾主运化，为气血生化之源，机体生命活动的维持和气血津液的化生均有赖于脾所运化的水谷精微，故脾是后天之本。饮食失节，或因劳倦内伤，或外受寒湿之邪，均可导致脾胃虚弱，运化无力，气血生化之源不足，脏腑百骸失于濡养。

3. 外邪侵袭

早在《素问·痹论》就有类似的论述，其云："风寒湿三气杂至合而为痹……在脉则血凝而不流。"还说："五脏皆有合，病久不去者，内舍于其合也……脉痹不已。"外邪入侵经脉，脉络受损，血行不畅，气血痹阻而发病。尤其寒邪凝滞，寒凝血脉，更易痹阻不通。（见图15）

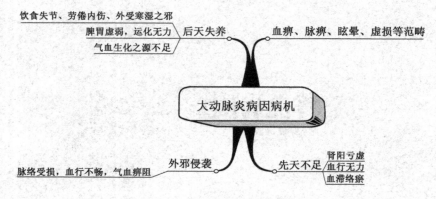

图 15　大动脉炎病因病机

中医治病，先要辨证

1. 热毒内盛、瘀血阻络证

身热，倦怠乏力，肌肉关节酸痛，患侧肢体发凉、麻木，舌质红、苔黄腻，脉弦数。治以清热凉血解毒散瘀，方以四妙勇安汤加味。

2. 心脾两虚、瘀血阻络证

心悸气短，动则尤甚，食少纳呆，头晕目眩，患侧肢体乏力发凉、麻木，面色少华，舌质淡、苔薄白，脉细弱或结代。治以健脾养心活血通脉，方以黄芪桂枝五物汤合炙甘草汤加减。

3. 脾肾阳虚、寒凝血瘀证

形寒肢冷，腰膝酸软，头晕目眩，食少纳呆，倦怠乏力，肢体麻木，患侧脉弱或无脉，舌淡、苔白。治以温肾健脾散寒通络，方以寄生肾气丸合阳和汤加减。

4. 肝肾阴虚、风痰阻络证

腰酸膝软，头晕目眩，耳鸣耳聋，心烦易怒，甚则面红如妆，舌质红、少苔或无苔，脉细数。治以滋肾平肝涤痰通络，方以天麻钩藤饮加减。（见图16）

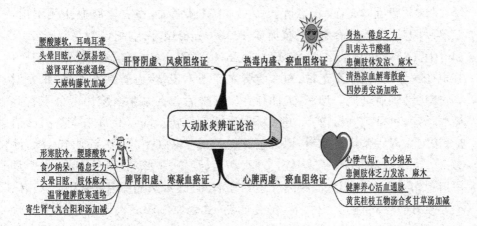

腰酸膝软，耳鸣耳聋
头晕目眩，心烦易怒
滋肾平肝涤痰通络
天麻钩藤饮加减

肝肾阴虚、风痰阻络证

热毒内盛、瘀血阻络证

身热，倦怠乏力
肌肉关节酸痛
患侧肢体发凉、麻木
清热凉血解毒散瘀
四妙勇安汤加味

大动脉炎辨证论治

形寒肢冷、腰膝酸软
食少纳呆，倦怠乏力
头晕目眩，肢体麻木
温肾健脾散寒通络
寄生肾气丸合阳和汤加减

脾肾阳虚、寒凝血瘀证

心脾两虚、瘀血阻络证

心悸气短，食少纳呆
患侧肢体乏力发凉、麻木
健脾养心活血通脉
黄芪桂枝五物汤合炙甘草汤加减

图16 大动脉炎辨证论治

大动脉炎的大医之法

大医之法一：益气养血活血通络方

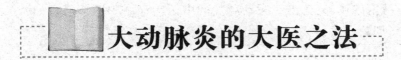

(1)房芝萱验方

药物组成：生黄芪、党参、鸡血藤、元参、石斛各18g,沙参15g,归尾12g,黑附子、肉桂、菖蒲、赤芍、红花、牛膝、甘草各10g。

功效：补益气血，养阴通络。

主治：大动脉炎气血双亏证。

病案举例：

陈某某,女,15岁,学生。1974年7月开始头晕头痛,全身乏力,视力模糊,常有复视,伴耳鸣,口干,健忘,失眠多梦,胸闷气短,发热(37.5～38℃)

自汗,双膝关节酸痛,双上肢发凉、麻木、疼痛,活动后加重,偶有阵发性心悸。检查:扁桃体充血,Ⅱ度肿大,左右寸口脉消失,左右上肢血压测不出,双足跌阳脉、太溪脉存在,下肢血压120/80mmHg,白细胞计数13.4×10^9/L,中性66%,淋巴33%,血沉130mm/h,抗"O"1:200,结核菌素试验阳性,心电图正常,脑血流图正常,左右前臂血流图不正常,血管弹性下降,张力增高,搏动性供血降低。诊断:大动脉炎。发病后曾在某某医院用低分子右旋糖酐治疗,每日500ml静点,共20天,病情无好转。同年9月来本院门诊治疗,按气血双亏型辨证施治,拟方生黄芪、党参、鸡血藤、元参、石斛各18g,沙参15g,归尾12g,黑附子、肉桂、菖蒲、赤芍、红花、牛膝、甘草各10g。4个月后口干、自汗、耳鸣、复视、胸闷气短等症消除,头晕头痛减轻,双上肢凉、麻、痛亦见好转,以右侧更为明显,仍有低热,复查血流图右前臂搏动性供血较前改善,白细胞计数正常,血沉97mm/h。治疗至1977年初,临床症状全部消失,右侧寸口脉已可扪及,右上肢血压亦可测出(70/40mmHg)。1979年4月随访:无何不适,双侧寸口脉沉细如丝,血压110/70mmHg,血沉22mm/h,去年已分配至轴承厂任磨工,全日工作。

> 【房芝萱,吴信受.大动脉炎的中医治疗.中医杂志,1980,(2):31~33】

(2)陈敏验方

药物组成:黄芪50g,桂枝50g,赤芍30g,川芎15g,百合30g,丹参50g,鸡血藤50g,党参30g,大枣10枚。

功效:补气养心,活血通络。

主治:大动脉炎心脾两虚瘀血阻络证。

> 【陈敏,朱淑荣,金友,等.多发性大动脉炎63例的辨证论治.中医杂志,1988,(8):43~44】

(3)赵绚德验方

药物组成:黄芪60~90g,当归、桂枝各30g,赤白芍各15g,威灵仙25g,鸡血藤60g,地龙15g,干姜10g,大枣10个。

功效:益气养血,活血通脉。

主治:大动脉炎气血两虚证。

病案举例:

王某某，女，27岁。患者3年前因关节痛、低热、血沉快，按风湿性关节炎治疗，服泼尼松效果明显。后因左上肢无力，发凉，发现无脉，3个月前突然晕倒一次，西医诊断为"大动脉炎"，转来中医治疗。检查：体温37℃，脉率72次/分，左侧尺桡动脉摸不到，左上肢血压84mmHg。左侧颈部有Ⅱ级吹风性血管杂音。血沉正常。心电图提示心肌缺血。诊断为大动脉炎。辨证：病人面色无华，倦怠无力，动则心慌气短，舌淡苔白，脉沉细等，属气血两虚型。用益气养血、活血通络法，以黄芪桂枝五物汤加减内服，同时静脉点滴白花丹参液治疗（3个疗程，44次）。自觉症状消失，左上肢血压升高为100/80mmHg，桡动脉能够摸到，颈部血管杂音亦有减弱。住院3个月，显效出院。

【赵绚德．中医结合治疗多发性大动脉炎20例．山东医药，1984，（5）：12～14】

大医有话说

以上三方均以益气养血，活血通络为基础，但诸家各有特点。房芝萱认为大动脉炎多系先天不足，后天失调，外邪乘虚而入，以致气血亏损，脏腑百骸失于濡养所致。本病的特点是经脉阻滞，认为活血化瘀是重要的法则，必须贯彻于治疗的始终。另外大动脉炎是以正虚为主的病证，治疗中要重视扶正，祛邪时要防止克伐太过而伤正。此病无实不可泻，如大便干结，只宜用缓下药，发热也不宜用大苦大寒之品。大动脉炎与血栓闭塞性脉管炎（脱疽）同为血管病，通过临床实践，体会后者不宜用补血药，而前者则可以补血。由于正与邪之间的相互消长和不断变化，因此，治疗时要随机应变，把"扶正"与"祛邪"辩证地结合起来。陈敏认为心脾两虚瘀血阻络症候表现为心悸、气短，动则尤甚，食少纳呆，头晕目眩，患侧肢体乏力，发凉、麻木，面色少华，脉细弱或无脉，舌淡苔白，多见于较晚期合并心肾改变者，方用黄芪桂枝五物汤加减。赵绚德亦以黄芪桂枝五物汤加味。赵绚德认为此证属于痹证范围，因痹乃闭塞不通的意思，泛指一切风寒湿邪侵袭，致使经络闭塞，气血运行不畅之病症。《内经·痹论》说："风寒湿三气杂至，合而为痹"。本病一般是在人体气血亏虚，阳气不振，腠理空疏，卫阳不固情况下，风寒湿邪得以乘虚侵袭而得，与痹证发病基本相似。再从低热无力、血沉加快、关节肿痛等症状上看，亦具风湿症的特点。此外，本病初期阶段按风湿病治疗，亦有一定效果。而局部缺血表现,乃邪气闭阻脉管,血行不畅,血液凝滞所致。《证治汇要》说:"痹之在脉,则血凝不流。"因脉管分布全身,随闭塞部位和范围不同,而表现之症状各异。故只就其现象命名不可概括全貌,用痹症则能总结各症状。赵绚德认为过去对急性活动期病人,只看到有血管炎症存在并由此引起全身症状,而忽视了中医辨证。此期多属于肝肾亏虚,阴虚内热之象这一特点,采用清热解毒、活血化瘀的治则,以治脉管炎湿热型的方剂四妙勇安汤加味治疗,效果不佳,后来根据中医辨证理论改用养阴清热、活血通络法则,疗效显著提高。同样,稳定期病人虽以血瘀症候为主要临床表现,但单纯应用活血化瘀药物治疗往往不能奏效,而结合病人体质强弱、脏腑虚实、气血盛衰等进行辨证论治,可收到满意效果。

大医之法二:滋肾平肝活血通络方

搜索

(1)房芝萱验方

药物组成:紫贝齿、紫石英、生磁石、珍珠母各 30g,鸡血藤、元参各 25g,枸杞子 18g,菊花、白芍、生地、牛膝各 15g,赤芍、归尾、泽泻各 10g。

功效:平肝潜阳,活血通络。

主治:大动脉炎阴虚阳亢证。

病案举例:

张某某,女,23 岁,工人。1972 年 1 月开始头晕头痛,口干烦躁,失眠多梦,视力减弱,颜面及下肢浮肿,既往曾患颈淋巴结结核。1974 年 1 月 8 日突然抽搐、昏厥,被送至某某医院急诊,测上肢血压 220/150mmHg,经抢救后清醒。检查:在腹部脐上方可闻及收缩期吹风样杂音;尿蛋白(＋＋＋＋);脑电图轻度偏离正常;血流图示左右脑血管紧张度高,弹性差,提示有脑动脉痉挛倾向,左右前臂及手轻度动脉痉挛,左右下肢血流图基本正常;肾图示左肾功能正常,右肾功能低下;主动脉造影示右肾动脉根部未显影,但远端隐约可见,各分支不具体,左肾动脉根部局限性狭窄,腹主动脉自左肾动脉开口处以下变窄,长约 5cm。诊断为大动脉炎,建议手术治疗,但患者不同意。同年 7 月来本院门诊治疗,按阴虚阳亢型辨证施治,拟方紫贝齿、紫石英、生磁石、珍珠母各 30g,鸡血藤、元参各 25g,枸杞子 18g,菊花、白芍、生地、牛膝各 15g,赤芍、归尾、泽泻各 10g。1 年后临床症状明显减轻,浮肿消失。复查：脑电图恢复正常；脑血流图好转，表现为脑血管痉挛解除；尿蛋白（＋），肾图：左肾功能正常，右肾功能稍差，与以往肾图比较有好转。此后长期服丸药，间断服汤药，以巩固疗效。1979年4月随访：除偶有腰痛、血压偏高外，无其他不适，由于病情稳定，已恢复全日工作。

> 【房芝萱，吴信受．大动脉炎的中医治疗．中医杂志，1980，（2）：31～33】

(2)陈敏验方

药物组成：天麻15g，钩藤25g（后下），龙骨25g（先煎），牡蛎25g（先煎），牛膝15g，川芎15g，石决明25g，菊花15g，夏枯草15g，丹参15g，赤芍25g，桃仁15g，红花15g，川楝子15g，木香15g，郁金15g，鸡血藤25g。

功效：益肾平肝，息风通络。

主治：大动脉炎肝肾阴虚风痰阻络证。

> 【陈敏，朱淑荣，金友，等．多发性大动脉炎63例的辨证论治．中医杂志，1988，（8）：43～44】

大医有话说

以上二方均在平肝阳基础上结合活血通络，但诸家各有特点：房芝萱认为大动脉炎错综复杂，证候交替出现，应强调辨证施治，不但要活血，而且要补血、益气，还要应用养阴、潜阳、补肝肾、安心神、健脾利湿、祛风宣痹等多种法则，才能取效。大动脉炎的本是气血亏虚、经脉阻滞，标是一系列的临床症候。病程中若标病（如阳亢、发热等）严重，应先治标，病势缓解后再治本病；若标本均急，或二者皆不急，宜标本兼顾。总之，要灵活地贯彻"急则治其标，缓则治其本"的原则。另外，大动脉炎是慢性病，治疗取效后不宜立即停药，要有一巩固疗效的阶段，以防复发。对某些类型的患者（如本例），宜较长期服用丸药，以善其后。陈敏认为，大动脉炎肝肾阴虚风痰阻络，证见腰酸膝软、头晕、目眩、耳鸣、面赤、心烦易怒、舌红、脉弦数。方用天麻钩藤饮加减。但此证候疗效最差，其原因一是病程长，二是邪入于脏且机体正衰，故治疗棘手。陈敏为在治疗中缩短疗程，对有的患者加用低分子右旋糖酐500ml＋丹参注射液4支，静脉点滴2周，经临床观察确是有助于症状的改善。

大医之法三：温阳活血通脉方

搜索

(1)孟毅验方

药物组成：香附、生地黄各 15g，当归、桃仁、红花、赤芍各 12g，柴胡、枳壳、川芎各 10g，桔梗、甘草各 6g，川牛膝 15g，血竭 3g（冲服）。

功效：温阳活血通脉。

主治：大动脉炎寒凝血瘀证。

病案举例：

赵某，女 44 岁，个体劳动者。平素工作劳累，2001 年无明显原因出现低热、头晕、头痛，在多家医院未查出病因，对症治疗稍缓解。2005 年在本院诊为大动脉炎，治疗后低热消失，但仍头晕、头痛。2007 年 3 月开始在门诊治疗，症见头晕、头痛，头痛以双太阳穴处明显，面部多处褐斑，右颈部胀疼，左臂冰凉，月经量少，伴畏寒怕冷，舌质紫黯、舌体胖大，苔薄白，右脉细涩，左脉搏动消失。辨证：寒凝血瘀证。治法：温阳活血通脉。当归四逆汤合血府逐瘀汤加减。处方：当归、生地黄、赤芍各 20g，桃仁、川牛膝各 15g，红花、川芎各 12g，黄芪 30g，柴胡 9g，细辛 6g，甘草 10g，大枣 5 枚。每天 1 剂，水煎服。上方加减连续服用 3 个月后，头晕、头痛消失，褐斑淡化，右臂桡动脉搏动增强，随访 2 年未复发。

【孟毅．大动脉炎的中医治疗五法．新中医，2009，41（5）：105～106】

(2)陈敏验方

药物组成：山萸肉 15g，熟地 15g，山药 25g，川断 15g，桑寄生 15g，鹿角霜 25g，黄芪 25g，党参 15g，白芍 25g，杜仲 15g，首乌 15g，肉桂 15g，桃仁 15g，红花 15g，鸡血藤 25g，白术 15g，白芥子 15g。

功效：温肾暖脾，散寒通络。

主治：大动脉炎脾肾阳虚寒凝血瘀证。

【陈敏，朱淑荣，金友，等．多发性大动脉炎 63 例的辨证论治．中医杂志，1988，（8）：43～44】

（3）盖世昌验方

药物组成：炮附子 15g，木香 10g，当归 25g，川芎 10g，生黄芪 50g，党参 25g，苍术 20g，茯苓 20g，枸杞子 25g，陈皮 15g。

功效：温经散寒，活血通脉。

主治：大动脉炎寒凝血瘀证。

病案举例：

金某某，女，36 岁，省电力公司会计员。初诊于 1973 年 11 月。该患者于 1963 年产后因身受风寒湿邪侵袭，双手多次在冷水中洗刷衣物，所以不久就出现了手痛肢麻，以左侧为重，继而又出现了头晕、头痛、周身乏力等症状。经对症治疗未取效。此后诸症逐渐加重，1972 年体检时确诊为大动脉炎，虽四处求医，但疗效不佳。该患者的既往生活史、病史中除从青年起就吸烟及曾患一次剥脱性皮炎外，再无其他可记载。现左上肢畏寒指端冷痛麻木，只要稍有劳累就感到头眩目黑，视物不清，并有耳鸣重听等。有时是一过性的，有时持续几小时，因此不能上班工作。查体所见是慢性病容，面色无华，呈恐怖痛苦表情。查其左上肢逆冷，指端苍白冰手，左脉无。右上肢正常，其脉沉细。听诊，心肺正常，在左侧颈部可闻吹风样血管杂音。腹部及下肢未见异常。血压左侧为零，右侧为 110/70mmHg。该患者因其产后气血亏损，又受风寒湿邪的侵袭，造成湿热之邪内蕴，久之气血必受其耗，营卫失调，肝肾不足，腠理不固，寒湿之邪中伤经脉，使之闭塞不通，故发脉痹血瘀之病。临床上出现无脉，肢体冷痛麻本，头晕目眩。治法当以温经散寒，活血通脉为主兼之益气扶正。方剂如下：炮附子 15～50g，桂枝 15～25g，干姜 15g，木香 10g，丹参 50～150g，鸡血藤 50～100g，当归 50～150g，川芎 10g，生黄芪 50g，党参 25～50g，苍术 20g，白术 20g，白芍 25～50g，茯苓 20g，枸杞子 25g，陈皮 15g，甘草 15g，水煎服。服用上方 10 余剂后，临床症状逐渐缓解，患者坚定了中药可治愈此病的信心。在 3 个月的医治中主要是用上方，只是对附子的用量做了增加，从初用 15g 至 25g，渐增至 50g。为防止附子燥烈之性有伤正气之弊，所以加大了当归、丹参、白芍等药物的用量。经治 1 个月左右，患病肢体皮温重现，疼痛麻木已缓解。经治 3 个月时，左脉可触及，血压恢复到 60/40mmHg，肢体麻木、指端冷痛、头痛眩晕等一切临床症状完全消失。达到了临床治愈的标准。经 6 年随访知其患者一直坚持做会计员工作，并且还可以参加一些体力劳动，如给食堂买菜、运煤等。

【盖世昌,栾兴志.回阳三建汤治疗大动脉炎二例.中医药学报,1980,(3):40～42】

(4)孙祥验方

药物组成:熟地、鹿角胶、肉桂、干姜、骨碎补、当归、白芥子各 10g,黄芪、地龙、丹参各 30g,水蛭 2g,甘草 6g。

功效:健脾补肾,温阳散寒,通脉和络。

主治:大动脉炎脾肾阳虚寒凝脉络证。

病案举例:

曹某,女,32 岁。1968 年 3 月 5 日入院。患者双上肢麻木,疲乏无力 5 年余。当时误为劳累所致,并未介意,后相继出现头晕乏力,畏寒肢冷,肢节疼痛,腰背酸软,双上肢脉搏消失,血压难以测到。曾至多处医院检查,诊为无脉症,长期服用泼尼松、地巴唑、肠溶阿司匹林等,疗效不显,乃请孙老诊治。刻下患者面色苍白,形体消瘦,畏寒肢倦,腰背酸痛,食少便溏,步态蹒跚,口唇色紫,舌质淡、苔白,脉无。体检:体温 36.2℃,心率 86 次/分,左右肱动脉血压测不出。听诊两侧颈部、锁骨上窝及胸锁乳突肌,有连续性杂音。心电图示:左室劳损,房性早搏。西医诊断:多发性大动脉炎(混合型)。中医辨证:心痹、脉痹(晚期)。选用温脉饮加红参、附子煎服,20 剂后诸症好转。上药随证略作加减,续服 3 个月,血压已能测到,并稳定在 106～128/58～78mmHg,两手脉搏缓和有力,心电图恢复正常。于 1968 年 7 月 13 日出院,随访 3 年,疗效巩固。

【杨林.孙祥老中医治疗多发性大动脉炎的经验.江苏中医,1989(12):3～4】

大医有话说

以上四方侧重温阳散寒,活血通络,但诸家各有特点。孟毅认为活血贵在"治气",气行则血行,气以通为顺,益气、理气皆谓之"通"。若久病体虚,或饮食不节,或房事过度,或劳役所伤,或情志不遂,忧思郁怒,皆能导致脏腑机能失常,影响血脉运行,而发为本病。大动脉炎属于中医学血痹等范畴。发病既可感于外邪,又可发于内伤;病性有虚实,其病机或虚或实,或虚实夹杂,但多属气血瘀滞之变,呈现出内外合邪、本虚标实的特点。治疗以

"通法"贯穿始终。本患者长期劳累，气血亏虚，寒邪乘虚而入，瘀阻经脉，营卫失调，则见低热、畏寒；寒邪凝滞经脉，血脉运行不畅，遂成血瘀，瘀血阻于脑窍，则见头晕、头痛；阻于脉道则动脉搏动减弱；阻于皮肤，则见皮肤褐斑；阻于胞宫则月经量少。上方中当归、桃仁、红花为主药，以温阳活血通脉；细辛、川芎、赤芍、川牛膝为臣药，以增强温阳活血通脉之功效；佐以黄芪补气、柴胡疏肝升阳、生地黄养血；使以甘草、大枣以益气和中，调和诸药，共奏补气养血疏肝之效。陈敏认为脾肾阳虚寒凝血瘀证见形寒肢冷，腰膝酸软，头晕，食少纳呆，倦怠乏力，肢体麻木，患侧脉弱或无脉，舌淡苔白。方用桂附八味合阳和汤加减。盖世昌以外科大成一书中的"回阳三建汤"加减治疗大动脉炎是从实践中摸索出来的，特别是应用附子等温热药是很关键的。药鉴云："附子除六腑之沉寒，补三阴之厥逆。"又是温经散寒，温通血脉，通达十二经之主要药。用之得当能使肢温脉复。人称为"回生保命之大药"。又为百药之长。临床用附子一药时虽有药性燥烈之忧，但是，只要佐以当归、白芍、丹参等药则可化忧为夷。再是中医治病强调胃气为本，在治疗大动脉炎中亦然，绝不可一味攻病必须兼顾胃气，做到治其病保其胃。所谓有胃气则生，无胃气者死即属此义。"回阳三建汤"中有苍术、茯苓、川朴、陈皮之品，主要功效是以平胃疏土为主，有理气消谷，宽中进食，久用而不败胃的作用。关于活血通脉药常用当归、川芎、紫草、红花等，而盖世昌则常用丹参、鸡血藤等并且用量较大，常在50g以上。扶正药除常用黄芪、党参外，还常用枸杞、黄肉、山药、熟地之类药，效果亦佳。独活、木香二药在治疗大动脉炎上也不可忽视，独活除了有温经回阳之功效外，还能治头晕目眩，木香的降气定痛作用更为满意。孙祥认为大动脉炎晚期症见面色苍白，精神委顿，畏寒喜暖，胸闷心悸，四末麻木冷痛，腰背酸痛，食少便溏，舌质淡胖，脉无，上肢血压测不出。此乃脾肾阳虚，寒凝脉络，痹阻不通所致。方用自拟温脉饮。加减法：上肢无脉加桂枝，下肢无脉加牛膝，胸闷苔厚加全瓜蒌、草果；气虚甚者加红参；阳虚甚者加附子、炮姜；阴虚甚者加制首乌、枸杞；心虚寐差者加酸枣仁、五味子；肾虚肝旺者加桑寄生、天麻；血瘀甚者加参三七；纳呆加焦山楂。

大医之法四:清热解毒利湿通络方

搜索

(1)陈敏验方

药物组成:银花30g,连翘30g,黄柏20g,苍术20g,牛膝30g,薏苡仁30g,桃仁15g,红花15g,川芎30g,赤芍25g,丹参50g,鸡血藤50g。

功效:清热利湿,活血通络。

主治:大动脉炎湿毒阻络证。

【陈敏,朱淑荣,金友,等.多发性大动脉炎63例的辨证论治.中医杂志,1988,(8):43~44】

(2)孟毅验方

药物组成:金银花、玄参各60g,当归、鸡血藤、丹参各30g,赤芍、川芎、牡丹皮、桃仁、红花各12g,生地黄20g,甘草15g。

功效:凉血解毒。

主治:大动脉炎血热毒盛证。

【孟毅.大动脉炎的中医治疗五法.新中医,2009,41(5):105~106】

(3)王富仁验方

药物组成:银花20g,连翘20g,元参12g,桃仁12g,红花12g,川芎6g,当归12g,丹参30g,川牛膝20g,甘草10g。

功效:清热解毒,活血化瘀。

主治:大动脉炎热毒内盛瘀血阻络证。

病案举例:

陈某某,女,29岁,农民,朔城区下团堡人,于1994年11月9日就诊。患者于半月前感受风寒而出现恶寒发热,鼻塞流涕,咽喉疼痛,伴周身关节酸痛,自认为感冒,给予解热镇痛治疗,恶寒鼻塞症状减轻,后右侧肢体麻木、发凉,发热(T:38.7℃),舌质红,苔黄腻,脉弦数;实验室检查:血常规加血沉:Hb 7.5g/L,RBC $4.5×10^{12}$/L,WBC $12×10^9$/L,ESR:47mm/h;心电图示:冠状动脉供血不足。诊为多发性大动脉炎活动期。治以清热解毒,活血化瘀。方药：银花 20g，连翘 20g，元参 12g，丹参 30g，板蓝根 20g，川芎 6g，当归 12g，牛膝 20g，甘草 10g。5 剂，每日 1 剂，水煎服。上方服 10 剂后，临床症状消失。实验室检查：血象正常，心电图示冠状动脉供血不足明显改善，告临床痊愈。

【王富仁，王飞，于岗. 多发性大动脉炎的辨证治验. 中医药研究，1996，(2)：27】

大医有话说

以上三方均以清热解毒，凉血活血通络为主，但各有特点。陈敏认为湿毒阻络证候见身热，倦怠乏力，肌肉关节酸痛，患侧肢体发凉、麻木，无脉，舌质红、苔黄腻（西医诊为多发性大动脉炎活动期）。方用新加四妙四物汤加减。湿毒阻络证候疗效最高，其原因一是病程短，二是湿毒尚未深入脏腑，故为易治。孟毅认为素体阳盛感受外邪，邪气从阳化热，或嗜食肥甘厚味，湿热内生；或情志不遂，气机瘀滞，气有余便为火，火热内生，"阳盛则阴病"，阴液暗耗，火邪益炽，火之盛则为毒，火毒内生，煎津灼液，炼液为痰，血行涩滞不利，发为本病。方用四妙勇安汤合桃红四物汤加味。若出现紫斑者为热迫营血，加紫草 20g，水牛角 45g；有失眠者，加黄连 6g，生龙骨 30g；口苦甚者，加龙胆草 6g。本型患者热毒为本，阴伤为标，故治此者当分标本先后，直折其火，则阴液自复。王富仁认为热毒内盛、瘀血阻络，症见身热，倦怠乏力，肌肉关节酸痛，患侧肢体发凉、麻木，舌质红，苔黄腻，脉弦数（西医诊为多发性大动脉炎活动期）。方用四妙勇安汤加味，效果颇佳。

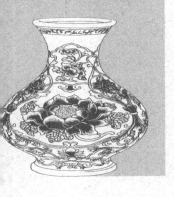

白塞病又叫白塞综合征或称口眼生殖器综合征，是一种累及多系统、多器官的全身性疾病。其主要表现为复发性口腔溃疡、生殖器溃疡和眼色素膜炎，故又称口眼生殖器三联症，此外也可表现有皮肤症状，如结节性红斑、结节性血管炎、栓塞性静脉炎、毛囊炎、多形性红斑样皮疹、针刺反应阳性等。部分病人还伴有全身症状，如发热、关节痛，以及关节炎、消化道、神经系统或心肌损害等。目前认为该病是一种异质性疾病，若累及眼部者致盲率高，伴发神经系统病变者预后差。

本病广泛分布于世界各地，以地中海、中东及东南亚、东亚地区最为多见。任何年龄均可患病，但高发年龄为25~35岁，女性略多于男性，男性患者眼部、神经系统及血管受累较女性多，且病情重。

本病在中医中没有相应的病名，根据临床症状，多数医家都将其归于中医学之"狐惑病"。

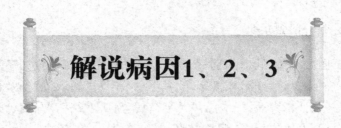

解说病因1、2、3

1. 湿热互结，内蕴成瘀

湿为阴邪，重浊黏滞，凝结肝脾脉络，络气郁滞导致气机不畅、气化功能失常，导致气血津液输布障碍而成血瘀，即所谓"湿浊入络，凝血成瘀"；热为阳邪，其性炎上，伏行于脉，耗气伤津，蒸腾阴液，炼血成瘀，结聚络中，壅塞气血，正所谓"热盛伤阴，炼血成瘀"。病久迁延，湿热两邪蓄留于肝脾之络脉，相互搏结，必然阻碍络脉气机，致使血液停积，终成血瘀；而瘀邪累月经年，浸渍肝经，内袭脾胃。一则肝之络脉受阻，气机失调，累及血分，导致络脉末端之孙络的循环、代谢功能障碍，代谢产物蓄积体内，为日久化毒提供前提条件；另则脾主肌肉四肢，开窍于口，脾脉"挟咽，连舌本，散舌下"，而脾之络脉为湿热壅盛，阻络成瘀，瘀邪闭阻孙络，导致脾经渗灌气血功能障碍，影响络脉输布清气、营血，故可见气冲于口舌皮肉失荣而溃。

2. 瘀邪阻络，久羁化毒

湿热之邪，可由外感或内生而成。外感湿热的形成，有因湿邪蕴遏不解而生湿热者，有因寒湿从阳化热变生湿热者，亦有湿与热邪相合而成者。外感湿热多与时令气候有密切关系，患者多暑季冒雨涉水，加之坐卧湿地，暑湿相感，客于人体，热蒸湿动，流注经络，攻于脏腑。内生湿热，往往"直趋中道"，以脾胃为病变中心，多因饮食不节或素体阳虚，湿浊内盛，蕴而化热；或平素嗜食肥甘醇厚辛辣之品，碍胃滞脾，食物不归正化，反成湿浊，日久化热，湿热久停"瘀浊"必然凝闭络脉，导致络气之输布运行障碍，气机之升降出入不畅。水谷精微化赤为血，由脉逐级注输于脉络的末端孙络，而孙络络体细小狭窄，若瘀闭日久，损伤脉络络体，一方面血中营养物质及携带的清

149

气必定不能灌注到脏腑经络、四肢百骸,导致脏腑失荣;另一方面各脏腑组织代谢的废物,聚而不化,腐败壅遏于络脉,久则蓄积陈朽,终化为毒,正所谓"无邪不有毒,毒从瘀生,变从毒起"。

3. 毒瘀互结,循经闭络

络为聚血之所,络病即病邪深入机体之中的血络而发生的病变。叶天士认为病人失治、误治或病势缠绵,日久不愈,邪气久羁,必然伤及血脉而成络病。他在《临证指南医案》中说:"经年宿病,病必在络","久发、频发之恙,必伤及络,络乃聚血之所,久病病必瘀闭","久病入络,气血不行"。故瘀血既是"湿""热"邪入侵后的产物,也是进一步的致病因素,瘀血产生以后必然会导致脏腑功能的失调,机体内的生理或病理产物不能及时排出,蕴积体内过多,邪气亢盛,败坏形体而转化为"毒",进而影响疾病的发展,其中瘀血及毒邪互结的存在是疾病日久难愈、反复发作的重要原因。(见图 17)

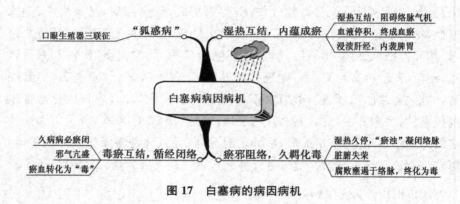

图 17　白塞病的病因病机

中医治病,先要辨证

1. 肝脾湿热证

口腔、眼、外阴等部位溃烂,局部灼热疼痛,伴有发热,精神恍惚,睡卧不宁,口感呕恶,关节肿胀,小便黄赤,大便秘结,舌红,苔黄厚腻,脉滑数。治以清热祛湿泻火,方以龙胆泻肝汤合三仁汤加减。

2. 心火炽盛证

口腔溃烂，舌体红赤有溃疡，小便灼热疼痛，口渴，苔黄腻，脉实数。治以清心泻火，方以导赤散加减。

3. 气滞血瘀证

口腔、眼、外阴溃疡反复发生，病程迁延，久不收口，关节疼痛，疲乏无力，畏寒肢冷，舌质暗，苔薄白，脉沉细。治以活血化瘀，温经通络，方以活络笑灵丹合桂附八味丸加减。

4. 脾肾阳虚证

口腔、眼、外阴部溃疡，久不敛口，溃疡色淡，伴有疼痛，疲乏无力，纳差便溏，低热，精神恍惚，舌淡苔白，脉濡或弦滑。治以温阳健脾，清热祛湿，方以甘草泻心汤合附子理中汤加减。

5. 肝肾阴虚证

口腔、外阴溃疡，局部灼热，目赤肿痛，畏光羞明，午后低热，精神恍惚，失眠多梦，腰膝酸软，倦怠乏力，舌红少苔，脉弦细数。治以滋补肝肾，清热除湿，方以一贯煎合土苓百合梅草汤加减。（见图18）

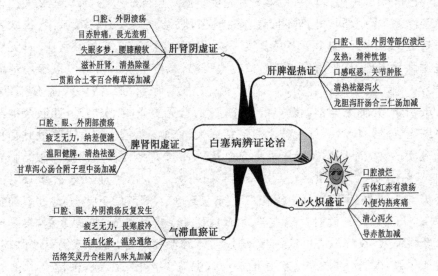

图18 白塞病辨证论治

白塞病的大医之法

大医之法一：清热利湿化瘀方

搜索

（1）梁树诚验方

药物组成：生地 20g，玄参 18g，蒲公英 18g，紫花地丁 18g，金银花 18g，土茯苓 30g，薏苡仁 30g，连翘 15g，白鲜皮 18g，丹皮 10g，黄柏 10g，龙骨 30g（先煎），甘草 6g。

功效：凉血祛湿，清热解毒。

主治：白塞病肝脾湿热证。

病案举例：

张某某，女，25岁，已婚，工人。主诉：眼、口、阴部反复出现疱疹、溃烂、阴痒已2年。病史：自1978年6月起反复出现口周围疱疹、痒，1～2天出现口腔溃疡、疼痛，同时出现阴部疱疹、溃疡，眼结膜发红、瘙痒、流泪，每次发作持续7～10天，约1个多月复发一次，最近一次于1980年6月10日无明显诱因又出现眼红、瘙痒、流泪，口唇疱疹破溃、疼痛，阴部溃疡、瘙痒不适而来诊。体查：体温37.7℃，脉搏98次/分，呼吸24次/分，血压120/88mmHg，心肺无异常，腹软，肝肋下刚触及，无压痛，脾未扪及，四肢及神经系统无异常。口唇可见溃破之疱疹黄豆大、充血。牙龈充血，口腔颊黏膜见浅表溃疡。大小阴唇及肛周可见充血及3～4个疱疹及浅表溃疡。眼结膜充血，少许分泌物。舌质红，脉数。诊断：白塞病。治疗：生地20g，玄参18g，蒲公英18g，紫花地丁18g，金银花18g，土茯苓30g，薏苡仁30g，连翘15g，白鲜皮18g，丹皮10g，黄柏10g，龙骨30g，甘草6g。每天1剂，连服3剂，会阴疱疹糜烂痊愈，瘙痒消失，口唇疱疹结痂而口腔溃疡愈合，唯牙龈仍有些肿痛，舌质仍红，薄苔，脉略数。方用玉竹15g，生地15g，白芍15g，枸杞子15g，石斛15g，金银花15g，怀山药20g，薏苡仁15g，鸡血藤20g，菟丝子15g，太子参

18g,甘草5g,每天一剂,连服5剂痊愈,至今未再复发。

【梁树诚.白塞病的中医中药治疗.广州医药,1983(3):24】

(2)郭文勤验方

药物组成:苦参15g,白鲜皮15g,蝉蜕15g,紫草15g,丹皮15g,蒲公英15g,双花15g,土茯苓30g,知母15g,寸冬15g,骨皮15g,当归15g。

功效:清热利湿,凉血解毒。

主治:白塞病湿毒血瘀证。

病案举例:

王某,男,46岁。1997年10月9日初诊。患者述于半月前因感冒而在当地医院给予静点青霉素、口服先锋6号。当晚即感阴茎发痒,次日起高热不退,口角糜烂,继用上药并加服中药,但症状逐渐加重。且已6日不能进食,双眼红肿多眵,整个眼结膜多处溃烂,手指及虎口处肿痒,溃烂,龟头及睾丸肿胀溃烂疼痛。查舌质鲜红,苔白厚腻,脉滑数。西医诊断:白塞病;中医诊断:狐惑病。治法清热利湿、凉血解毒。组方苦参、白鲜皮、蝉蜕、紫草、丹皮、公英、双花、土茯苓、知母、寸冬、骨皮、当归。患者服5剂后,口腔、舌肿胀明显消退,已能进食,手部未溃的水泡已成结痂状,外阴溃疡面明显好转,又进4剂后,口、手、阴部已无溃疡面,唯肛门下缘处有一小红肿,但无破溃。为巩固疗效以雄黄水熏之,继服原方7剂,获痊愈。

【王力,吴春萍.郭老治白塞病一得.黑龙江中医药,1998(4):26】

(3)李孔定验方

药物组成:党参、黄芪、丹参各30g,白术、当归、升麻、柴胡、陈皮各12g,黄柏15g,肉桂3g,红花6g,甘草10g。

功效:清热除湿,活血化瘀,补中益气。

主治:白塞病湿毒血瘀证。

病案举例:

卓某,男,26岁,农民,1991年10月12日来诊。患者龟头反复溃烂2年,伴口腔生疮5个月。易医10余人,服中、西药治疗年余而罔效。康氏反应:阴性。查龟头有2cm×1.5cm溃疡一处,中央微凹陷,有少量渗液,颜色暗而微紫,口左右侧颊黏膜有3个直径约6mm大溃点。疼痛灼热,神疲乏力,口干,舌质紫黯,舌苔白,脉缓。诊为白塞病,证属脾虚湿热夹瘀。治以清热除湿,活血化瘀,补中益气。药用:党参、黄芪、丹参各 30g,白术、当归、升麻、柴胡、陈皮各 12g,黄柏 15g,肉桂 3g,红花 6g,甘草 10g。水煎服。服药 5 剂,溃疡愈合,诸症消失。上方去红花,续服 5 剂,巩固疗效。随访无恙。

【景洪贵,张耀. 李孔定治疗白塞病经验. 实用中医药杂志,1993(1):5】

大医有话说

　　以上三方均以清热利湿为主,但各有特点。梁树诚认为皮肤黏膜潮红、疮疹、溃烂,在中医学里属于湿热湿毒。治宜凉血祛湿、清热解毒。方中生地、玄参、白芍凉血,滋养肝阴;蒲公英、紫花地丁、金银花、连翘清热解毒;土茯苓、薏苡仁、黄柏祛湿清热;丹皮活血化瘀。龙骨宁神,甘草和中。郭文勤以其独特的辨证施治之优势,认为本病多为湿毒所致。故重用苦参、清热燥湿解毒,更配土茯苓以增其功,使清热燥湿之峻力直捣病因之所在。白鲜皮、紫草、丹皮凉血解毒,化瘀通络,使血分之热毒得以清解,断毒邪之后道。李孔定认为,本病的病位主要在肝脾,其基本病因是脾虚湿热所致。脾主肌肉、开窍于口,肝开窍于目,其经脉环阴器而上循咽喉。由于中焦虚弱,湿邪内生,日久化热,循经上蒸,则见口腔、咽部生疮,甚则目赤如鸡眼,循经下注,则前阴溃烂。因其脾气虚弱,化源不足,不能充养肌肤,故溃疡此起彼伏,经久难愈。病变日久,常致血行瘀滞,而见溃疡面及舌色紫黯。本病属虚实夹杂之证,其本为脾虚,其标为湿热瘀滞。故方用党参、黄芪、白术、陈皮、甘草补中益气,健脾除湿,以绝生湿之源;且黄芪有托毒生肌之功,"主痈疽久败疮"(《本经》),升麻"解百毒"(《本经》),柴胡疏肝,"平肝之热…兼治疮疡"(《本草正义》),黄柏清热燥湿,当归、丹参活血化瘀,少佐肉桂引火归元,且能温运阳气,鼓舞气血生长,促进溃疡愈合。诸药合用,共奏补中益气,清热除湿,活血化瘀之功。使脾气健运,则生湿之源绝;湿除、热清、瘀散,则溃疡自愈。

大医之法二：滋阴益气方

搜索

(1)陆德铭验方

药物组成：生黄芪45g，党参、生地黄、金雀根各30g，南沙参、女贞子、枸杞子、龟板各15g，茯苓、知母、黄柏各12g，蜈蚣2条。

功效：益气养阴，清热利湿，佐以解毒。

主治：白塞病气阴亏虚证。

病案举例：

李某，女，24岁，1998年4月18日初诊。阴部溃疡反复发作1年余，逐渐加重。以往有口腔溃疡反复发作史，伴双下肢红斑结节，时有关节酸痛、低热，诊为"白塞病"，经多方治疗未能控制。来诊时口服泼尼松15mg/d维持治疗，大小阴唇处见多个大小不一之深溃疡，最大约1.2cm×1.0cm，边缘有红晕，上有白色腐肉，触痛明显，双下肢见散在红斑结节，眼部涩痛，伴有神疲乏力、口干欲饮，舌质红边有齿痕、苔少、中有裂纹，脉细数。证属气阴两亏，虚火内扰。治拟益气养阴，清热利湿，佐以解毒。处方：生黄芪45g，党参、生地黄、金雀根各30g，南沙参、女贞子、枸杞子、龟板各15g，茯苓、知母、黄柏各12g，蜈蚣2条。经治7天，阴部溃疡明显减轻，仍有口干、眼部涩痛，守原方加青葙子、密蒙花各12g。半月后复诊：阴部溃疡已全部愈合，下肢结节红斑消失，口腔溃疡偶见发作，生黄芪用至60g，并加石斛15g、黄连6g。再服药1个月未见新发皮损，继治3个月以巩固疗效，并在治疗过程中泼尼松逐渐减量至单纯服中药治疗，随访1年无复发。

【何春梅，刘胜．陆德铭教授治疗白塞病的经验．新中医，2000，32(10)：7～8】

(2)路志正验方

药物组成：南沙参15g，麦冬10g，玄参10g，生石膏30g（先煎），丹皮10g，防风10g，栀子6g，知母10g，藿香10g（后下），升麻8g，白芍12g，甘草6g。

功效：养阴退热，清热利湿。

主治：白塞病气阴亏虚证。

病案举例:

张某,女性,24岁,2004年6月4日初诊。反复口腔溃疡7年,伴头身疼痛1年。患者1997年开始出现口腔溃疡,反复发作,伴外阴溃疡,发热,体温波动在37.5～38.0℃,最高可达40℃,某医院诊断为"白塞病",予激素及免疫抑制剂治疗,口腔及外阴溃疡改善。1年前又出现头痛,后背疼痛,常于月经前后发作,双膝以下无力,食纳可,夜眠欠安,尿急失禁,大便干,查见满月脸,面色晦暗有瘀斑。舌瘦,舌质红绛,苔薄少,脉沉弦小数迟弱。辨证属心脾积热,治以清心泻脾,祛除湿热。本患者服用激素4年,已有化燥伤阴之虞,故以养阴退热为主。药用:南沙参15g,麦冬10g,玄参10g,生石膏30g(先煎),丹皮10g,防风10g,栀子6g,知母10g,藿香10g(后下),升麻8g,白芍12g,甘草6g。每日1剂,水煎分服。2004年6月18日复诊:无发热,昨日又新发口腔溃疡一处,仍尿急,有时尿失禁,有时排尿不畅,大便偏干,腰膝酸软,满月脸,舌黯红,苔薄白,脉沉细小数。治宗前法:藿香10g(后下),栀子6g,防风10g,生石膏30g(先煎),丹皮10g,玄参10g,黄芩10g,天竺黄6g,石斛10g,枇杷叶12g,茵陈10g,炒山药15g,土茯苓15g,益智仁9g,服法同上。2004年7月2日三诊:服上方14剂,无发热,无新发口腔溃疡,无尿失禁,大便仍干,周身乏力,腰膝酸软。舌黯红,苔黄腻,脉沉细小数。已见效机,仍需巩固善后。予太子参15g,莲子肉15g,麦冬15g,地骨皮10g,柴胡10g,白茯苓18g,竹叶6g,车前子12(包煎),芡实12g,旱莲草12g,女贞子15g,生牡蛎30g(先煎),莲须8g,怀牛膝12g,予14剂巩固治疗,随访2年溃疡未复发。

【岳树香.路志正教授从湿论治白塞病经验.中国中医急症,2009,18(7):1114～1115】

大医有话说

以上二方均以养阴清热为主,但各有特点。陆德铭认为本例病程较长,病机主要在于肝肾阴虚,脾肺气虚,湿热余邪未尽。患者有长期应用类固醇激素史,久则耗伤阴液,且病情反复,更易耗气伤阴。本病的发生主要在于正气虚,不仅是疾病发生的根本原因,而且是疾病发展变化的关键,故而在治疗中侧重扶正以固本,驱邪以治标。应用黄芪、党参、茯苓以益气培本;枸杞子、女贞子、龟板、生地黄、南沙参以养阴培本;金雀根、知母清热利湿解毒;

取蜈蚣以搜剔经络，祛其瘀毒。因患者来诊时以阴部溃疡最为明显，故常用黄柏以清利下焦湿热，且起引药归经作用。同时，在治疗过程中特别强调取效后，不可因诸症暂时消退而停药。治疗中亦应指导患者注意日常生活的调摄，禁食辛辣之品，保持良好的排便习惯，并在子夜前睡觉。路志正认为，白塞病起因多端，病机复杂，多系统、多脏器受戕，然其本在脾胃，以湿为主，湿性黏滞，加之病久中西药杂投，亦伤害脾胃，导致病情缠绵，久久频发，寒热错杂，虚实兼夹。故治病应探本求源，《素问·标本病传论》曰："知标本者，万事万当，不知标本者，是谓妄行。"在治疗选药上，避免苦燥劫阴伤正，而多用甘淡平和，味轻气薄之品，不急不躁，缓缓调之，以使祛湿而不伤正，五脏和谐耳。本例患者证属心脾积热，但连续服用激素几年有余，已经有化燥伤阴之虞，故治以清心泻脾、祛湿除热，使中焦斡旋，升降得复，脾胃健运，湿郁得化，热毒得清，清气得升，湿浊得降；待病情控制后以益气阴、清虚热、固肾气治本而愈。

大医之法三：温补脾肾方

搜索

王春荣验方

药物组成：黄芪 50g，党参 15g，白术 15g，薏米 30g，土茯苓 15g，苦参 15g，紫草 15g，甘草 6g。

功效：温阳健脾利湿。

主治：白塞病脾肾亏虚证。

病案举例：

李某，女，28 岁。于 1985 年初口腔反复出现小的溃疡未予治疗。1986 年 10 月因劳累后腰酸乏力，关节疼痛，不思饮食，畏寒怕冷，手足不温，阴部灼痛。在当地按上感治疗 1 周未愈，故来我院就诊，以白塞病入院。检查：体温 37.3℃，面色㿠白，舌胖有齿痕，苔白腻，脉沉滑。在上肢肘部因静脉穿刺留数个黯红色丘疹，外阴部有两处约黄豆粒大小溃疡面，周围红晕，表面覆有白色苔膜。实验室检查：血沉 44mm/h，CRP 10μg/ml，RF（－），ANA 1：40，DNA 2.2%，补体 C_3 1.44mg/ml。证属脾肾虚寒，给予升阳益胃汤加减：黄芪、党参、白术、薏米、附子、桂枝、土茯苓、苦参、紫草、甘草。服用 1 周后病人有口鼻冒火样感觉，心烦不寐，大便干，阴部灼痛。上方去附子、桂枝继续服4周,体倦乏力,四肢关节疼痛明显减轻,能进食,外阴部一处溃疡已愈合,灼痛感减轻,查血沉正常,CRP 5.6μg/ml,补体 C_3 0.87mg/ml,效不更方继续治疗。

【王春荣,张凤山.中医辨证分型治疗白塞病98例.甘肃中医,1989,(2):18～19】

大医有话说

王春荣认为,此患者属脾肾虚寒型,病机为脾虚失运,湿郁化热,湿毒内蕴致口腔及外阴部溃疡;湿热余气未清而致体倦乏力,关节疼痛,湿阻阳气不能外达而手足不温。故应健脾以治其本,苦寒燥湿泻火以治其标,不宜用大辛大热药物如附子、干姜、桂枝等。曾有病人在健脾利湿的基础上,加用了附子、桂枝,服药1周后,病人有口鼻冒火感,大便干,心烦等症。去附子、桂枝,选用升阳益胃汤加减,以扶正固本,振奋脾阳,调理脾肾两脏功能,上述症状消失,疗效满意,与赵炳南所谓"脾阳振中气足,湿热毒邪得化"的经验相符合。

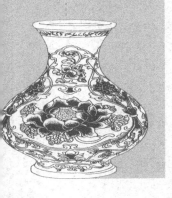

第10章 中医名方帮你远离复发性多软骨炎

　　复发性多软骨炎是一种较少见的炎性破坏性疾病，其特点是软骨组织复发性退化性炎症，表现为耳、鼻、喉、气管、眼、关节、心脏瓣膜等器官及血管等结缔组织受累。复发性多软骨炎可与类风湿关节炎、系统性血管炎、系统性红斑狼疮，以及其他结缔组织病并发，各年龄阶段均可发病，好发年龄为30~60岁，发病无性别倾向。病初常为急性炎症，经数周至数月好转，以后呈慢性反复发作。晚期因起支撑作用的软骨组织遭破坏，出现松软耳、鞍鼻，以及嗅觉、视觉、听觉和前庭功能障碍。

　　本病中医根据病位不同分属不同病证，如病位在耳属"断耳疮"范畴；如病位在鼻属"鼻疮"范畴；如主要以关节肿痛为主属中医"痹证"范畴。

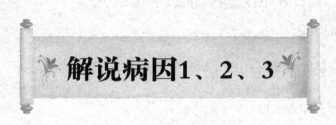

解说病因1、2、3

1. 外感风湿热邪

多由感受湿热之邪,或偏嗜肥甘厚腻,酿湿生热,或脾胃失健,湿邪内生,郁而化热致肝经湿热而发为本病。

2. 营卫不和,痰瘀阻络

营卫之气不调易发痹症,其发病也正如中医所谓"邪之所凑,其气必虚。"湿热之邪久聚于内,加之营卫不和易酿湿成痰化瘀,湿痰瘀皆为病理产物,易流注耳、鼻、关节内脏而发为本病。(见图19)

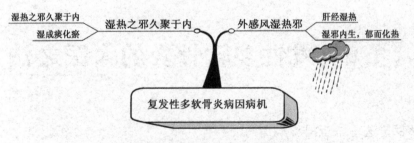

图 19 复发性多软骨炎病因病机

中医治病,先要辨证

1. 肝经湿热证

胁肋部胀痛灼热,或有痞块、厌食、腹胀、口苦泛恶、大便不调、小便短赤或深黄、舌红苔黄腻、脉弦滑数，或寒热往来、呕不能食，或身目发黄，或阴囊湿疹、瘙痒难忍，或睾丸肿胀热痛，或带下黄臭、外阴瘙痒，或外耳湿疹、疖肿疮疡、暴聋。治以清利肝经湿热，方以龙胆泻肝汤加减。

2. 痰瘀阻络证

耳垂耳郭红肿、触痛，皮肤紫黑色，鼻部渗液、溃脓、坏死，关节疼痛或肿胀，皮下结节，舌质暗，苔白腻，脉弦滑或涩。治以活血化瘀，理气消痰，方以活络效灵丹合导痰汤加减。（见图20）

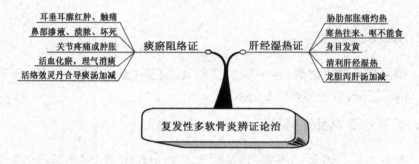

图20　复发性多软骨炎辨证论治

复发性多软骨炎的大医之法

大医之法一：清热化湿解毒方

(1)董振华验方

药物组成：龙胆草10g，黄芩10g，栀子10g，柴胡12g，车前子20g（包煎），通草3g，当归15g，甘草3g，女贞子10g，旱莲草10g，丹参30g，葛根30g，鬼箭羽15g，草决明30g。

功效：清利肝经湿热，活血消肿。

主治:复发性多软骨炎肝经湿热证。

病案举例:

患者,女性,52 岁,主因反复双耳廓红、肿、热、痛 8 个月,双手多关节疼痛 1 月余,于 2004 年 2 月 17 日收住我院免疫科病房。患者 2003 年 6 月下旬无明显诱因出现右耳郭红肿、疼痛,伴皮温升高,未系统诊治;6 个月后左耳郭下部出现红色结节;2004 年 1 月病变逐渐由双耳郭向内侧进展,同时出现双手拇指掌指关节及其余各指近指关节痛,伴晨僵,每天约 10 分钟、活动后缓解,无关节畸形、活动受限。曾予激素及多种抗生素治疗,无明显改善。既往 2002 年于左大腿和右肩曾出现皮下结节,无红肿热痛;结节迅速增大,伴有压痛,无破溃、红肿,在外院手术切除。入院后查补体(C3、C4)、血沉(ESR)、C 反应蛋白(CRP)、类风湿因子(RF)、抗核抗体(ANA)谱、ds-DNA、抗中性白细胞胞浆抗体(ANCA)、自身抗体、快速血浆反应素(RPR)、抗核周因子(APF)、抗角质蛋白抗体(AKA)、抗心磷脂抗体(ACL)、胸像、气管像、心电图、心脏彩超均正常;LA 26.7s,抗可提取性核抗原(ENA)抗体、酸性核蛋白(Sm)和抗核糖核蛋白(RNP)抗体(扩散法)(-);免疫印迹法(+);总补体(CH50)57.6U/ml;血常规:WBC$(10.4 \sim 17.0) \times 10^9$/L、NEUT% 53.8%~81.7%、Ly%15.6%~19.6%;24 小时尿蛋白 0.11g;肌酐清除率(CCr)64.6ml/min;胸部 CT:左下局限胸膜肥厚;双手双膝 X 线像:双侧胫骨隆突增生、左侧尺骨茎突前游离骨。2 次取耳郭活检,病理均示少许退变软骨、纤维组织慢性炎症。考虑复发性多软骨炎诊断成立。予泼尼松和环磷酰胺(CTX)治疗后耳郭红肿热痛明显缓解,关节痛减轻。期间左下肢皮下结节活检报告:脂肪组织中有大量中性粒细胞及淋巴细胞浸润,纤维组织增生,符合脂膜炎。于 2004 年 3 月 12 日出院。出院后激素和 CTX 逐渐减量,但右耳郭仍间断肿痛。2005 年 2 月以来双膝关节酸痛,为进一步诊治于 2005 年 4 月 7 日再次收住我院中医科病房。入院查体 T 35.5℃、R 18 次/分、P 60 次/分、BP 145/80mmHg,周身浅表淋巴结未触及;双耳郭畸形,右耳郭轻度浮肿;查血 ESR、C3、C4、蛋白电泳、Ig,ANA、CRP、抗 ENA 抗体、RF、双手及双膝关节像均基本正常。中医症状:右耳郭肿痛伴耳周麻木,进食后咽部不适,腰酸,双膝关节酸痛,双足拇趾阵发性刺痛,心烦,口苦,烘热汗出,大便干结。舌黯红,苔黄厚腻,脉细滑。辨证为湿热蕴毒,循肝经上蒸于耳郭,兼痰湿阻络。治以清利肝经湿热、活血消肿。方用龙胆泻肝汤合二至丸加减:龙胆草 10g,黄芩 10g,栀子 10g,柴胡 12g,车前子 20g,通草 3g,当归 15g,甘草 3g,女贞子 10g,旱莲草 10g,丹参 30g,葛根 30g,鬼箭羽 15g,草决明 30g。每日 1 剂,水煎服(服用 14 剂)。西药继服泼尼松 10mg 每日1 次、CTX 50mg 隔日 1 次或每日 1 次。期间曾于 4 月 17 日出现左耳小结节伴压痛,经治消失。中西医结合治疗后右耳郭肿痛伴耳周麻木、双膝关节酸痛均好转,于 4 月 21 日出院。2006 年 5 月随诊,右耳郭偶有肿痛,未再出现四肢皮下痛性结节,病情稳定。复查血尿常规、肝肾功能、血沉、IG 均正常,ANA、ANCA、ENA 均阴性,全身骨扫描未见异常。西医:泼尼松减至5mg/d,停用 CTX。中医现症:偶有右耳郭红肿增厚,耳郭灼热感,心烦易急,汗出烦热,口苦,大便干燥,舌质黯红苔黄,脉沉细。治以清利肝胆、活血解毒方药:龙胆草 10g,黄芩 10g,栀子 10g,柴胡 10g,丹皮 10g,赤芍 15g,当归 10g,鬼箭羽 15g,生地 30g,生甘草 5g,皂刺 10g,生薏苡仁 30g,土茯苓30g,连翘 10g,白花蛇舌草 30g,丹参 30g。每日 1 剂,服用 14 剂,并加用帕夫林(白芍总苷胶囊)0.6g,每日 3 次口服。

【王景,屈岭,董振华. 中西医结合治疗复发性多软骨炎合并脂膜炎1 例. 中国中西医结合杂志,2007,27(7):858~859】

(2)曹济航验方

药物组成:玄参 10g,银花 10g,当归 10g,红花 10g,制没药 6g,菊花 10g,茯苓 10g,白鲜皮 15g,生黄芪 15g,生甘草 3g。

功效:清热解毒,祛风胜湿。

主治:复发性多软骨炎肝经湿热证。

病案举例:

张某,男,62 岁,工人。因左耳郭反复肿胀疼痛,发热 4 月余,于 1999 年5 月 18 日入院。患者自诉于 1999 年 1 月无明显诱因出现左耳郭红肿、微痒、轻度疼痛、无渗液。同年 3 月出现腰骶部疼痛,否认药物过敏史及家族遗传史。检查:T 37.3~37.9℃,BP 135/90mmHg,心肺听诊无异常,肝脾(一)。左耳郭弥漫性充血肿胀,轻压痛,无渗出,左外耳道红肿狭窄。实验室检查:胸透正常,心电图正常,肝肾功能正常。血常规波动在:WBC$(3.18~11.61)\times10^9$/L,GRA 83%~89%,Lym 10%~15%,ESR 65mm/h,抗"O"<500,类风湿因子正常,抗核抗体正常,HLA-B27(一),蛋白电泳:A 53.0,α213.0,β14.0,L 17.0,免疫球蛋白正常。舌苔薄白、质淡,脉弦。证属热毒壅滞,治则清热解毒,祛风胜湿。取方四妙勇安汤合仙方活命饮化

裁,药用玄参10g,银花10g,当归10g,红花10g,制没药6g,菊花10g,茯苓10g,白鲜皮15g,生黄芪15g,生甘草3g,外敷玄明粉。同时给予地塞米松10mg,脉络宁20ml静滴,口服罗红霉素0.25g,每日2次。连用5天后,地塞米松剂量减半,又连用5天后,停地塞米松和罗红霉素,继服中药。6月28日双眼出现水肿,眼科会诊为过敏性结膜炎、腰骶部疼痛,风湿科会诊考虑为结缔组织病,符合复发性耳软骨炎诊断。改服中药七星剑汤加减,以清热疏风。药用麻黄6g,金银花10g,蒲公英15g,紫花地丁15g,半枝莲15g,干地龙15g,蝉衣5g,丹皮10g,赤芍10g,碧玉散(包)15g。经治疗1个半月病情基本控制,左耳郭萎缩至2/3,红肿消退,于7月9日出院。

【曹济航.耳郭复发性多软骨炎的中西医结合治疗.中国中西医结合耳鼻咽喉科杂志,2002,10(1):31~32】

大医有话说

以上二方以清利肝经湿热为主。但诸家各有特点。董振华认为,本病病位在肝(胆)脾(胃)经,病机为平素脾失健运,痰湿内生,加之风热外袭,湿热合邪,循肝胆经上蒸于耳郭,阻滞气血,形成热毒蕴结,故而发生局部红肿疼痛。治法宜以清利肝胆湿热,活血解毒消肿为主,用龙胆泻肝汤加味。龙胆泻肝汤出自《医方集解》,为泻肝胆实火、清下焦湿热的代表方剂。方中龙胆草大苦大寒,具有上清肝胆实火,下清下焦湿热之功,泻火除湿,为君药。黄芩、栀子苦寒,泻火解毒、燥湿清热,为臣药。木通、车前子清热利湿,同为佐药,木通易致肾损害,改予通草;用生地黄、当归滋阴养血,使祛邪而不伤正;柴胡引诸药入肝胆,并疏肝解郁;上六味皆为佐药。甘草为使,可缓苦寒之品防其伤胃及调和诸药。在原方基础上加鬼箭羽、皂刺、丹参等活血通经、消肿散瘀止痛;白花蛇舌草、连翘、土茯苓、生薏苡仁等,以增清热祛湿解毒之功。曹济航认为,本病与肝(胆)脾(胃)经有关。胃经湿热、循肝胆经上行于耳,热腐肉败。平素脾胃虚弱者,痰湿内生,属痰湿之体,加之风邪外犯,挟痰湿外窜耳郭,痰浊凝滞而为肿,痰浊属阴邪,其性凝滞,故结而为肿,肤色大变。临证以热毒寒盛兼痰湿为多见。治则清热利湿,方取龙胆泻肝汤或五味消毒饮或仙方活命饮或四妙勇安汤加减。热毒盛者,加强清热泻火之品,如黄连、石膏等;痰湿重者,加大贝母、苍术等;风邪为盛者,加祛风之品为蝉衣、干地龙、荆芥等。

大医之法二：祛瘀化痰方

搜索

（1）张镜人验方

药物组成：当归、白芍、丹皮各 9g，茅梅根 30g，桑枝 15g，秦艽、刘寄奴、怀山药、牛膝各 9g，野荞麦根 30g，玉蝴蝶 6g，嫩射干 5g，白花蛇舌草 30g，谷芽 12g。

功效：活血化瘀，清热和营。

主治：复发性多软骨炎瘀血阻络证。

病案举例：

夏某某，男，46 岁，1989 年 5 月 26 初诊。1979 年 10 月出现双耳郭肿痛，用小剂量泼尼松（15mg/d）治疗后缓解，后每年双耳郭肿痛发作多次，伴双眼结膜充血，咽喉疼痛嘶哑，同时有颞颌关节肿痛，掌指、腰骶、足背关节疼痛，活动欠利，气短乏力，面色晦暗，舌苔薄黄腻，舌质黯红，脉细滑。查血沉 63mm/h，CRP 阳性，ANA 弱阳性，免疫球蛋白 IgG 12g/L，IgA 2.4g/L，IgM 1.3g/L，免疫复合物 0.04OD；耳软骨病理切片示"软骨纤维增生变性，软骨基质见淋巴细胞浸润，血管扩张充血，部分区域有钙盐沉积"，符合复发性多软骨炎的病理诊断。中医辨证：血瘀挟痰胶滞脉络，流注关节，郁而化热。治拟活血化瘀，清热和营。处方：当归、白芍、丹皮各 9g，茅梅根 30g，桑枝 15g，秦艽、刘寄奴、怀山药、牛膝各 9g，野荞麦根 30g，玉蝴蝶 6g，嫩射干 5g，白花蛇舌草 30g，谷芽 12g。服用 14 剂耳郭肿痛及颞颌关节肿痛减轻，咽喉疼痛嘶哑好转，上方加炒黄芩 9g、广郁金 9g，再服 20 剂，双耳郭肿痛、双眼结膜充血及咽喉疼痛嘶哑均见瘥，颞颌关节肿痛，掌指、腰骶、足背关节疼痛明显缓解，出院门诊随访。2 个月后疾病又复发，出现双耳郭肿痛，眼结膜充血，咽喉疼痛嘶哑，双膝、足背关节疼痛，治疗继予活血化瘀，清热和营，用药在前方基础上加减，服 14 剂，症状缓解，疾病得以控制。

【周芳军．中医结合治疗复发性多软骨炎．中医杂志，1996，37（3）：149～150】

（2）胡陟验方

药物组成：川芎 10g，丹参 10g，桃仁 10g，红花 10g，生地 10g，赤芍 10g，丹皮10g,玄参10g,当归10g,六一散(包)15g。

功效:活血化瘀,清热凉血。

主治:湿热蕴结、血脉瘀热。

病案举例:

李某,女,34岁,工人。因左耳郭阵发性疼痛伴红肿、发热,于1999年9月23日住院治疗。否认耳郭外伤、全身感染等诱因。诉自幼体弱、对多种抗生素(青霉素、四环素等)过敏。1992年因右耳郭突发性红肿、坏死、萎缩,在他院作全耳郭切除。1994年7月左耳郭又复出现红肿、疼痛、渗出、皮肤紫黑入我科。检查:T 37.4℃,BP 95/70mmHg,心肺正常。左耳垂皮肤紫黑色,耳郭红肿、触痛、外耳道微肿。1周后整个耳郭红赤、耳垂紫黑色扩展至耳甲腔,并形成紫血泡,破溃后有淡黄黏稠液体渗出。实验室检查:胸透(一),心电图:(一),血常规:PLT 40×10⁹/L,WBC(2.17～3.21)×10⁹/L,LYM 32%,MID 0.3%,GRA 69%,ESR 40mm/h,肝功能、肾功能、免疫球蛋白、抗核抗体、蛋白电泳均正常,HLA-B27(一),抗"O"＜500U。舌苔黄腻,脉细弦。证属湿热蕴结、血脉瘀热。中医治拟清热凉血活血,药用生地10g、赤芍10g、丹皮10g、玄参10g、当归10g、川芎10g、丹参10g、桃仁10g、红花10g、六一散(包)15g。每日1剂,水煎服。同时给予泼尼松60mg晨8时顿服。服药10天后左耳郭红肿明显减轻,皮肤由紫黑转红,渗出消除。服药半月后耳郭皮肤恢复正常,脱痂,无萎缩。准予出院转门诊巩固治疗。泼尼松按常规递减撤除,中药改为益气活血,药用黄芪30g、赤芍10g、川芎10g、当归10g、丹参10g、桃仁10g、红花10g、干地龙10g、六一散(包)15g、焦山楂15g。每日1剂,水煎服,连用20剂。后随访5年病未发作。

【胡陟,曹济航.中西医结合治疗耳郭复发性多软骨炎验案举隅.南京中医药大学学报,2006,22(2):120～121.】

大医有话说

以上二方着重复发性多软骨炎中的瘀、痰因素,故以祛瘀化痰为主。但诸家各有特点,张镜人认为复发性多软骨炎所表现的耳鼻肿痛、目赤、声嘶、关节肿痛等一系列病症,似中医痹证,本病多由先天禀赋不足,正气虚弱,卫外不固,或素体痰湿壅盛,外感热毒、瘀血、痰热凝滞于经络,逆于腠理,流注关节,久则流连筋骨,损及内脏。本病与一般痹证不同,发病表现以头面诸窍肿痛、充血为主,可同时侵犯多个内脏,或更重更深。疾病往往虚实夹杂,且易于反复。治疗药用当归、丹皮、广郁金、刘寄奴、茅梅根等活血化瘀、清热和络;炒黄芩、野荞麦根、白花蛇舌草、嫩射干、玉蝴蝶等,清热化痰、利耳鼻咽喉诸窍;桑枝、秦艽、淮山药、牛膝蠲痹通络,补益肝肾。胡陟认为本病以耳部症状为主要临床表现的在中医可归属于"断耳疮"范畴,其病位与肝(胆)、脾(胃)、心经有关,病理因素为风邪、热毒、痰湿、血瘀,其病理机制为患者平素脾失健运,痰湿内生;或胃经湿热,循肝胆经上行于耳;加之风邪外犯,挟痰湿上窜耳郭,痰浊凝滞而为肿;热毒壅盛、血脉瘀阻、热腐肉败,则肤色异常改变、渗液、溃脓、坏死。其治法治则以活血凉血为主,佐以清热解毒、祛风渗湿。

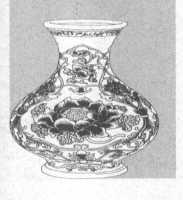

第11章 患了结节性脂膜炎，中医辨证治

结节性脂膜炎是一种原发于脂肪小叶的非化脓性炎症，1892年Pfeifer首先记载本病，1925年Weber进一步描述它具有复发性和非化脓性特征，1928年Christian强调了发热的表现，此后被称为特发性小叶性脂膜炎或复发性发热性非化脓性脂膜炎，即韦伯病。结节性脂膜炎病因不明，其组织病理学特征是：早期为脂肪细胞变性、坏死和炎症细胞浸润、伴有不同程度的血管炎症改变；继之出现以吞噬脂肪颗粒为特点的脂质肉芽肿反应、可有泡沫细胞、噬脂性巨细胞、成纤维细胞和血管增生等；最后皮下脂肪萎缩纤维化和钙盐沉着。本病好发于女性，约占75%，任何年龄均可发病，但以30~50岁最为多见，发病率无种族差异。

本病相当于中医痰核、痰痹范畴。

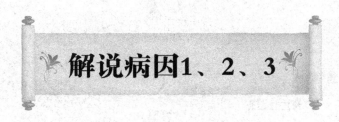

1. 脾肾亏虚

本病发病与先天禀赋相关。先天为肾主，若肾气亏虚，即所谓免疫缺陷，是脂膜炎发病主要原因；该病能直接影响消化器官功能，长期可导致消化不良，呈现贫血、消瘦、抗病力低下等脾虚表现。人以脾为本，主肌肉及四肢，而脂膜炎好发四肢肌肉，脾病故也。

2. 湿热壅滞

本病急性发作期出现发热，皮下结节红肿热痛，皆热毒炽盛，伤及血络，有弥漫三焦之势，《诸病源候论》载："恶核者，肉里忽有核，累累如梅李，小如豆粒，皮肉燥痛，左右走身中，卒然而起。此风邪挟毒所成，初得无常处，多恻恻痛，不即治，毒入肤，烦闷恶寒即杀人。"

3. 气滞血瘀痰凝

风热毒邪入里，湿热壅滞，下伏肠腑，上扰咽喉，外蕴肌肤，日久侵及经脉而见瘀血阻络，湿热瘀阻，津液运化失司，凝聚留结则成痰核。《东医宝鉴》载："块是有形之物，气不能成块，乃痰与食积死血也。"（见图21）

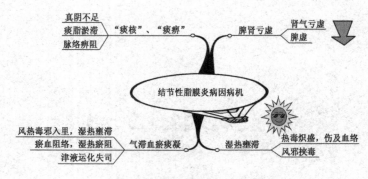

图21 结节性脂膜炎病因病机

中医治病，先要辨证

1. 湿热壅滞证

多见于结节性脂膜炎急性期，症见发热，全身关节灼热疼痛，双下肢水肿，按之凹陷，不能站立活动，四肢、颈、胸部起红色斑疹，皮下触及结节，压痛明显，咽喉红肿疼痛，纳呆，口干苦，小便短黄，大便干结，舌质黯红，苔根部黄垢腻。治以清热利湿，化瘀通络，方以三仁汤加减。

2. 气滞血瘀证

多见于结节性脂膜炎间歇期，症见出现少数皮下硬节，消退后反复发作。渐上肢、腰腹、臀部也相继出现，结节增多，伴有低热、乏力、关节肌肉痛，面色微显苍白，舌质紫黯、苔白，脉沉涩。治以活血化瘀，行气祛痰，方以血府逐瘀汤加减。

3. 脾肾亏虚证

多见于结节性脂膜炎慢性期，症见四肢皮下流痰结节，面色萎黄，食纳不佳，便溏，四肢倦怠，尿清，舌苔浊白腻，边多齿印，脉细弱。治以补脾益肾，化痰祛瘀，方以右归丸合四君子汤加减。（见图22）

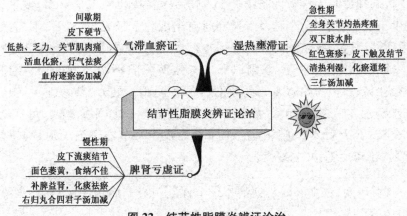

图22 结节性脂膜炎辨证论治

结节性脂膜炎的大医之法

大医之法一：清热化湿解毒方

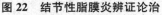

(1)黄玛丽验方

药物组成：紫花地丁、银花各20g，连翘、桃仁、红花、赤芍、牡丹皮、乳香、没药各15g，丹参30g。

功效：清热解毒，活血化瘀。

主治：结节性脂膜炎湿热壅滞证。

病案举例：

李某某，女，31岁。1985年12月4日初诊。四肢反复成批出现皮下结节，伴全身发热、倦怠、膝关节酸痛，于1个月前入院。体验：右股内侧6个孤立的皮下结节，直径1～2cm；呈环形排列，较坚实，有轻触痛，结节与皮肤粘连，表面皮肤呈淡红色，亦可见原皮下结节消退后遗留的皮肤色素沉着。白细胞(2.4～4.3)×10^9/L，血沉55mm/h，抗"O">500U。取右股内侧皮下结节活检,病理诊断为结节性脂膜炎。入院后体温持续在 39～40℃,皮下结节多发生于双下肢股部,小腿及上臂亦时有出现。全身乏力,口苦,咽痛,小便黄,舌质红,苔黄,脉弦细滑数。经用青霉素、庆大霉素及氨苄青霉素治疗无效。中医诊断为"恶核"。系因风邪挟毒致使阴阳不调,气血失和,经脉阻滞,凝集肌肤。拟清热解毒,活血化瘀,调和阴阳。处方:紫花地丁、银花各20g,连翘、桃仁、红花、赤芍、牡丹皮、乳香、没药各15g,丹参30g。每日1剂,分2次服。2天后体温渐降至正常,1周后皮下结节亦逐渐消退,维持治疗1月多。半年后随访,未复发。

> 【黄玛丽,江文心.辨证治疗结节性脂膜炎.四川中医,1988,(9): 40～41】

(2)秦德声验方

药物组成:苍术 9g,桂枝 9g,石膏 30g,知母 9g,甘草 9g,羌活 9g,独活 9g,生地 15g,丹皮 9g,赤芍 9g,当归 9g,大青叶 9g,土茯苓 30g,防己 18g。

功效:清利湿热,凉血解毒。

主治:结节性脂膜炎湿热壅滞证。

病案举例:

刘某某,女,68 岁。主诉:发热月余,伴两下肢疼痛,起结节。于 1978 年 8 月 22 日入院。患者于 7 月下旬开始感觉低热,伴有两下肢坠胀疼痛,双侧膝关节尤剧。曾服中药无效。至 8 月中旬后,体温逐步升高达 39℃ 以上,下肢酸胀疼痛加剧,且畏寒、胸闷、干呕。门诊给青霉素、水杨酸钠等治疗,体温逐渐减退,但下肢酸胀疼痛不减轻,遂以风湿性关节炎收住。查体:双侧膝踝关节外观无肿胀,活动正常。两大腿内侧及小腿屈侧可触及多个约黄豆大至蚕豆大不等之皮下结节,推之不移,有触痛,局部肤色无改变。膝踝关节周围未见环形红斑,亦未触及皮下结节。实验室检查:白细胞 15.2× 10^9/L,中性 78％,血沉 89mm/h,其余正常。皮下结节病理切片送检诊断为"结节性脂膜炎"。中医辨证:患者形体丰盛,发热月余,两下肢酸胀坠痛,皮下可摸及多个硬结,且有口苦、胸闷、反酸。诊得脉象弦滑而数,舌质红苔灰腻。多由湿热久恋经络,痰凝血瘀气滞所致。议先清利湿热,兼以凉血解毒为法,拟苍术桂枝白虎汤加减。处方:苍术 9g,桂枝 9g,石膏 30g,知母 9g,甘草 9g,羌活 9g,独活 9g,生地 15g.,丹皮 9g,赤芍 9g,当归 9g,大青叶 9g,土茯苓 30g。上方服 3 剂后,下肢疼痛稍有减轻,皮下结节如故。于上方加防己 18g，服 8 剂。下肢酸痛明显减轻，皮下结节较前缩小，触痛亦减。上方再加丹参 30g、夏枯草 30g、牛膝 9g，再服 7 剂。服完，皮下结节基本消退，察其舌苔较前转薄，但舌质黯红，此湿热已去，瘀象外露之机，再拟活血化瘀，解毒散结，击鼓再进，以期荡涤余邪。处方：桃仁 9g，红花 9g，黄柏 9g，苍术 12g，牛膝 9g，生地 12g，赤芍 9g，当归 9g，川芎 9g，夏枯草 30g，土茯苓 30g。服 11 剂，皮下结节不复触知，临床诸症若失。出院时复查血沉降至40mm/h，周围血象正常。

【秦德声. 结节性脂膜炎一例治验. 北京中医杂志，1986，(4)：47】

(3)田明涛验方

药物组成：藿香 10g，白豆蔻 10g，石菖蒲 10g，栀子 10g，木通 10g，甘草 10g，茵陈 10g，滑石 10g，黄芩 15g，连翘 10g，川贝 15g。发生于下肢、臀部，加川牛膝 15g；湿重，加厚朴 10g、薏苡仁 10g；热重，加生石膏 15g、知母 15g。

功效：清热利湿，解毒散结。

主治：结节性脂膜炎湿热壅滞证。

【田明涛，张吉玲，张义娟. 中西医结合治疗复发性发热性结节性非化脓性脂膜炎 9 例. 中国中西医结合杂志，2000，20(8)：633】

大医有话说

以上三方抓住感受湿热之邪为结节性脂膜炎主要病因病机，故均采用清热化湿解毒大法，但诸家各有特点。黄玛丽认为本病应按中医"恶核"为治，投以清热解毒药阻止病邪继续传变，加活血化瘀药疏通经脉，软坚散结，以达调和阴阳，取得良效。秦德声认为本病病因尚不明了，可能为各种外源性或内源性刺激引致的一种非特异性反应。本病诊断除临床所见之皮损外，最后确诊有赖病理检查。从本病的临床特点来看，似属痰热内蕴、经络受阻、郁而成结，但系因外感湿热之邪引动内生痰热所致，故选用苍术桂枝白虎汤以燥湿清热，辅以羌活、独活以祛风止痛，更以大青叶、土茯苓、丹皮、归芍等加强活血解毒之作用。临床症状明显改善后，为使结节消散，可最后伍以桃仁、夏枯草、丹参等活血化瘀破结。田明涛认为本病临床少见，原因不明，为可能与外源性或内源性刺激有关的非特异性反应或变态反应性疾病，多见于 20～40 岁女性，皮损好发于双下肢、臀部，发热是其常见症状，病情多反复,实验室检查无特异性价值,西医治疗以皮质类固醇激素、细胞毒免疫抑制剂为主。中医根据其皮损好发于臀部、双下肢,且病情缠绵难愈、发热等特点,可将本病划归"湿热病"范畴。方中石菖蒲、藿香、白豆蔻芳香化浊,宣畅气机,以醒脾运湿;茵陈、滑石、木通清热利湿,导湿从小便而去;栀子清泄三焦湿热;川贝清热散结;黄芩、连翘清热解毒;甘草调和诸药;湿重,加厚朴、薏苡仁以祛湿和胃;热重,加生石膏、知母以清热泻火。采用中西医结合治疗可以减少激素用量及副作用,缩短病程。

大医之法二:活血化瘀解毒方

搜索

(1)曾宪文验方

药物组成:当归15g,丹参30g,桃仁15g,红花10g,川芎10g,甲珠15g,地龙10g,牛膝15g,白花蛇舌草30g。兼有湿热者,加苍术、黄柏;寒甚者,加桂枝、草乌。

功效:活血化瘀,清热利湿。

主治:结节性脂膜炎气滞血瘀证。

病案举例:

刘某,男,56岁。新邵酒厂退休工人。于8年前出现四肢有大小不等之皮下结节,伴关节酸痛,活动欠佳,时有发热,常年乏力,小便黄。经多家医院按风湿性关节炎、类风湿关节炎治疗,症状当时得到控制,停药后又复发,且皮下结节逐渐增多。后经省医院取皮下结节组织切片检查确诊为结节性脂膜炎。用消炎痛、泼尼松等药治疗无效,遂来我院求诊。查:面色姜黄,舌质红、舌系带静脉淤阻、苔黄微腻,脉滑数。治宜活血化瘀,清热利湿。药用当归15g,丹参30g,桃仁15g,红花10g,川芎10g,甲珠15g,地龙10g,牛膝15g,白花蛇舌草30g。加苍术、黄柏各10g,薏苡仁30g。5剂后患者诉自觉症状减轻,再进10剂后诉皮下结节较前减少,续服原方30剂后,皮下结节基本消失,关节不痛,活动自如,随访1年无复发。

【曾宪文.活血化瘀法治疗结节性脂膜炎5例.湖南中医杂志,1993,9(2):49~50】

（2）张治华验方

药物组成：丹参 40g，红花 15g，牛膝 15g，当归 15g，川芎 10g，穿山甲 15g，地龙 10g，桂枝 20g。

功效：活血化瘀，温经通络。

主治：结节性脂膜炎气滞血瘀证。

病案举例：

某男，42岁，已婚，工人。1968年先在下肢陆续出现少数皮下硬节，消退后反复发作。渐上肢、腰腹、臀部也相继出现，结节增多，伴有低热、乏力、关节肌肉痛。多于冬春两季复发。右小腿曾有一结节破溃流出油状物，愈后留下一瘢痕。体检：体温 36.4℃，发育营养一般，心肺正常，肝脾未及，浅部淋巴结可触及。皮肤、四肢、腰腹、臀部可见数十个指甲大、核桃大皮下结节或浸润性斑块，有少数隆起皮表与表皮粘连，境界不清，皮色正常或稍红，触痛质硬。右小腿屈侧见一杏核大凹陷性疤痕，间有色素沉着和皮下萎缩。实验室检查：血色素 16.6g，白细胞 10.76g，分叶 66，淋巴 30，嗜酸 4，嗜酸细胞计数 473，血沉 24mm/h，类风湿因子（一），尿常规、胸透、心电图均正常。病理组织检查：皮肤组织真皮内有散在炎性细胞浸润，皮下纤维细胞增生，并有脂肪坏死及炎性细胞浸润，主要为单核细胞和吞噬细胞（病理片号1754）。诊断：结节性脂膜炎。中医检查：面色微显苍白，舌质紫黯、苔白，脉沉涩。素日畏寒，不渴，尿多，关节肌肉痛，遇冷加剧。证属素体阳虚，寒邪客于血脉，血为寒凝，经脉阻滞，凝聚肌肤所致。治宜活血化瘀，温经助阳通络。基本方用：丹参 40g，红花 15g，牛膝 15g，当归 15g，川芎 10g，穿山甲 15g，地龙 10g，桂枝 20g。连服 27 剂，结节消退，改服秦艽丸半个月。随访 1 年未复发。

【张治华．中医治疗结节性脂膜炎 2 例．中西医结合杂志，1983，3（6）：363】

大医有话说

以上二方侧重活血化瘀，但诸家各有特点。曾宪文认为结节性脂膜炎病因不十分明了，多数学者认为系由于过敏性血管炎累及皮下脂肪产生局限性炎性结节所致，西医均采用消炎止痛、激素等药物治疗，效果不佳，常反复发作。本病多属中医"瘀症"范畴，临床较为少见，故用活血化瘀法治疗效果满意。张治华认为应用活血化瘀中药治疗结节性脂膜炎,均获较好疗效。现代医学研究证明,活血化瘀药如丹参、红花、当归、川芎等可扩张冠状动脉,增加血流量,改善微循环,加快血液流速和控制感染,促进增生性病变转化和吸收。

大医之法三:补脾益肾方

搜索

(1)景洪贵验方

药物组成:黄芪 30g,党参 20g,银花 30g,连翘 30g,丹皮 15g,红花 12g,当归 15g,川芎 15g,枳壳 15g,荔枝核 15g,木通 30g,苡仁 30g,枸杞 30g,牛膝 30g,威灵仙 15g,鬼针草 30g。

功效:益气补肾,凉血解毒,除湿散瘀。

主治:结节性脂膜炎脾肾亏虚证。

病案举例:

陈某,女,80 岁。1999 年 6 月 2 日初诊。多发性关节周围皮下硬结,红肿疼痛 24 年,加重 12 天。患者 24 年前出现双踝及右膝关节周围皮下硬结、疼痛。常因感冒、劳累或冬季加重,并伴局部红肿压痛,关节活动受限,甚则发热身痛,不思饮食,疲乏无力。当地诊断风湿性关节炎,急性期点滴青霉素、地塞米松,缓解期服去痛片、消炎痛、雷公藤片及中药。亦用针刺,按摩,TDP 治疗。12 天前来绵阳探亲,居处潮湿,诱发诸症加剧。慕业师之名应诊。查见腰部数个皮下结节,右踝关节皮下 4 个结节,约 3cm×2cm,质硬压痛红肿,脚不着地。舌质黯红,苔白厚,脉弦数,体温 38.3℃。血常规 WBC $10.4×10^9$/L,RBC $3.2×10^{12}$/L,HB 94g/L,N 0.82。抗"O"、类风湿因子、C 反应蛋白正常。诊为脂膜炎。予益气补肾,凉血解毒,除湿散瘀。药用银花 30g,连翘 30g,丹皮 15g,红花 12g,当归 15g,川芎 15g,枳壳 15g,荔枝核 15g,木通 30g,苡仁 30g,西杞 30g,牛膝 30g,黄芪 30g,威灵仙 15g,鬼针草 30g。2 剂,水煎取汁,日 3 服夜 1 服,同时外贴消炎止痛膏。二诊:1999 年 6 月 5 日,服上方后发热身痛尽去,测体温 36.7℃,皮下结节缩小,红肿减轻,皮色变褐,疼痛减,能倚杖步行来诊。前方黄芪易白人参 15g,去木通防久渗伤阴,去灵仙,代以苍术 30g,既燥湿又健脾,增进食欲,改善贫血,去当归之润、川芎之烈,加浙贝软坚散结,又 3 剂并结合外治同前。三诊,1999 年 6 月

12 日,红肿消,疼痛止结节缩小但质硬。去前方之银花、连翘、丹皮,加黄芪重在益气,加鸡血藤 30g、女贞子 30g,养血补肾,加神曲 30g、甘草 10g,健中助消化。

【吴远明,杨建华.景洪贵治疗结节性脂膜炎经验.实用中医内科杂志,2000,14(1)46】

(2)张绚邦验方

药物组成:太子参、紫草、海浮石各 12g,生苡仁 50g,仙灵脾、桃仁各 10g,蒲公英各 30g,留行子 9g,茯苓 15g,人工牛黄(冲)0.5g,碧玉散(包)12g,仙茅、白术、留行子、仙灵脾各 10g,鹿衔草 30g。

功效:益气温肾,利湿化痰。

主治:结节性脂膜炎脾肾亏虚证。

患者孙某某,女,45 岁。汉族,已婚,2000 年 9 月 11 日诊。主诉:四肢皮肤肿痛伴皮下结节间歇发作 10 余年,近 10 天加重。15 年前曾患扁桃体炎,未予重视,渐出现双前臂及双下肢皮下结节,肿痛难忍,去军区某医院检查并做活检,诊断为结节性脂膜炎。经治疗疼痛缓解后出院,以后每年均有上述症状发作,经多家医院治疗,症状仅得缓解,未能治愈。10 天前不慎受凉,加之劳累,又出现咽痛,双臂及双足皮肤红肿胀痛难受,可触及皮下结节多枚,触痛明显,全身疲乏,行走困难,在当地医院治疗无效,遂来我所住院。体检:T 36.2℃,P 74 次/分,R 21 次/分,BP 21.9/12.6kPa。神清,表情痛苦,面色白,全身皮肤及巩膜无黄染,浅表淋巴结不肿大,咽部不红,扁桃体Ⅱ度肿大;肺部听诊清音,心率 65 次/分,心律齐,各瓣膜区未闻及病理性杂音;腹软无压痛,肝脾未触及;脊柱及四肢无畸形,双臂及双足皮肤红肿,可触及皮下结节多枚,触痛明显。神经系统检查,生理反射存在,病理反射未引出。苔薄白、质红,脉弦。实验室检查:白细胞 22.6×10^9/L,血沉40mm/h,血糖 9.6mmol/L,血钙 1.28,尿糖(+++),尿蛋白微量,其余检查包括红细胞、血、尿淀粉酶、血尿酸、抗"O"、类风湿因子、肝功、肾功及血钾、钠、氯离子等均正常。入院时根据双臂及两足皮肤红肿疼痛,可触及皮下结节,汗多,口干欲饮,夜寐不宁,舌质红、苔薄白,脉弦。辨证属热痹,拟清热利湿、祛风止痛法。方药:银花、忍冬藤各 15g,土茯苓、炒麦芽、白花蛇舌草各 12g,蜀羊泉 19g,黄芪、当归各 10g,浮小麦、生苡仁各 30g,冬瓜子皮各 12g,防己、白芥子、浙贝母各 9g,煅龙牡各 30g(先煎),丝瓜络、生甘草各 6g。7 剂。2000 年

9月18日,请乐德行主任医师会诊:双臂及双足皮肤红肿疼痛稍减,皮下结节触痛明显,汗出仍多,纳可寐宁,舌质淡、苔白腻,脉弦。湿热蕴蒸,营卫不和,拟苍术白虎汤加味。生石膏40g,防己、苍术各12g,知母10g,薏苡仁、土茯苓各30g,赤芍15g,丹参皮各12g,桂枝、蔻仁、生草各6g,佩兰9g。7剂。2000年10月12日,服上方调治后,四肢皮肤疼痛白天减轻,夜间仍作,汗出已止,口不干,苔浊腻、质淡,脉弦。再拟清利湿热为主,用三仁汤加味。蔻仁6g,赤芍、杏仁各20g,薏苡仁、土茯苓各30g,橘红、制没药、五灵脂、羌活、厚朴各9g,滑石12g,通草3g。7剂。2000年10月18日,请张绚邦主任医师会诊:结节性脂膜炎几度发作已17年,四肢皮下流痰结节,在激素及中药治疗中,面色白,浮虚,舌苔浊白腻、边多齿印,脉细弱。脾肾两虚,湿浊弥漫,拟益气温肾、利湿化痰泄浊法。太子参、紫草、海浮石各12g,生苡仁50g,仙灵脾、桃仁各10g,鹿衔草、蒲公英各30g,留行子9g,茯苓15g,人工牛黄(冲)0.5g,碧玉散(包)12g。7剂。2000年10月25日,张绚邦主任医师复诊:结节性脂膜炎,四肢皮肤结节肿痛,经治疗已有减轻,但夜间疼痛仍剧,激素已在减量,中药再拟益肾培元清热利湿法。仙茅、白术、留行子、仙灵脾各10g,鹿衔草50g,蒲公英15g,徐长卿9g,猪茯苓各15g,生苡仁30g,泽泻、防己各12g,乌梢蛇6g。7剂。后继以上方加减治疗,四肢皮肤结节疼痛明显减轻,全身精神增加,可以行走活动,纳便正常,实验室检查白细胞恢复正常,血沉曾降至35mm/h,但尿检中出现白细胞(+)~(+++),并查到霉菌,经停用抗生素并用大扶康注射液静点后恢复正常。

【乐永红.中西医结合治疗结节性脂膜炎1例.新疆中医药,2002,20(2):37~38】

大医有话说

　　以上二方均以补脾益气温肾为主,认为脾肾亏虚是结节性脂膜炎发病之根本,且反复发作易伤及脾肾,但各有特点。景洪贵认为脂膜炎发病与先天禀赋有关关。先天为肾主,后天为脾生,若肾气亏虚,脾气虚弱是脂膜炎发病主要原因。故健脾益肾是治愈脂膜炎关键。其认为,气虚者补其上,选人参(党参)、黄芪以益气健脾,三者所含多糖及皂甙,不仅对细胞免疫及体液免疫有调节作用,而且还可诱生干扰素,提高机体对有害物质的耐受力。其中黄芪还可促进肾上腺素分泌机能,发挥抗炎作用。精虚者补其下,常用枸杞、女贞子、怀牛膝以补肾强身。张绚邦认为结节性脂膜炎现代医学属于结缔组织病，又称胶原病，这是一种严重威胁人类健康的疾病，已引起世界医学领域的高度重视。中医对此病虽早有认识，但病名不统一，治疗方法又比较简单。中医曾将本病归入痹证，但症状又不十分相同，因为本病除四肢肌肉疼痛以外，尚有痰核，痰核属中医外科病。其病因，《外科活人定本》一书认为"由湿生痰，痰生气，气结而成。"《医宗金鉴·外科心法》认为"由风火气郁，结聚而生"，其"毒根最深，极难软熟"，治愈不易。但终以脾肾亏虚为根本，故应用仙茅、仙灵脾、鹿衔草等温肾药后，收到较好的效果，保证了激素逐渐减量，症状反复不明显，这是中西医结合治疗本病的一个尝试。

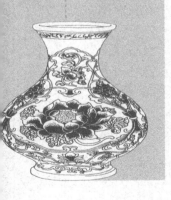

第12章 看专家怎么治疗 结节性多动脉炎

结节性多动脉炎(PAN)又称结节性动脉周围炎、多脉管炎、坏死性脉管炎，是一种累及中、小动脉的坏死性血管炎。起病急骤或隐匿，可累及人体任何器官，但以皮肤、关节、外周神经、胃肠道和肾受累最为常见。该病在美国的发病率为1.8/10万人，我国尚无详细记载。男性发病为女性的2.5～4.0倍，年龄几乎均在40岁以上。其临床表现多种多样，可局限在皮肤，也可累及多器官或多系统，中医学中很难用一个独立的病证来归纳，在中医文献中也无相似的病名，仅有类似症状报道，如"肌肉疼痛、皮肤发斑、皮色黯黑或苍白，或皮肤甲错、红纹赤缕、脉搏微弱或无脉"等；现代医学通常将之归属于"脉痹"、"血痹"范畴。

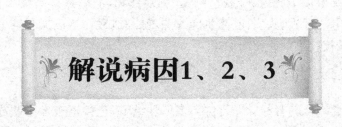

本病多因脏腑阴阳失调,尤以肝肾气阴两虚,正气不足,复感外邪,风寒湿热毒邪侵袭经脉,深入脏腑,瘀滞痰凝,气血运行受阻而成脉痹或血痹。风寒湿邪侵入血管,血凝不畅,阻隔气机脉络,故见结节、疼痛;阴虚不能濡养肝木,肝火偏亢而内动,故见头痛眩晕;心阳不足,温煦无力,心血痹阻,可有胸痛、心悸等。病位主要在血脉,病变可波及全身。病机为本虚标实。(见图 23)

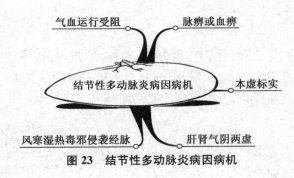

图 23　结节性多动脉炎病因病机

中医治病，先要辨证

1. 热毒阻络证

患处脉络红热灼痛或有条索状物,或沿经脉循行排列多形结节,色鲜红或紫红,按之则痛,发热、腹痛、关节痛,或肢端溃烂,身热,口渴不欲饮,或便血或尿血或咯血,尿液黄赤,舌红,苔黄,脉滑数或弦数。治以清热祛湿、活血消瘀,方以茵陈赤小豆汤、四妙勇安汤加减。

2. 营卫不和证

四肢结节以下肢为甚，肤色黯紫，结块压痛明显，或伴有瘀斑或网状青斑，发热恶风，汗出、头痛，肢体肌肉疼痛，脉细或弱。治以调和营卫、祛邪消瘀，方以桂枝合桃红四物汤加减。

3. 脾肾不足证

沿下肢内侧脾肾经脉循行排列多形性结节，色接近正常皮肤或稍偏白，无压痛或少许压痛，神疲乏力，少气懒言，食少便溏，腰膝酸软，苔薄白或有齿痕，脉沉细。治以补益脾肾、化瘀通络，方以归脾丸合右归丸加减。

4. 肝肾阴虚证

下肢结节较多，或硬结状或红斑，昼轻夜重，肌肉麻木不仁，形体消瘦，咽干耳鸣，伴腰膝酸软、骨蒸潮热、失眠盗汗。治以滋补肝肾、活血通络，方以大补阴丸、左归丸加减。

5. 肝风内动证

下肢或四肢见多形性结节，色黯紫，心悸、发热，神昏谵语甚或惊厥，肢体麻木甚可半身不遂，头痛眩晕，脉细弱或无脉，舌质红，苔少。治以滋阴平肝、熄风开窍、活血通络，方以镇肝熄风汤加减。（见图24）

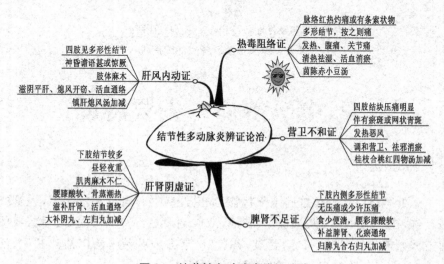

图24 结节性多动脉炎辨证论治

结节性多动脉炎的大医之法

大医之法一：益气活血方

搜索

夏永潮验方

药物组成：当归 120g，川芎 15g，水蛭 9g，黄芪 45g，白芍 30g，苍术 10g，牛膝 9g，黄柏 9g，三棱 9g，莪术 9g，益母草 30g，甘草 9g。

功效：益气活血，清热通络。

主治：结节性多动脉炎气虚血瘀、邪热阻络证。

病案举例：

李某，女，22 岁。1987 年 10 月 13 日以双下肢肿胀疼痛，伴双下肢多处红斑及破溃 3 年入院。患者 1984 年无明显诱因发现双下肢肿痛，双足触及皮下结节，压之疼痛，继则双足多处皮肤破溃。在某医院住院，查 ESR 100mm/h，ASO＞1200U，RF 弱阳性，并取皮下结节活检。镜下见：皮肤组织、表皮角化过度，角质层厚而密，上皮增生，真皮浅层水肿，深层见一结节，中央为一大部分已破坏的血管，其中见较多的淋巴细胞及中性粒细胞浸润。遂确诊为"皮肤型结节性多动脉炎"，3 年来长期服激素、抗风湿药及中药，均未收显著疗效。检查：精神委顿，向心性肥胖，满月脸，行动困难，双下肢高度水肿，膝关节以下皮肤有广泛的出血性红斑，有直径为 1.5～2cm、深 0.2～0.3cm 大小不等的溃疡 6 处，有黯红色液体渗出，双足均可触及皮下结节，压之疼痛。心肺（一）。ESR 35mm/h，ASO 625U；血常规：白细胞总数 21×10^9/L，中性 79％，淋巴 21％。尿常规正常，心电图示 T 波有改变。舌红黯，苔薄白，脉沉弦。中医证属气虚血瘀、邪热阻络，拟益气活血、清热通络之法，方用佛手三妙汤加减以标本同治，随证酌加茯苓、泽泻、木瓜、猪苓等品。嘱其除续服原用泼尼松维持量外，停用一切其他药物，保持疮面清洁，不用外敷药。服药 15～20 剂后，病情明显好转，下肢疼痛减轻，左足溃疡处结痂脱落,可下地行走。服至 50 剂,症状消失。

【徐文科.夏永潮佛手三妙汤治疗结节性多动脉炎 1 例.中医杂志,1987,7:39】

大医有话说

夏永潮认为本例结节性多动脉炎患者,由于久病不愈,耗气伤血,血无以载气,气无以行血,气血运行凝涩而瘀证作矣。且久瘀化热,热盛肉腐,兼湿邪浸淫,则下肢肌肤破溃。遂用自拟"佛手三妙汤"加减治疗。古人曰"补血行血无如当归,行血散血无如川芎。"该方重用当归组方,在古方佛手散(当归、川芎)的基础上加减施治,已取得了良好效果。当归用量均为 30~120g,长期应用,未发现毒副作用。方中重用甘肃特产岷当归,取其擅于补血活血、活血通络之性,与川芎相合,相得益彰。用黄芪益气扶正以助血行,更以三棱、莪术、水蛭、益母草等增强活血化瘀通络之力,配合三妙汤清热燥湿,引药下行,直达病所。随访 7 个月,未见复发。

大医之法二:清热解毒活血方

搜索

(1)董振华验方

药物组成:金银花 30g,玄参 30g,当归 12g,生地黄 30g,赤芍 15g,紫花地丁 15g,紫草 30g,连翘 15g,苍术 15g,黄柏 15g,苏木 15g,薏苡仁 30g,白术 15g,蒲公英 30g,白花蛇舌草 30g,茯苓 30g,甘草 6g。

功效:清热解毒,祛湿活血。

主治:结节性多动脉炎湿热瘀毒、气阴两虚证。

病案举例:

患者某,54 岁。因手足遇冷变白、疼痛 20 年,面部红斑 3 年,手足溃疡 1 年,于 2008 年 5 月 20 日入院。患者自 20 年前每受凉或精神紧张后即双手指、足趾皮色变白、皮温减低,伴麻木疼痛,未予治疗,症状逐渐加重。2004 年 4 月双足内踝皮肤散在小出血点;2005 年面部出现散在红斑;2007 年 3 月双手指甲旁出现红色皮疹、结节,随后指端破溃,疼痛剧烈;双下肢出血点增多,由踝部至膝关节以下连结成片,伴肌肉肿胀疼痛、乏力明显。外院用口服激素治疗后指端及内踝部破溃结痂,肿胀消退,7个月后停药。2007年11月因双手指端破溃坏死,外院行右手无名指和左手食指远端切除术。2008年4月双踝皮肤破溃、渗液、疼痛,到本院查血清抗核抗体ANA(＋)1∶640,诊为"结缔组织病"。予泼尼松50mg qd,环磷酰胺(CTX)0.1 qd治疗,收入中医科病房。自发病以来双下肢曾出现红色皮下结节,可自行消退,近年体重下降10kg。既往发现HBsAg阳性史4年,胆囊炎、胆囊结石史1年。入院查体:血压105/65mmHg,面及颈胸部多发片状小红斑,左手食指及右无名指末端缺如,双小腿足踝区散在出血点及色素沉着,双踝皮肤多发直径1cm×2cm至3cm×4cm形态不规则的溃疡,边缘红肿、破溃、渗淡黄色较清亮液体,部分结痂。左足背动脉搏动减弱,右足背动脉搏动消失。双侧腓肠肌压痛,双足趾针刺痛觉减退。中医症见:面部赤丝红缕,肢端麻木发凉,下肢肌肉胀痛。双踝皮肤皮肉溃烂、渗液,脓液淡黄清亮,疮面周围红肿发热、疼痛剧烈。乏力,食欲不振,口干不喜饮,活动后气短,多汗怕冷,急躁易怒。下腹隐痛,尿黄,大便干。舌红黯有齿痕,苔中央黄腻微厚,舌下脉络迂曲,脉细滑。辨证为湿热瘀毒、气阴两虚。根据急则治其标的原则,先以清热解毒、祛湿活血为主。用四妙勇安汤加味:金银花30g,玄参30g,当归12g,生地黄30g,赤芍15g,紫花地丁15g,紫草30g,连翘15g,苍术15g,黄柏15g,苏木15g,薏苡仁30g,白术15g,蒲公英30g,白花蛇舌草30g,茯苓30g,甘草6g。每日1剂,分2次服。药后2周双下肢足踝部皮肤疮面周围红肿消退,破溃、渗液、疼痛明显减轻,疮面渐干燥、结痂,舌苔黄腻减轻,苔较前变薄。前方加牡丹皮10g,土茯苓30g,鬼箭羽15g祛湿解毒、清热凉血。再服10剂,自感胃脘胀满,纳少,舌淡有齿痕,苔白微黄腻,脉细滑。守方去苏木、鬼箭羽,加牛膝15g。继服1周,下肢破溃处结痂,3天后疮面完全干燥。复查血象、肝肾功正常。HBV-DNA:<1×10³拷贝/ml。病情好转,于2008年6月19日出院。

【宣磊,孙连庆,董振华.中西医结合治疗皮肤型结节性多动脉炎1例.中华中医药杂志,2009,24(10)1390～1391】

(2)李玉凯验方

药物组成:赤芍、防风、黄柏、连翘各10g,紫花地丁、苦参、平地木、金钱草、北沙参、夏枯草各15g。

功效:清热败毒,活血通络。

主治:结节性多动脉炎热毒阻络证。

病案举例:

翟某某,女,49岁。1981年4月两下肢发生结节,伴红、肿、阵痛及关节痛,曾服维生素B₁等治疗未愈。7月31日于某医院就诊,以"下肢结节"给复方新诺明口服,服后2日结节数目增多,红、肿、痛加剧,合并左侧头痛、胸闷、气急、关节痛、下肢麻木。8月7日来我院就诊。查体见下肢内外侧及膝盖周围有1.5cm×1.5cm及3.0cm×3.0cm大结节,沿血管密集分布。左额角,左腋亦各有1.0cm×1.0cm大结节,心肺听诊(一),下肢微肿。有磺胺过敏史,曾患过胆结石。诊断为结节性多动脉炎(磺胺药引起)。予赤芍、防风、黄柏、连翘10g,紫花地丁、苦参、平地木、金钱草、北沙参、夏枯草各15g,水煎服,日2次。服药4剂后,疼痛减轻,结节缩小,数目减少,连续服药40剂后,全身症状好转,下肤浮肿消退,继用上方加香附、鸡血藤、丹参各15g,共服90剂后,结节消失而愈。患者于1983年7月30日因腹泻口服痢特灵12片,结节复发,伴腰背酸痛,同时出现复视,面部浮肿。经复用上药治疗,服药50剂而愈。

【李玉凯.中药治愈结节性多动脉炎1例.中西医结合杂志,1986,7:395】

大医有话说

以上二方治疗结节性多动脉炎均在辨证基础上强调清热解毒、活血通络,但各有特点。董振华认为本例既往喜食肥腻厚味,饮食不节,损伤脾胃,脾失健运,水聚成湿,日久郁而化热。湿邪阻遏气机,阳气不达四末;不能推动血行,血滞成瘀则肢端麻木发凉,肌肉胀痛;湿热下注,湿热之邪相互搏结,瘀血凝滞于经络化为热毒,损伤脉络,血败肉腐,故见局部破溃渗液,治疗予四妙勇安汤加味。本方为清代鲍相《验方新编》所载,由金银花、玄参、当归、甘草4味药组成,具有清热解毒、活血通络止痛之功效。方中重用金银花清热解毒为君,玄参泻火解毒为臣,清热兼能滋阴,并助金银花清热解毒;当归活血散瘀为佐,为血中之气药,与大剂量金银花、玄参同用可避其温燥,且有活血之长,有去瘀生新之意;生甘草为使,配金银花加强清热解毒的力量。现代药理研究,当归、牛膝等活血化瘀药有显著的抗凝、扩血管、降低血小板黏聚性及纤维蛋白原,改善血液流变学和血管神经功能的作用。金银花对各型链球菌、多种杆菌和病毒有抑制作用,甘草有肾上腺皮质激素样作用,抗炎解毒作用显著。李玉凯则体会该例结节性多动脉炎与感染及药物过敏有关。本病为磺胺药过敏所致,特别是患者既往有磺胺药过敏史,且两次发病均明显与口服磺胺药有关。所用中药以地丁、金银花、连翘、黄柏、苦参、金钱草、夏枯草清热除湿败毒,赤芍、平地木以及加用香附、丹参、鸡血藤等活血通络以散结。患者在不用磺胺药的情况下,观察至今未见复发,健康良好。

大医之法三:清热燥湿活血方

搜索

任修德验方

药物组成:桃仁 12g,红花 6g,酒当归 10g,黄柏 10g,盐水炒知母 10g,肉苁蓉 10g,泽泻 10g,川牛膝 6g。

功效:清热燥湿,活血通络。

主治:结节性多动脉炎湿热浸淫、气血内耗证。

病案举例:

岳某,女性,30 岁。患结节性多动脉炎(皮肤型)10 年余,先后经三家医院证实,符合《实用中医风湿病学》确诊标准。每于急性期可用激素、环磷酰胺、雷公藤片治疗使病情缓解。就诊时身痛,恶寒,月经黯黑量少,白带多而臭秽,能进少量饮食。泼尼松维持量为每日 15mg,停激素或减量 1 天则身痛加重,四肢无力,不能活动,增加激素用量则能缓解。舌淡有齿痕,苔根白,脉沉细无力。中医诊断属下焦湿热,气血内耗,湿热淫筋。予桃仁 12g,红花 6g,酒当归 10g,黄柏 10g,盐水炒知母 10g,苁蓉 10g,泽泻 10g,川牛膝 6g。上方服 2 剂后症状减轻,白带减少。后改进补气血方:党参 15g,白术 12g,茯苓 12g,甘草 5g,酒当归 15g,生地 15g,白芍 15g,川芎 9g,山萸肉 10g,苁蓉 10g,防风 6g。3 剂后恶寒消失,身痛减轻,但便溏小腹痛,便后痛减。改用陈皮 6g,白芍 20g,甘草 10g,防风 6g,焦山楂 15g,桂枝 10g。2 剂后按辨证分别给予补气、理气、温肾、活血养血为原则治疗。

【任修德. 中药治疗结节性多动脉炎中的攻与补. 中国民间疗法,2000,8(10):38～39】

传世名方
CHUANSHIMINGFANG
医治风湿病的大医之法

大医有话说

任修德认为该患者发病初下焦湿热，气血内耗，湿热淫筋，取知母、黄柏合川牛膝直走下焦，清热燥湿而坚阴，泽泻利水而补阴不足。苁蓉引火归源，以固先天之本。桃仁、红花活周身之血，当归活血补血，活血不致伤血。湿热去又显气不足，用四君子补后天之本，山萸肉、苁蓉补先天之本，四物补血，以焦山楂、陈皮、防风开中焦，脾胃得以升降，改甘草补气，白芍、桂枝并起于外，则脾胃可居中央以灌四旁。

第13章 结节性红斑，偏爱女性的恶魔

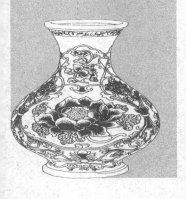

结节性红斑是对称的发生于小腿伸侧的红色或紫红色结节的皮肤病，其临床多见于青中年女性，多发于春秋两季节。主要症状是双下肢，尤其是小腿伸侧出现蚕豆至指头大结节，表现鲜红或紫红色，自觉灼热疼痛和有压痛，有的可伴有发热、下肢肌肉关节痛和小腿、足背浮肿。病程一般约6周，但亦有长达数月者，常可反复发作。

结节性红斑在中医学文献中无相似病名，但其临床表现在文献中有类似描述，中医学记载之"瓜藤缠"类似本病，因其表现如瓜藤缠生。《证治准绳》谓："足腹生核数枚、肿痛，久之溃烂不已。"室火丹、湿毒流注亦类似本病。俗称梅核丹或梅核火丹。

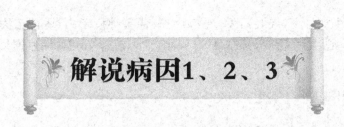

解说病因1、2、3

本病病因为外则热毒入侵，内则湿热下注，内外因相合，以致经络阻隔，瘀血凝滞。由于瘀血受阻，碍及气之流行，凝滞不通，故局部作痛，血初离经，则结聚而成红斑。离经瘀滞日久，则色转黯褐，故临床初起多为色赤，久则转黯。瘀乃有形之物，故结节触之坚硬。瘀血既是一种病理产物，又是一个致病因素。而瘀血日久，必致成毒。湿、热、瘀、毒相互胶结，病机复杂，以致久久难愈。（见图25）

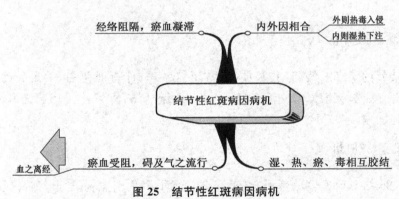

图 25 结节性红斑病因病机

中医治病，先要辨证

1. 风热夹湿证

杏核大的红斑高起，色红疼痛，伴有发热恶寒、头痛肢节酸痛，舌淡红，苔薄白略腻，脉浮数或浮滑。治以疏风散热，除湿通络，方以清热通络汤加减。

2. 湿热下注证

结节大如红枣,绕胫而发,时有疼痛,伴有神疲乏力,困倦乏力,关节沉重酸痛,下肢浮肿,舌红,苔厚腻,脉滑数。治以清热利湿,活血通络,方以四妙散加减。

3. 血热内蕴证

结节色鲜红,灼热疼痛伴有发热,口渴烦躁,关节肿痛,大便干,小便短少色黄,舌红少苔,脉弦数。治以清热凉血,化瘀通络,方以当归赤小豆散合犀角地黄汤加减。

4. 痰瘀互结证

病程日久,结节色紫,触之坚实,胀痛明显,伴下肢沉重,舌黯红,苔薄白,脉弦涩或弦滑。治以和营活血,化痰软坚,方以桃红四物汤合四妙散加减。

5. 寒湿阻络证

结节色淡红或紫黯,遇寒加重,常反复发作,伴有面色白,手足厥冷,舌淡,苔白腻,脉沉细无力。治以温经散寒,除湿通络,方以桂枝芍药知母汤合乌头汤加减。

6. 阴虚火旺证

皮肤结节玫瑰色黯紫黑,久溃不敛,创面污秽,伴颧赤唇干,盗汗,五心烦热,困乏无力,舌红,脉细数等症。治以养阴清热,活血通络,方以知柏地黄丸合通络活血方加减。(见图26)

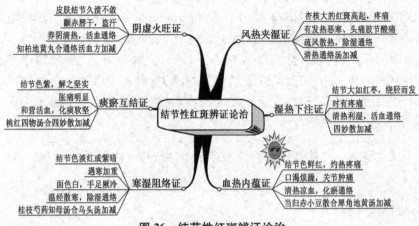

皮肤结节久溃不敛
颧赤唇干，盗汗 阴虚火旺证
养阴清热，活血通络
知柏地黄丸合通络活血方加减

杏核大的红斑高起，疼痛
风热夹湿证 有发热恶寒、头痛肢节酸痛
疏风散热，除湿通络
清热通络汤加减

结节色紫，解之坚实
胀痛明显 痰瘀互结证
和营活血，化痰软坚
桃红四物汤合四妙散加减

结节性红斑辨证论治

结节大如红枣，绕胫而发
湿热下注证 时有疼痛
清热利湿，活血通络
四妙散加减

结节色淡红或紫暗
遇寒加重 寒湿阻络证
面色白，手足厥冷
温经散寒，除湿通络
桂枝芍药知母汤合乌头汤加减

血热内蕴证 结节色鲜红，灼热疼痛
口渴烦躁，关节肿痛
清热凉血，化瘀通络
当归赤小豆散合犀角地黄汤加减

图26 结节性红斑辨证论治

结节性红斑的大医之法

大医之法一：清热利湿方

搜索

(1)郭笑萍验方

药物组成：苍术 10g，黄柏 15g，羌活 12g，独活 7.5g，白术 10g，生地 20g，知母 15g，当归 16g，赤芍 20g，牛膝 10g，生甘草 10g，木通 10g，防己 20g，木瓜 10g，槟榔 10g，生石膏 25g（先煎）。

功效：清热利湿，活血化瘀。

主治：结节性红斑湿热下注证。

病案举例：

杨某，男，29 岁。1960 年 12 月 12 日初诊。患结节性红斑半年，在他院经西药治疗不效，遂来我院中医科门诊。刻诊：发热，恶心，肌肉酸痛，两膝关节红肿，焮热，疼痛，双下肢胫前散在较多大小不等的红色结节，小如蚕豆,大如杏核,高出皮面,按之痛甚,步履艰难,呈跛行,尿黄且痛,大便略干,舌红苔黄,脉弦数。查:体温 37.5℃,血沉 65mm/h。证属湿热阻滞经络,血行不畅,瘀而发斑。治拟清热祛湿、活血化瘀。予加味苍柏石膏汤原方 4 剂。再诊:服药后热退汗出,膝关节肿痛减半,结节大部呈黯红色,且缩小,压痛减轻,继服前药 4 剂。三诊:红斑结节基本消失,尚余少数黯红色硬结,行走自如,查血沉已恢复正常,再服原方 3 剂,诸症悉除,仅余色素沉着斑,随访 1 个月未见复发。

【李春林．加味苍柏石膏汤治疗结节性红斑．中医杂志,1984(11):14】

(2)文德贵验方

药物组成:银花 15g,蒲公英 30g,泽泻 12g,赤芍 12g,牡蛎 30g(先煎),浙贝 12g,当归 12g,丹参 30g,防风 12g,川牛膝 15g,紫草 12g,生甘草 5g。

功效:清利湿热,活血化瘀。

主治:结节性红斑风热夹湿证。

病案举例:

祝某某,女,40 岁。初诊日期:2006 年 9 月 12 日。主诉:3 个月来,双下肢经常反复出现红斑疙瘩,硬而痛,曾经西医治疗效果不显。以前双下膝关节经常痛,饮食尚可,二便如常。查体:双下肢小腿伸侧散在大小不等之红斑,大者约 0.5cm×0.5cm,小者如绿豆大,呈圆形或椭圆形结节,稍隆起,色鲜红,部分为黯红色,境界清楚,因疼痛行走不便,舌质红,苔薄白,脉滑数。西医诊断:结节性红斑;中医辨证:湿热下注、经络凝滞。治则:清利湿热、活血化瘀。方药:银花 15g,蒲公英 30g,泽泻 12g,赤芍 12g,牡蛎 30g(先煎),浙贝 12g,当归 12g,丹参 30g,防风 12g,川牛膝 15g,紫草 12g,生甘草 5g。二诊(2006 年 9 月 17 日):服上方 3 剂后,双下肢之结节渐退,色转暗,疼痛减轻,可以走路,未见新生结节。观其证,湿热已退,重用凉血活血化瘀之剂。方药:丹皮 12g,川牛膝 12g,紫草 12g,生地 30g,红花 10g,桃仁 10g,牡蛎 30g(先煎),元参 15g,赤芍 12g,浙贝 12g,生甘草 5g。三诊(2006 年 9 月 27 日):服上方 6 剂后,双下肢之结节明显消退,微有疼痛,皮损色已转暗,大部分呈消退现象。药已中的,无须更改,上方再服 3 剂后,症状消失,临床治愈。

【文德贵．结节性红斑治验 2 则．四川中医,2009,27(10):103】

大医有话说

　　以上二方侧重清热利湿，但诸家各有特点。郭笑萍认为结节性红斑其病机为内有湿热，外感风邪，湿热下注，经络阻滞，血行不畅，故瘀而发斑。治疗重点应清热利湿、活血化瘀。"加味苍柏石膏扬"即《医宗金鉴·脚气总括》之"加味苍柏散"加生石膏。方中二活疏散风邪，二术健脾燥湿，当归、赤芍活血通络、散瘀消肿，生地、生甘草清热解毒，知母、黄柏滋阴清热泻火，木通、防己、木瓜下行除湿，牛膝活血散瘀、引药下行，槟榔破其里气之壅闭，加入生石膏一味意在清热泻火，解肌达表，使邪气外透。诸药配合有祛风活血、清热化湿之功，药证相符，故能奏效。文德贵认为本病为长期感受湿热，湿遏热郁，聚集下肢，凝滞血脉，气血运行不畅，经络阻滞而致，故治疗原则以清热除湿、活血化瘀、软坚散结为主。用银花、蒲公英、泽泻清热利湿；丹参、当归、赤芍、川牛膝活血化瘀；浙贝、牡蛎软坚散结。后期湿热退则重用凉血活血化瘀之剂，药证合拍，故取得佳效。

大医之法二：清热解毒凉血方

搜索

(1) 范永升验方

药物组成：当归 10g，赤小豆 10g，川牛膝 9g，青蒿 30g，赤芍 20g，牡丹皮 12g，生甘草 12g，生地 15g，黄柏 9g，苍术 12g，积雪草 10g，露蜂房 10g，威灵仙 30g，七叶一枝花 10g，红枣 15g，佛手片 10g。

功效：清热解毒，凉血利湿通络。

主治：结节性红斑血热内蕴证。

病案举例：

　　何某，女，24 岁，2007 年 8 月 2 日初诊。反复双小腿起红斑结节，疼痛 4～5 年。曾经用地塞米松、消炎痛、芬必得等治疗，效不显。近 1 个月双小腿结节又增多，病情加重，经人介绍来诊。初诊：血沉 65mm/h，抗链"O" 307U/ml，C 反应蛋白 14mg/L。双小腿起 10 余个樱桃至核桃大小红色皮下结节、疼痛，伴有膝关节疼痛，该部位皮损颜色黯红，边界明显，触之微热感。口渴不欲饮，小便色黄，舌质淡红苔薄白腻，脉细数。诊为结节性红斑。证属湿热下注，蕴结肌肤，伤及血脉，离经之血，积于皮下。治以清热解毒，凉血利湿通络。药方：当归10g，赤小豆10g，川牛膝9g，青蒿30g，赤芍20g，牡丹皮12g，生甘草12g，生地15g，黄柏9g，苍术12g，积雪草10g，露蜂房10g，威灵仙30g，七叶一枝花10g，红枣15g，佛手片10g。水煎服，每天1剂。嘱其忌食辛辣之品，注意休息。服上药14剂。二诊：红色结节大多数消退，膝关节已不疼，自感乏力。血沉、抗链"O"、C-反应蛋白都有改善，舌质淡红，苔薄，脉细。上方去露蜂房、威灵仙，加黄芪18g，续服14剂。三诊：下肢结节性红斑稳定，舌质淡红，苔薄，脉细，上方去七叶一枝花，加连翘12g、金银花15g。续服14服。四诊：红色结节未作，血沉21mm/h，抗链"O"307U/ml，C反应蛋白3mg/L。舌质黯红，苔薄，脉弦，上方去金银花，加独活12g，白花蛇舌草15g，黄芪加至20g，赤芍加至30g，续服14剂，病情基本稳定。后随访半年未再复发。

【罗勇. 范永升教授治疗结节性红斑经验. 光明中医，2010，25(3)：370～371】

(2)史松庭验方

药物组成：水牛角15g，板蓝根15g，紫草根15g，连翘15g，土茯苓30g，川牛膝15g，大生地15g，生黄芪20g，赤芍20g，葛根30g，全当归10g，玄胡20g，炒槟榔10g，甘草5g。

功效：凉血解毒。

主治：结节性红斑血热内蕴证。

病案举例：

白某，女，25岁。畏寒发热，头痛、咽痛1周，近2天双小腿出现数十个大小不等之卵圆形鲜红色结节，不痒，疼痛不甚剧烈，结节对称分布，边缘清楚，舌质红、苔薄黄微腻，脉弦滑。诊断为结节性红斑。中医辨证为湿毒下注，经脉瘀阻。予自拟凉血解毒汤。用药：水牛角15g，板蓝根15g，紫草根15g，连翘15g，土茯苓30g，川牛膝15g，大生地15g，生黄芪20g，赤芍20g，葛根30g，全当归10g，玄胡20g，炒槟榔10g，甘草5g。合消炎痛、昆明山海棠治疗，7剂后，大部分结节颜色转为正常，结节缩小；14剂后，大部分结节消退。上方合健脾利湿药出入再10剂痊愈，未再复发。

【张炯. 凉血解毒汤治疗结节性红斑. 四川中医，1990(3)：43】

大医有话说

以上二方除清热利湿外，侧重解毒凉血，但诸家各有特点。范永升认为本例主因是湿热内蕴，脉络灼伤，以致黯红色结节疼痛。治用清热利湿，凉血解毒通络。初诊用当归、赤小豆、青蒿、黄柏、苍术祛湿热解郁毒，赤芍、牡丹皮、生地、生甘草、七叶一枝花、积雪草清热凉血解毒，牛膝活血通经解瘀兼引药下行，因久病入络，所以加露蜂房、威灵仙辛通走络，用红枣、佛手片固护胃气，切中结节性红斑病机，服药后症状改善显著。二诊因自感乏力，去露蜂房、威灵仙两味辛散破气之药，加黄芪补气，又可以托斑外出，服药后诸症稳定，红斑基本已消。三诊减七叶一枝花以防寒凉太过，稍加连翘、金银花清宣之品，以增透发通络之力，巩固疗效。四诊虽症平稳，但舌质黯红，表明瘀毒还没消净，所以加黄芪鼓动气血，加赤芍为30g以加强凉血散血，复加白花蛇舌草以解血中之蕴毒，加独活者因其能行下焦，可搜血中毒风，又促进血之运行，使血行不为寒凉所滞。因辨证用方准确，所以疗效显著。史松庭用药以水牛角、大生地、板蓝根、连翘、赤芍、紫草根、土茯苓等凉血解毒，清热利湿，葛根、牛膝、全当归、玄胡、槟榔行气消瘀散结，生黄芪配甘草既可走表行水以消浮肿，又可健脾利湿以固其本，共奏良效。

大医之法三：化痰消瘀方

搜索

(1)魏静验方

药物组成：牛膝、泽兰、红花、赤芍、忍冬藤、地龙、夏枯草、鸡血藤、各10g，防己、丹参各12g，全瓜蒌、木瓜、生苡仁、白茅根各15g，当归15g，桃仁10g，王不留行12g。

功效：活血养血，散结止痛。

主治：结节性红斑痰瘀互结证。

病案举例：

胡某某，女，35岁，2005年4月18日初诊。近半年双小腿反复起红疙瘩，硬而痛。1个月前因感冒发热，咽喉疼痛，热退后结节复发，逐渐加重，疼痛难忍，行走困难。曾在外院查血沉稍快，抗"O"略高。予消炎痛、丹参注射液、抗炎等治疗，效果不显，伴有口干且苦，大便略干，小溲黄浊，舌黯红、苔黄腻,脉弦滑。查体:双小腿伸侧可见散在大小不等的红斑12处,稍隆起,色红,质硬拒按,触痛明显,双下肢轻度浮肿。辨证为湿热下注,阻塞脉络,致气滞血瘀。治以养血活血,散结止痛,清热利湿。处方:龙胆草、牛膝、泽兰、红花、连翘、赤芍、忍冬藤、地龙、夏枯草、鸡血藤、黄柏各 10g,防己、丹参各12g,全瓜蒌、木瓜、生苡仁、白茅根各 15g。服上方 1 剂,双下肢结节缩小,疼痛减轻,活动好转,但觉神疲乏力,上方去龙胆草、黄柏、连翘、瓜蒌,加黄芪30g,当归 15g,桃仁 10g,王不留行 12g。又服 14 剂,双下肢结节明显缩小,已无压痛。调治 2 月余,结节全消,随访半年未复发。

【魏静.结节性红斑从"瘀"论治.新疆中医药,2008,26(114):84～85】

(2)何山雾验方

药物组成:桃仁、红花各 10g,生地 15g,当归 12g,川芎 10g,丹参 15g,制乳香、制没药、怀牛膝各 9g。

功效:活血化瘀,通络止痛。

主治:结节性红斑痰瘀互结证。

病案举例:

王某某,女,28 岁,已婚。2001 年 4 月 15 日初诊,自述 5 年前产后约半年,不明原因双下肢小腿伸侧出现散在蚕豆大小红斑样结节,未经治疗,2 周后自行消失。今年 3 月上症再现,结节较以前增多,持续 1 个月仍不消散,且伴见双下肢困痛、乏力、夜间双小腿发热,遂来诊治。症见:体胖,双小腿伸侧 10 余个蚕豆样黯红色结节,略高于皮肤,压之微痛,色质淡,略胖大,舌苔白,脉细涩。诊断为结节性红斑(血瘀阻络型),给予活血化瘀,通络止痛治法,方以桃红四物汤合活络效灵丹化裁。药用:桃仁、红花各 10g,生地 15g,当归 12g,川芎 10g,丹参 15g,制乳香、制没药、怀牛膝各 9g。5 剂,水煎,日2 服,每日 1 剂。二诊(4 月 21 日),诉服上药后无特殊不适,查体见红斑样结节多数消退,红斑色泽变淡,舌脉同前。继服上方 3 剂,诸症消失。当年秋季上症再发,诊断治法不变,方药在原方基础上去生地,加党参 15g,10 剂病愈。此后 2 年间,上症发作 5 次,无季节规律,夏冬季亦见发作,且每次均发于月经后 1 周,继续按前法施治,但渐现病期延长。余查阅治疗前后病历,结合患者偏胖型体质,以及月经后发病特点,考虑气虚是疾患根源,局部血瘀、痰滞是疾病之标,即于 2004 年 4 月 20 日再次诊治时,予以益气活血止痛,豁痰散结通络治法。自拟方：黄芪 18g，人参、白术、茯苓各 10g，丹参 15g，川芎、当归各 10g，制没药 9g，炮山甲 10g，桂枝、浙贝母各 15g，陈皮、炙甘草各 10g。10 剂，煎服同前。4 月 30 日再次诊治时，自诉上药服用 8 剂时结节样红斑就基本消退，再进 2 剂红斑完全消失，微觉肢体困乏，查体见三部脉均较前有力，继续予以前法治疗，前方去没药，黄芪加量至 60g，10 剂，水煎服。服药后至今，仅 2006 年因家事劳累后发病一次，3 年来随访未见复发。

【何山雾．结节性红斑诊治体会．陕西中医学院学报，2010，33（3）：51～52】

大医有话说

以上二方均以化痰通络为主，但各有特点。魏静认为结节性红斑急性起病多为湿热下注，久则为寒湿凝滞或积湿成痰，积聚不化。其病因虽异，但最终殊途同归，均致气血运行不畅，瘀阻经络，不通则痛。瘀乃有形之物，故结节触之坚硬，初起嫩红，瘀久则结节趋于紫黯。本病以青中年女性居多，考虑妇女以血为本，不论月经、胎产均以血为用，动易耗血，冲任失调，气血不和，血病则气不能独化，气病则血不能畅行，气滞则血瘀，营卫失和，易受外邪，而成此病。瘀血不化，则新血不生，患肢常缺少血液灌输，使络道阻塞，气血瘀结益甚，以致结节丛生，病久不愈。故本病应重视血分，从"瘀"论治。唐容川在《血证论》中云："既已成瘀，不论初起已久，总宜散血，血散瘀去，则寒、热、风、湿均无遗留之迹矣。"当以行气活血，化痰散结，通络止痛为治疗大法，再结合辨证施治。在治疗过程中，应嘱患者加强营养，增强免疫力，并注意卧床休息，将双下肢适度抬高，有助于血液畅通，提高本病的治疗效果。何山雾认为此病与体质因素、女性月经有关，病情多虚实夹杂。本病的病机在于中焦气虚，运化失常，营气郁滞，血结痰凝。与《关幼波临床经验选》所云："气虚则血涩而痰凝"一致。《黄帝内经》云：治病不求其本，非其治也。以往临床所见报道从清热解毒、活血化瘀论治实际是从标治疗，只是抓住了其中一个基本病机。诊治患者，辨证施治必紧抓病机，分析气虚、血瘀、痰凝三者主次，按病机主次处方用药，治病求本，由此每获全效。现代药理研究认为，补气药具有提高机体免疫的功能，活血化瘀药具有降低炎症时毛细血管的通透性，减少炎症渗出，改善局部血液循环，促进炎症吸收，减轻炎症反应，并使病灶局限化等作用。纵观处方用药，全方集益气温经止痛，豁痰散结通络于一体,方中黄芪、人参、白术、茯苓、炙甘草益气健脾;川芎、丹参、乳香、没药、桃仁、红花活血化瘀止痛;桂枝、炮山甲、浙贝母、陈皮,温经通络、豁痰散结。治疗思路既重视局部特征,又考虑整体病因,如此治疗,则药证相应,使多年顽疾终获痊愈。

大医之法四:温阳散寒通络方

搜索

(1)高永祥验方

药物组成:桂枝、赤芍、知母、白术、防风各 15g,丹参、地龙、乌梢蛇各 20g,甘草、生姜、土鳖虫各 10g,麻黄、附片各 5g。

功效:温阳祛湿,蠲痹止痛。

主治:结节性红斑寒湿阻络证。

病案举例:

王某,女,23 岁,工人,于 1984 年 6 月 5 日就诊。主诉:周身关节痛,双膝以下及足踝部、足背部多处有结节性红斑 3 个月。每年春季复发,至今连续 4 年。今年 3 月,初起咽痛、发热,四肢关节痛,经对症治疗后,发热退。继之,上肢在肘关节周围,下肢在膝关节以下出现 1cm×2cm,大小不等的多个结节样红斑,下肢轻度水肿,胀痛。曾 2 次使用泼尼松,结节及腿肿明显消失,但停药后新的结节又复起,病情已延续 3 个月。检查:双肘关节下有五六个黯红色的结节,双膝关节下及踝部可见 20 个左右大小不等的结节,皮色鲜红或黯红,按之痛,不退色,表面有烧灼感,下肢及踝关节周围有轻度水肿。舌质略紫、舌体胖大、有齿痕、苔微黄、脉沉滑。实验室检查:血沉 30mm/h,抗"O"大于 800U。诊断:结节性红斑。服用上述药物 3 剂后,下肢结节明显减少,诸症减轻。再进原方 6 剂,结节从上至下逐渐缩小,消退,颜色变暗,水肿消失。继进原方 5 剂后,四肢关节已无痛感,结节全部消失,未见新的皮损发生,观察 1 年,病情无复发。

> 【高永祥,王以琳.桂枝芍药知母汤加味治疗结节性红斑 11 例.湖北中医杂志,1986(6):35】

(2)陈景河验方

药物组成:制川乌 6g,制附子 15g,麻黄、桂枝、防风、知母各 10g,芍药、黄芪、白术各 15g,生姜 6g,甘草 3g。

功效:温阳散寒。

主治:结节性红斑寒湿阻络证。

病案举例:

陈某,女,1961年春末夏初就诊。冬季在江中劳动后常感关节僵硬不适,活动后好转,1个月后渐感关节酸沉疼痛,活动不利,相继在全身皮肤上出现大小不等圆形硬性结节性红斑,双下肢尤甚,触痛明显,难以忍受,红斑新旧交替,反复出现,皮肤呈红、紫、暗相间,曾住院按风湿热治疗,因服阿司匹林而出现恶心、呕吐,食少纳呆,身体羸瘦,症无好转而出院。曾按湿热辨证,投用大剂清热利湿等中药,服后肿消,但关节疼痛加剧,有如骨质互相摩擦的刺痛感,双膝不敢下蹲,走路屈伸不利,红斑不退,经治疗2月余不愈,且药入即吐,仅靠服安乃近以止痛。本次就诊改用桂枝芍药知母汤合乌头汤方,以附子为主药,用量15g,乌头6g,均为已炮制的黑附片、乌头片,其他药为常规剂量。附子、乌头先煎片刻,后纳诸药,再文火煎约近1小时,倒出药液服用。第1剂药于午餐前服用,午餐后半时许,出现头晕欲睡之感,随即入睡2~3小时,醒后顿觉浑身轻便,疼痛明显减轻,走路利落,心情豁然开朗。连服药9剂,肿消痛减,诸症明显好转,红斑大部分消退,再无新生。后改做丸药1料,连服2个月,诸症皆愈,后无再发。

【陈素云．附子为主治愈结节性红斑．中医杂志,1992,33(11):645~646】

大医有话说

以上二方侧重温阳散寒,但诸家各有特点。高永祥认为结节性红斑临床上大多有四肢关节疼痛、水肿、重着等症,属于中医痹证范畴,病机为风寒湿邪与瘀血交织为病,所以采用了调和营卫,发散风寒,温阳祛湿,蠲痹止痛、佐以清热的治疗方法,同时针对着结节性红斑的皮肤瘀血损害,加用活血祛瘀及搜剔之药,取地龙下行通经络、治足疾;土鳖虫活血散瘀止痛;乌梢蛇祛风通络、善治皮肤癣疾,使上药相合,共奏行瘀、通痹、散结之功效。陈景河认为本病例因发病有明显的感寒史,其病始起于下,阴寒之邪客于经脉,气血凝涩不通,而发为痹痛。且服用清热利湿药物其痛非但不减反而加剧,寒邪虽已化热,但深伏在骨髓之寒湿并未化热,故其病本为寒湿,其标为湿热,治用桂枝芍药知母汤以附子为主药,标本兼顾,大胆使用乌、附大辛大热有毒之品,故效如桴鼓。

大医之法五：养阴清热方

搜索

文德贵经验方

药物组成：赤芍 12g，当归 12g，鸡血藤 15g，紫草 12g，黄柏 12g，忍冬藤 30g，白术 12g，麦冬 15g，元参 15g，生地 30g。

功效：养阴清热，活血化瘀。

主治：结节性红斑阴虚火旺证。

病案举例：

干某某，男，43 岁。初诊日期：2004 年 2 月 2 日。主诉：2 年前，开始发热，咽部不适，头痛口渴，以后双膝、踝关节经常疼痛，同时发现双小腿胫前有数个散在小疙瘩，色红，有压痛，当皮疹消失后，常余留淡褐色痕迹，反复发作，经久不愈，两腿沉重胀麻，午后疲倦，手足心热，纳呆食少，二便尚可。查体：双下肢膝关节以下，散在大小不等的数个结节，直径为 1～3cm，色红，有压痛，双膝周围肿胀，疼痛，舌红，苔薄白，脉弦缓。西医诊断：结节性红斑；中医辨证：湿热凝聚、经络阻隔。治则：清利湿热、活血化瘀、佐以养阴。方药：当归 12g，丹参 20g，浙贝 12g，白芍 12g，赤芍 12g，元参 15g，夏枯草 30g，紫草 12g，生地 15g，白术 12g，黄柏 12g，川牛膝 15g，茜草 12g，生甘草 5g。二诊（2004 年 2 月 18 日）：服上方 10 剂后，结节消退，局部遗留色素沉着，双腿沉重胀麻木感仍在，小便黄，手足心热，舌稍红，苔薄白，脉细滑。病退，阴虚较突出，按上方佐以养阴清热之剂。方药：赤芍 12g，当归 12g，鸡血藤 15g，紫草 12g，黄柏 12g，忍冬藤 30g，白术 12g，麦冬 15g，元参 15g，生地 30g。三诊（2004 年 3 月 10 日）：上方服 10 剂后，出现畏风、恶寒，关节仍疼痛，余症皆除。上方去黄柏、生地、白术，加秦艽 12g，继服 10 剂后，症状消失，近期临床治愈。

【文德贵．结节性红斑治验 2 则．四川中医，2009,27(10)：103】

大医有话说

　　文德贵认为结节生红斑病的发生，是长期感受湿热，湿遏热郁，聚集下肢，凝滞血脉，气血运行不畅，经络阻滞而致，故治疗原则以清热除湿、活血化瘀、软坚散结为主。本病程较长，已患病2年余，反复发作，气血凝滞聚结，经络阻隔，除下肢散发结节外，又兼见午后低热，手足心热，舌质红等阴虚之象，阴伤而湿邪凝滞未解。在治疗时，过于养阴则恋邪，过于利湿则伤阴，所以方中取二妙丸健脾燥湿，不用苍术，用白术、生地、元参、麦冬清热养阴而不滋腻，紫草、茜草、当归、丹参、赤芍凉血活血，浙贝、夏枯草清热软坚散结，鸡血藤、忍冬藤清热通络，根据疾病的实质，突出清热利湿以治其因，活血化瘀以治其果，既重视局部情况，又考虑整体病变。如此治疗，则药证丝丝入扣，使两年顽疾终获痊愈。

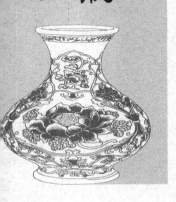

第14章 攻克皮肌炎和多发性肌炎，中医名方很靠谱

皮肌炎属自身免疫性结缔组织疾病之一，是一种主要累及横纹肌，以淋巴细胞浸润为主的非化脓性炎症病变，可伴有多种皮肤损害，也可伴发各种内脏损害。多发性肌炎系指本组疾患而无皮肤损害者。多发性肌炎和皮肌炎是一种皮肤和肌肉的弥漫性非感染性炎症疾病。皮肤发生红、水肿，肌肉发生炎症和变性引起肌无力、疼痛及肿胀。可伴有关节、心肌等多种器官损害。

多发性肌炎和皮肌炎属于中医学的"体脏痹症"和"痿证"范畴。突出特点表现为"肌痹"和"肌肤痹"，早期邪实偏重多为"痹症"，后期虚实错杂也可表现为"痿症"。

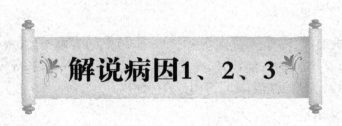

解说病因1、2、3

　　本病之起因多由先天禀赋不足，正气亏虚，卫外不固，外受风寒湿热之邪入侵，或饮食不节、恣食膏粱厚味，而致邪毒内侵，伤及肺脾所致。正如《医宗金鉴·杂病心法要诀》所载："三痹之因风寒湿，五痹筋骨脉筋皮……"。"肺主皮毛"、"脾主肌肉"，故肺脾受伤，表现出皮肤、肌肉之病变。正气虚，阳气不足，邪毒外中，滞留于皮肤、肌肉、经络，痹阻不行，营卫失和，气虚血燥，以致肌肉失养，皮肤变硬，肌肉萎缩，瘫软不用为其病机。正如《诸病源候论》阐述："风湿痹病三状，或皮肤顽厚，或肌肉酸痛，血气虚则受风湿，而成此病。"（见图27）

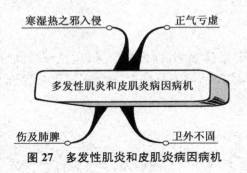

图27　多发性肌炎和皮肌炎病因病机

中医治病，先要辨证

1. 风热犯肺证

　　起病较急，发热、微恶风寒，身痛肌痛且游窜不定，四肢无力，或发斑疹而色淡红明润，胸、颈、眼周红肿，常有疹痒，关节游走痛，胸闷，咳嗽，舌淡红、苔薄白或薄黄,脉浮缓或浮数。治以疏散风热,养阴清肺,方用银翘散合清燥救肺汤加减。

2. 脾虚湿热证

起病较缓,四肢酸软,甚则痿弱不举,肌痛不止,吞咽无力,斑色红紫且晶莹高突,身热不扬,头痛如裹,身重少食,舌红胖、苔黄腻,脉滑数或濡数。治以健脾益气,清热除湿,方以升阳益胃汤加减。

3. 邪热内盛证

起病急,身热口渴,便结溲黄,斑疹紫黑,肌肉关节灼痛,四肢肌肉如蒸,眼周紫黯,心胸烦乱,舌红、苔黄,脉洪数或弦数。治以清热凉血,方用清瘟败毒饮合清营汤加减。

4. 肝肾阴虚证

起病缓慢,斑色浮红而时轻时重,肌痛隐隐,日见瘦弱,甚则四肢不用,关节微热微痛,头晕目眩,腰膝酸软,午后身热,肌肤干涩,舌红、少苔,脉细数或虚数。治以滋补肝肾,方用六味地黄汤加减。

5. 瘀血阻络证

起病有急有缓,肌痛如刺,以夜间为重,斑色晦黯,肌肤甲错,关节疼痛而不移,肢端紫冷而痛,舌暗或有瘀点,脉沉涩。治以活血化瘀,方用身痛逐瘀汤加减。

6. 气阴亏虚证

多在急性发病 3～6 个月后缓解期,损及脾胃之气阴。症见四肢酸痛减轻,肢体痿软无力,斑色变淡或无,可伴食少纳呆,便溏,面浮不华,神疲乏力,舌淡,舌体胖大、苔薄白,脉沉细或沉弱。治以健脾益气养阴,方以补中益气汤、参苓白术散为基础方加减。(见图 28)

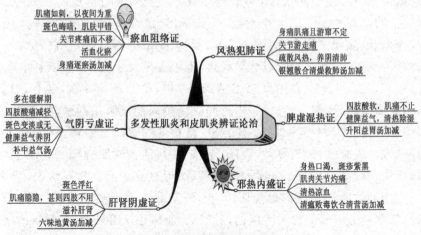

图28 多发性肌炎和皮肌炎辨证论治

皮肤炎和多发性肌炎的大医之法

大医之法一：清热疏风解毒方

(1)程绍恩验方

药物组成：柴胡10g，葛根10g，白芷5g，桔梗10g，玄参10g，生石膏30g，赤芍10g，甘草10g，金银花10g，连翘10g。

功效：清热解毒，宣肺祛湿。

主治：多发性肌炎和皮肌炎风热犯肺证。

病案举例：

柏某，男，14岁，初中学生。2004年9月4日初诊。患者母亲代诉：1年前在北京某医院确诊为皮肌炎，五项指标均异常。经某医院治疗1年余，病情无好转。现症："库欣综合征"外貌，经常发热，似感冒，内热伴心中烦热，饮食欠佳。惊恐，少寐，乏力，口干，吞咽不利，便秘，大便两日1次，肩胛肌肉

213

痛。诊见面颊红色小块皮疹,面部虚浮微肿,色黯,颈背部皮肤板硬、皮厚,紫红色,腹部皮疹呈手掌大小两处,丘疹突出,色红,左腿外侧、右腿内侧各有皮疹病灶,瘙痒。腹大,腹围112cm,身高1.5m。舌淡红,苔白,脉促。中医诊断为肌痹、皮痹。治疗以清热解毒,通络逐痹解肌为主,佐以利水渗湿,泻下攻积,祛风止痒。方用柴葛芷桔汤,10剂,每剂药煎3次,混合,分为3份,每日服2份,连服15天。服中药同时仍按原剂量服用激素,醋酸泼尼松片每日80mg。2004年9月10日二诊:患者主诉服前方好转,红斑变浅红,瘙痒减轻。现腹胀,矢气臭秽,便秘,下肢无力,活动时肌肉痛,四肢关节痛,有斑疹块,有痒感,尿黄。证属表里俱实,内毒壅盛。治宜疏风解表,泄热通便。方用荆防四物汤,10剂,连服15天,激素减至40mg。2004年9月26日三诊:症状明显好转。诊见舌淡白,脉滑数,腹围由112cm减至106cm,面颊和耳下仍有皮红,背部皮疹呈粉红色,微痒。五心烦热,背痛,肩胛处痛,消化不好,食后腹胀。仍属内毒壅盛,在二诊方基础上,去乳香、没药,加紫河车、白花蛇舌草、苦参、地骨皮、胡黄连、桃仁、薏苡仁、茯苓,以解五心烦热,利水渗湿。连服10剂,激素减至每日20mg,服用10剂中药后激素减至每日15mg。在随后1年多的30多次治疗中,均以上两方随症加减。当其出现全身乏力等气虚证时,加人参、黄芪,或投补中益气汤;肌肉、关节痛甚,血瘀时,加乳香、没药、桃仁、红花和丹参,或投血府逐瘀汤;身痒重时重用蒺藜、何首乌和白鲜皮;便秘时加芒硝、大黄;纳少时加焦三仙;胸背痛加木香、郁金。随着治疗的进展,所服激素量逐渐撤减。减至5mg时,根据临床情况则开始按1/4片剂量递减,直至全部撤减。至2006年3月16日,该患者共就诊35次,服药200余剂。始终以柴葛芷桔汤和荆防四物汤为主随症加减,轮换服用,以解肌肉之郁毒,宣发皮肤红斑,解除痛痒。2006年3月经某医院化验,皮肌炎五项指标均恢复正常,各种自觉症状消失,面容及体态恢复正常,身高由1.5m长至1.7m,腹围由112cm减到80cm。随访2年,该病未复发。

【程显山,程晔,张傈荣.程绍恩治疗皮肌炎经验.中医杂志,2010,51(4):314~315】

(2)周翠英验方

药物组成:金银花30g,土茯苓30g,黄芪20g,虎杖15g,白花蛇舌草20g,生地黄20g,赤芍24g,牡丹皮15g,紫草15g,升麻12g,生甘草6g。

功效：清热解毒，凉血活血。

主治：多发性肌炎和皮肌炎毒热犯肺证。

【周翠英，张晓燕，张茂全．清热解毒法为主治疗皮肌炎临床研究．山东中医杂志，2005，24（2）：80～81】

大医有话说

以上二方抓住皮肌炎早期病机为风热犯肺、毒热犯肺，故以疏散风热、清热解毒为大法。但诸家各有特点。程绍恩认为，毒邪内蕴，治法应以解肌、排毒为主，毒退则疹消，肌肤症状则随之好转。方用自拟柴葛芷桔汤随症加减，方中柴胡、葛根解肌清热为君药；白芷助柴胡、葛根解肌表，除肌痛；桔梗宣肺，能升能降，可导可宣，使内外不留余蕴，此二味皆为佐药。生石膏、金银花、连翘解毒清内热，赤芍、玄参、甘草护其阴。若皮疹瘙甚者加蒺藜、白鲜皮、荆芥、防风，以增强清热解毒、发散止痒之效。周翠英根据DM热毒瘀阻的病理基础与病机特点，认为应以"解毒"为第一要义。又因热为本病的基本病理因素，清热解毒往往贯穿始终，及时给予凉血活血、化瘀解毒、利湿通络之品既可阻断瘀毒的形成，又可搜剔络邪、畅利气机，使邪无藏伏，祛邪务尽。辅以健脾之品，使脾胃健、气血充，则肌肉筋脉得以濡养，功能得以恢复，故以清热解毒、凉血活血、健脾利湿为治疗大法。方中金银花性味甘寒，能清络中风火实热；土茯苓甘淡性平，能利湿导热，清热解毒，利关节。二药清热利湿解毒而不伤胃，重用以为君。黄芪味甘性温，入脾、肺二经，用之健脾益气且可清热解毒止痛，一举三得；虎杖味微苦，性微寒，功可清热解毒利湿，活血化瘀；白花蛇舌草，味微苦、微甘，性凉，用之清热解毒利湿。三药合用，既可加强君药之功效，又可达固本之效，共为臣药。赤芍、牡丹皮为清热凉血、活血化瘀之品，有凉血不留瘀、活血不妄行特点；紫草苦寒入血；生地黄甘寒质润，苦寒清热。四药协同，以清阴分热毒，化血分瘀毒，共为佐药。升麻性微寒，可"消斑疹，行瘀血"，"解脾胃肌肉间热"；甘草生用又可加强清热解毒之效。升麻与甘草共行佐使之功。全方选药解毒不伤正，利湿不伤阴，辛淡甘酸化合，清解与疏利宣透并举，共奏清热解毒、凉血活血、健脾利湿通络之功。

大医之法二:清热化湿健脾方

搜索

(1)黄蜀验方

药物组成:防己 20g,茯苓 20g,桂枝 10g,黄芪 40g,生地黄 30g,水牛角粉 15g,黄芩 12g,石膏 20g(先煎),黄连 4g,赤芍 15g,牡丹皮 12g,威灵仙 30g,龙胆草 15g,栀子 10g。

功效:清热化湿,健脾宣痹。

主治:多发性肌炎和皮肌炎脾虚湿热证。

病案举例:

张某某,女,49 岁,成都人。2009 年 5 月 4 日初诊。患者自述无明显诱因于 7 个月前出现双脸面部红斑,觉面部干燥不适,并伴口干,口苦,乏力。未予重视,后因大腿酸痛不适,于成都市第二人民医院住院治疗,考虑皮肌炎。给予泼尼松、丹参等对症治疗,稍好转出院。辅查回示:AST 21U/L,LDH 149U/L,CK 15U/L,CKMB 8U/L,电解质、肝肾功能、血脂均未见明显异常。现患者面部对称性红斑,觉口干口苦不适,身热,大便不畅,小便短赤。舌绛,苔黄腻,脉沉细。辨证:湿热蕴结,热入血分。处方:防己 20g,茯苓 20g,桂枝 10g,黄芪 40g,生地黄 30g,水牛角粉 15g,黄芩 12g,石膏 20g(先煎),黄连 4g,赤芍 15g,牡丹皮 12g,威灵仙 30g,龙胆草 15g,栀子 10g。3剂,每日 1 剂,水煎,日 3 服。二诊:自述服药后,腿酸痛明显减轻,面部红斑有所缓解,但觉胸闷不适,大便通畅,较前有好转,舌质红,苔黄腻有所好转,脉沉。辨证:湿热蕴结,气机不畅。处方:防己 30g,茯苓 30g,桂枝 10g,黄芪 60g,黄芩 15g,滑石 18g,甘草 10g,大腹皮 20g,法半夏 15g,厚朴 15g,紫草 15g,通草 12g,杏仁 10g,薏苡仁 30g,白蔻仁 8g,白茅根 30g。3剂,煎服同上。三诊:自述服药后双下肢酸痛消失,微觉左手胀。其面部红斑减退明显,呈淡红色,尤以右边为著。并觉胸闷不适,动则气喘,纳差食少,腹胀,稍便溏,舌质淡红,微有齿痕,苔薄白稍腻,脉细。辨证:脾阳虚衰,气机阻滞。处方:桔梗 12g,枳实 12g,柴胡 10g,川牛膝 10g,防己 30g,茯苓 30g,桂枝 15g,桃仁 10g,红花 10g,猪苓 20g,白术 15g,黄芪 60g,泽泻 12g,党参 15g,当归 10g,白芍药 15g,甘草 10g。3剂,煎服法同上。四诊:自述四肢酸痛都已消失,面部仍稍有红斑,左侧稍明显。余未诉不适。舌质尖边稍红,苔白稍厚,脉沉细。辨证:脾肾阳虚。继予防己茯苓汤化裁,调理善后。

【郑肖,宋川,黄蜀.防己茯苓汤治疗皮肌炎1例.光明中医,2010,25(6):1079】

(2)查玉明验方

药物组成:羌活、防风、升麻、葛根、白术、苍术、苦参、黄芩、知母、茵陈、当归、党参、甘草、猪苓、泽泻、金银花、连翘、细辛、红花。

功效:燥湿消肿,清热解毒。

主治:多发性肌炎和皮肌炎脾虚湿热证。

【尹远平.查玉明对皮肌炎中医的辨治五法.辽宁中医杂志,2000,27(4):149～150】

(3)娄多峰验方

药物组成:柴胡、桔梗各6g,茯苓25g,青陈皮、香附、当归、地龙各12g,苍术、木瓜、海桐皮、丹参各15g,兼热加防己、木通、丹皮各9～15g。

功效:理气除湿,活血通络。

主治:多发性肌炎和皮肌炎脾虚湿热证。

病案举例:

毛某,女,45岁,1991年4月6日初诊。持续肌肤重困胀痛、肢体抬举无力已5年,面颊紫红浮肿性斑已4年。刻下前症如故,下肢轻度浮肿,按之即起,阴雨潮湿及情志不遂病情加重,小便少,脉弦,舌淡胖苔腻微黄。GOT 90U,尿肌酸40mg/24h,肌电图示肌源性疾病。未发现癌肿。诊为湿郁肌肤型皮肌炎。治宜理气除湿,佐以活血通络。处方:柴胡、桔梗各6g,茯苓25g,青陈皮、香附、当归、地龙各12g,苍术、木瓜、海桐皮、丹参各15g,防己12g。如法服6剂后,肌肤胀痛减轻,身体轻松有力,上方加黄芪20g,继用20剂诸症消失,GOT 40U,尿肌酸10.8mg/24h,肌电图示皮肌炎恢复期。改服逍遥散1个月。1年后随访,病未再作。

【娄高峰,娄玉铃,娄多峰.理气除湿法为主治疗湿郁肌肤型皮肌炎31例.国医论坛,1993(6):26】

大医有话说

　　以上三方侧重清热化湿佐以健脾，但诸家各有特点。黄蜀认为，皮肌炎的病因不明，近年来认为与细胞免疫有关，但意见不一。中医学认为皮肌炎可根据其肌肉疼痛、无力及病久萎缩，归属于痹证及痿证的范畴。《诸病源候论》认为痹证的病因病机是："痹者，风寒湿三气杂至，合而成痹"。《素问·长刺节论》云："病在肌肤，肌肤尽痛，名曰肌痹，伤于寒湿"。张介宾注曰："肢体重着不移，或为疼痛，或为麻木不仁，湿从土化，病多发于肌肉。"指出了肌痹与湿关系密切。防己茯苓汤为《金匮要略》24条，论述皮水脾虚证的证治，为通阳益气，利水消肿。因脾主四肢，湿热蕴阻脾胃致脾阳不能布于下肢，故患者觉下肢酸痛不适。湿热郁而化火，热入血分，头面部为诸阳经交汇之处，因此患者更容易于脸上出现红斑，予防己茯苓汤加犀角地黄汤加减，于补益脾肺、通阳利水之中清热凉血，并加龙胆草清泻肝胆实火，栀子清热利湿，泻火除烦。黄芩除伏热、清宣肺气而利水。黄芩苦寒，苦能泻肺，寒能清肺，肺清实去则水道通调。一诊之后，患者面部红斑有所好转，故于凉血清热利湿的基础上予以调畅气机，防己茯苓汤加三仁汤宣畅气机。三诊之时，患者的面部红斑已明显好转，并且酸痛亦明显消失，久病入络，故予桃仁、红花活血化瘀，桂枝汤调和营卫，泽泻以除表里之水，桔梗、枳实一升一降，调畅气机。三诊之后，患者症状基本缓解，精神状态亦转佳，故继予调理脾胃善后。查玉明认为伤于湿邪是本证发病之诱因，"居处伤湿，肌肉濡渍，痹而不仁，发为肉痿。故经曰：肉痿者得之湿地也。"湿为阴邪，易阻碍气机，易伤阳气。"阳气者，柔则养筋"。今阳气被伤，失于温煦，湿邪不去，久而化热，湿热互结，郁于体内，湿胜则肿，热胜则痛，湿郁而弛长，热郁而软短，故发本证。方中羌活透关节；防风散风除湿为君。升麻、葛根味薄，引清气上行，苦以发之，辛能达表，可去肌肉间风湿；白术甘温平和；苍术辛温雄壮，健脾燥湿为臣。苦参、黄芩、知母、茵陈苦寒以泄湿热之邪；当归辛温和血活血以散血壅不行之滞，参、草补益正气，共为之佐。"治湿不利小便，非其治也。"故配猪苓、泽泻，取其甘淡咸平，导其湿浊以下行，为之使也。加金银花、连翘、细辛、红花，以清热解毒，活血止痛。诸药合用，共奏燥湿清热，上下分消，宣通经络，祛风消肿，化瘀通络，解毒止痛之功，使壅滞于体内的湿热之邪得以宣泄，湿祛肿消，热退痛除，阳气得复，使之柔而养其筋肉，则临床诸证消除，疾病痊愈。娄多峰认为皮肌炎为一主要累及皮肤肌肉的自身免疫性疾病，至今无特效疗法。中医治之具备优势，近年时有报道，但以湿郁肌肤论治者无。其认为该病多由正虚表疏，风寒湿热之邪杂至皮肤肌肉引起。邪以湿为主，湿易遏气机，湿滞气郁，肌肉皮肤经络闭阻不通，而成该病之湿郁肌肤证(病初、中期多见)。若治疗及时得法，病解较易，反之则生痰生瘀，化火损脏，见效尤难。本病证虽由湿致郁，但湿之输布均赖气之升降出入，故治疗时理气、除湿同等重要。以脏论，脾肺主肌肉、皮毛，运敷水湿，肝肺主疏泄、宣肃，调达气机。方选柴胡、桔梗疏肝宣肺，调理枢机，云苓等渗湿健脾，共为主药；青皮、陈皮、香附辅柴胡、桔梗理气，苍术、木瓜、海桐皮辅云苓祛湿；佐使丹参、当归、地龙以活血通络。诸药合用，共奏理气除湿，活血通络之功。因方证对应，故疗效尤佳。

大医之法三：补气养血滋阴方

搜索

(1)程绍恩验方

药物组成：荆芥 10g，防风 15g，当归 20g，川芎 15g，赤芍 15g，生地黄 30g，党参 20g，黄芪 20g，何首乌 10g，蒺藜 20g，薏苡仁 25g，紫草 10g。

功效：养血益气兼祛风湿。

主治：多发性肌炎和皮肌炎气阴两虚证。

【程显山，程晔，张傈荣. 程绍恩治疗皮肌炎经验. 中医杂志，2010，51(4)：314～315】

(2)刘福友验方

药物组成：黄芪、生地黄各 20g，山茱萸、泽泻、升麻、牡丹皮、枸杞子各 10g，白芍、当归各 9g，女贞子、炙甘草、旱莲草、陈皮各 6g。

功效：滋补肝肾，健脾益气。

主治：多发性肌炎和皮肌炎气阴两虚证。

病案举例：

黄某，女，54 岁，2005 年 11 月初诊。3 年前无明显诱因出现双上肢酸痛无力，伴饮水呛咳，吞咽困难，鼻翼旁、颈部、双上肢见多处红色皮损，疼痛瘙痒。当地医院诊为皮肌炎。予激素等治疗病情有所控制后出院，继续服用泼尼松治疗，泼尼松减量至每天 15mg 时，症状复发且加重，前来求治。诊见:四肢酸痛无力,下蹲困难,不能梳头及端碗吃饭,身体多处出皮疹,斑色红、高突,吞咽无力,身重少食,舌红、苔黄腻,脉濡数。查体:神清,身体可见多处红色皮损,耸肩转颈活动功能减弱,四肢肌张力下降,四肢近端肌力3级,远端4级,其余阴性。辅助检查:肌酸激酶(CK)200U/L,肌酸激酶同工酶(CK-MB)40U/L,血沉(ESR)30mm/h,抗核抗体(ANA)阳性。肌电图检查示:近端肌肉呈肌源性损害。肌活检示:肌纤维坏死。西医诊断:皮肌炎。中医诊断:痹证,证属脾虚湿热。治宜健脾益气,清热除湿,方用升阳益胃汤加减。处方:黄芪40g,独活、半夏各12g,人参30g,白术、白芍各20g,泽泻、柴胡、黄芩各15g,防风、羌活、黄连、陈皮、茯苓各10g。每天1剂,水煎服。泼尼松仍每天服15mg。上方加减治疗3个月后,患者症状明显改善。2006年1月二诊:四肢酸痛缓解,斑色变淡,瘙痒减轻,吞咽困难明显改善,舌红、苔黄腻,脉濡。效不更方,黄芪用至60g,黄芩减为10g,泼尼松减至每天10mg。4月三诊:肌肉疼痛明显减轻,斑色浮红、时轻时重,但双上肢有轻度肌萎缩,肌无力有所缓解,偶感头晕目眩,腰膝酸软,肌肤干涩,舌红、少苔,脉细数。复查血生化示:CK150U/L,CK-MB 30U/L,ESR 22mm/h。治宜滋补肝肾,健脾益气,方用六味地黄汤合补中益气汤加减。处方:黄芪、生地黄各20g,山茱萸、泽泻、升麻、牡丹皮、枸杞子各10g,白芍、当归各9g,女贞子、炙甘草、旱莲草、陈皮各6g。泼尼松减至隔天服10mg。7月四诊:已无肌肉疼痛,皮损基本消失,肌无力缓解,可轻松下蹲、梳头、端碗进食,皮肤仍较干涩,舌淡红、少苔,脉细。神经系统检查:四肢近端肌力接近5级,远端5级。实验室检查:肌酶均在正常范围。泼尼松已减量隔天5mg。治宜扶正祛邪,培补脾胃,方用参苓白术散加减。处方:党参、黄芪各30g,薏苡仁、伸筋草、山药各15g,白术20g,砂仁(后下)、茯苓、大枣、陈皮、升麻、鸡血藤各10g,炙甘草6g。服3个月后,患者除长时间持重物稍感费力外,皮损消失,无肌肉疼痛,余无不适。此后以参苓白术散为基础方,随脉、舌象变化加减,激素已减停,继续服药至2006年11月。随访近1年,未见病情反复。

【翁柠,朱观祥,张岩等.刘福友教授治疗多发性肌炎经验介绍.新中医,2007,39(12):6~8】

大医有话说

　　以上二方抓住皮肌炎中晚期以气阴两虚多见，故以益气养阴、养血活血为法。但诸家各有特点。程绍恩认为，病情缓解后，机体虚衰症状较为突出，则应转入以治本为主，养血益气兼祛风湿。方用自拟荆防四物汤加减，本方以当归生血、活血、补血为主，配生地黄补精生血，党参益气生血，川芎入血理气，赤芍敛阴养血，何首乌活血补血、散瘀祛斑；防风、荆芥解痉胜湿，紫草解毒凉血透疹斑；蒺藜清热利湿止痒；薏苡仁健脾益胃、运化水湿。刘福友认为，PM、DM患者长期服用激素治疗，副作用较大，若配合中医辨治，可明显缓解症状，减轻激素副作用，稳定病情，提高患者生活质量。PM、DM患者一般病程较长，虚多实少，热多寒少。急性期发作多见湿、热实证为主，可选用清肺润燥、清利湿热、清热凉血等法，用金银花、连翘清热透邪；陈皮、苍术运脾化湿；水牛角、玄参、生地黄滋阴清热凉血。缓解期气阴虚、肝肾虚多见，治以益气养阴、健脾胃、补肝肾为主。常用补中益气汤、参苓白术散为基础方加减，"治痿独取阳明"而健运中焦，以人参大补元气、补脾益肺；黄芪补肺脾之气；白术健脾益气；陈皮理气健脾；白芍敛阴止痛；山药益气养阴、补脾肺肾；升麻升阳举陷。刘教授应用补气药多重用黄芪、人参健脾益气。缓解期配合针灸治疗，取手足阳明两经穴，如足三里、曲池等，配合三阴交、阳陵泉，对功能恢复有较好作用，同时，注重心理调整可取得良效。

大医之法四：益气活血方

搜索

陈湘君验方

　　药物组成：黄芪30g，鸡血藤30g，党参15g，伸筋草15g，当归12g，丹参30g，仙茅15g，淫羊藿15g，肉苁蓉15g，地龙30g，桂枝9g，赤芍15g，莪术30g，桃仁12g，红花12g，白术12g，薏苡仁30g，鸡内金15g，路路通12g，藤梨根30g，全蝎3g，炙甘草9g。

　　功效：益气活血通络。

　　主治：多发性肌炎和皮肌炎气虚血瘀证。

　　病案举例：

　　马某某，女，56岁，2009年2月24日初诊。患者因"面部、双手关节周围及颈前部红色皮疹 15 个月,加重 1 个月"就诊。患者诉 15 个月前无明显诱因在面部、双手关节周围及颈前部出现红色皮疹,伴四肢无力,抬举上臂、下蹲和起立困难,遂入某医院住院诊治,经各项相关检查后被诊断为皮肌炎。治疗上经给予口服泼尼松(50mg/d)等处理后病情有所控制,出院后患者继续服用泼尼松治疗,并逐渐减量。患者诉 1 个月前泼尼松减量至 15mg/d时,症状复发并加重,遂往当地医院住院诊治,经治疗后病情控制欠佳,因此求治于陈老师。症见:面部、双手关节周围及颈前部黯红色皮疹,四肢肌肉酸痛无力,伴有刺痛麻木感,双上肢抬举困难,双手遇冷时发白、发紫,面色不华,时有短气乏力,纳食无味,舌质淡暗、边有齿印,舌苔薄白,脉弦细。48岁绝经。查体:神志清楚,精神疲乏,面部、颈前及双手关节周围可见红色皮疹,皮疹高出皮面,四肢肌力Ⅳ级,其余未见阳性体征。实验室检查示:肌酸激酶(CK)326U/L,肌酸激酶同工酶(CK-MB)47U/L,乳酸脱氢酶(LDH)301U/L,血沉(ESR)56mm/h,抗 Jo-1 抗体(＋)。肌电图检查示:近端肌肉呈肌源性损害。辨证:气虚血瘀,兼脾肾阳虚证。治法:益气活血通络,佐以培补脾肾。处方以补阳还五汤合金匮肾气丸加减:黄芪 30g,鸡血藤 30g,党参 15g,伸筋草 15g,当归 12g,丹参 30g,仙茅 15g,淫羊藿 15g,肉苁蓉 15g,地龙 30g,桂枝 9g,赤芍 15g,莪术 30g,桃仁 12g,红花 12g,白术 12g,薏苡仁30g,鸡内金 15g,路路通 12g,藤梨根 30g,全蝎 3g,炙甘草 9g。14 剂。2009年 3 月 11 日二诊:服上方 14 剂后,患者诉面部、双手关节周围及颈前部黯红色皮疹有所减退,纳食增加,面色逐渐转佳,但仍觉四肢肌肉酸痛无力、麻木感,双手遇冷时仍发白发紫。说明上方有效,乃在原方基础上加用乌梢蛇15g,僵蚕 30g。56 剂。2009 年 5 月 13 日三诊:2 月余后再诊,患者诉抬举上臂已略有改善,其他症状也明显缓解,下蹲和起立等动作基本正常,纳食近于常人,精神好转,激素已渐减至每日 10mg。2009 年 5 月 11 日复查 ESR、CK、CK-MB 和 LDH 均基本正常。遂嘱患者委托药店将二诊所用方药加工成丸药后继续服用,以求进一步巩固疗效。3 个月后对患者进行随访,患者诉面部、双手关节周围及颈前等部位皮疹消失,四肢肌肉已无疼痛,双上臂抬举已基本正常,双下肢下蹲和起立已无困难,饮食正常,精神状态较好。激素已渐减至每日 5mg。嘱服用三诊所用丸药和香砂六君子丸继续巩固疗效。3 个月后,再次随访,患者告知激素已在 1 个月前停用,病情未见复发。

【胡建国,陈湘君.陈湘君治疗皮肌炎经验.中医杂志,2010,51(8):684～686】

大医有话说

陈湘君在临床实践中认识到，皮肌炎是一本虚标实的疑难性疾病，它的病机关键在于脾虚、热毒和血瘀相合为病，病之本在脾虚，病之标在于热毒和（或）血瘀；治疗上主张结合疾病分期辨证论治，发作期治以清热、解毒、化湿为主，兼以健脾益气；缓解期治以益气健脾为主，佐以解毒活血，在此病案中，患者四诊合参，辨证属气虚血瘀、兼脾肾阳虚型，故治法为益气活血通络，兼以培补脾肾。在所用方药中陈湘君重用黄芪和鸡血藤为君药，黄芪味甘、性微温，入脾、肺经，具补气升阳、托毒生肌、消肿之功；鸡血藤味苦、微甘，性温，归肾经，具行血活血、舒筋活络之效，两者合奏益气活血、通络解毒之功，意在气旺则血行，能使瘀去、络通、毒解，故为君药。党参、白术、当归、丹参、地龙、桂枝、赤芍、莪术、桃仁、红花、路路通、全蝎、伸筋草、藤梨根，入脾、胃、肺经，合用具有补中益气、活血通络止痛、祛风除湿之功，能够辅助君药以加强益气活血、通络解毒之力，故为臣药。薏苡仁、鸡内金、仙茅、淫羊藿、肉苁蓉俱入脾、胃、肾经，共具健脾温肾、除痹之功，能协助君臣药以加强通络、培补脾肾之效，故为佐药。甘草缓和药性，调和诸药，故为使药。全方共奏益气活血、通络止痛、健脾温肾之功。

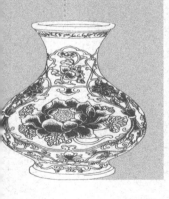

第15章 妙用名方，战胜风湿性多肌痛

风湿性多肌痛常见于老年人，是以持续性颈、肩胛带、骨盆带肌群疼痛僵硬感为临床特征的症候群。常发生于50岁以上，50岁以下患者甚少。男女之比为1：2。本病起病隐袭，有低热、乏力、倦怠、体重下降等全身症状。典型临床表现为对称性颈、肩胛带或骨盆带近端肌肉酸痛、僵硬不适。也可单侧或局限于某组肌群。僵痛以晨间或休息之后再活动时明显。急性发病者，每诉夜间上床时尚可，早上醒来全身酸痛僵硬难忍。严重时梳头、刮面、着衣、下蹲、上下楼梯都有困难。这些活动障碍不属肌无力引起，不像多发性肌炎那样肌力严重减退，乃因肌肉关节僵痛所致，活动之后可渐缓解或减轻。

风湿性多肌痛在中医学中属"痹病"范畴，从病位来看，可归属于"肌痹"、"肉痹"。从病程和病邪性质来看，可归属于"湿痹"、"着痹"。

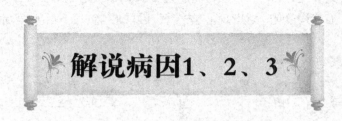

解说病因1、2、3

1. 营卫失调

营行于脉中，卫行脉外，共同循行于人体肌表腠理，为抵御外邪入侵之屏障。如患者素体虚弱，或久病体虚，或劳倦过度，或发汗太过，或醉酒当风，均可导致营卫失调，营阴虚弱，卫外不固，腠理空虚，易招致风寒湿等外邪侵袭，外邪客于肌肤，久留不去，使营卫更虚，营卫气血运行不畅则肌肉疼痛、麻木不仁。

2. 风寒湿邪痹阻肌腠

中气不足，卫外不固，风寒湿三气杂至，侵犯肌肤，闭阻气血，脉络不通，发为肌痹，故肌肤疼痛。气血不行，加之湿邪困阻，则阳气运转迟缓，而致手足不随、抬肩困难、举足费力。

3. 湿热浸淫肌腠

若外受湿热所袭，湿热相搏充斥肌肤，则肌肉酸痛，或伴身热口渴、心烦不安、困倦乏力等症。病久伤阴耗血，筋脉肌腠失于荣养，则出现肌肉萎缩、肢体麻木。

4. 脾胃虚弱

脾胃虚弱是肌痹发生的内在条件之一。脾胃为气血生化之源，营养肌肉、腠理，又主运化水湿。若饮食不节，生冷不忌，损伤脾胃，或过食膏粱厚味，脾胃呆滞，或忧思过度，或劳倦伤脾，致使脾胃虚弱，脾胃虚则气血营卫随之亦虚，不能充实营养四肢肌肉，而致腠理疏松，外邪侵入则易发肌痹。

气血为外邪所闭,脉络受阻,不通则痛,故可发生肌肉疼痛等症状。病久脾虚不能运化水湿,致水湿停留,蕴湿成痰,痰浊阻络,故见四肢沉重、肿胀、无力,甚至肌肉萎缩、麻木不仁。病程迁延日久则损及心肾,心阳受阻,肾虚开阖不利,水液代谢受阻,则出现心悸气短、腰酸腰痛、尿少浮肿等症状。(见图29)

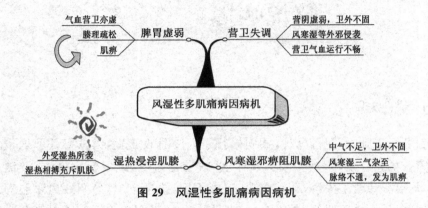

图 29　风湿性多肌痛病因病机

中医治病，先要辨证

1. 寒湿痹阻证

肌肉疼痛、酸胀、麻木,四肢抬举无力,遇冷加重,得温则舒,伴身重、晨僵,或有关节疼痛,舌质淡,舌苔白腻,或舌有齿痕,脉沉细或濡缓。治以散寒祛湿、解肌通络,方以薏苡仁汤加减。

2. 湿热阻络证

肌肉酸痛、发胀,四肢沉重,抬举无力,身热不扬,汗出黏滞不爽,食欲不振,胸脘痞闷,面色虚浮,二便不调,舌质红,舌苔白腻或黄腻,脉濡数或滑数。治以清热利湿、解肌通络,方以当归拈痛汤加减。

3. 脾虚湿阻证

肌肉关节酸楚疼痛,或略呈肿胀,肌肤麻木不仁,四肢酸软、抬举无力,面色苍黄或面浮肿,食欲不振,脘腹胀满,大便稀溏,舌质淡胖、边有齿痕,舌苔白腻,脉沉缓。治以健脾和胃、祛湿蠲痹,方以升阳益胃汤加减。

4. 脾肾阳虚证

肌肉关节酸痛肿胀,屈伸不利,关节怕冷,畏寒喜暖,手足不温,腰膝酸软,口淡不渴,或面浮肢肿、纳差腹胀、小便频数、大便稀溏,或男子阳痿、女子带下清稀、舌质淡胖、舌苔白滑、脉沉迟无力。治以温补脾肾、通阳蠲痹,方以温阳通痹汤加减。(见图30)

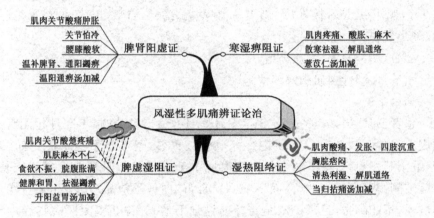

图30 风湿性多肌痛辨证论治

风湿性多肌痛的大医之法

大医之法一:散寒祛湿方

(1)阎小萍验方

药物组成:薏苡仁 25g,当归 15,川芎 15g,炙麻黄 5g,桂枝 10g,羌活 10g,独活 10g,防风 15g,川乌 5g,苍术 15g,甘草 10g,干姜 10g。

功效:散寒祛湿,解肌通络。

主治:风湿性多肌痛寒湿痹阻证。

【张英泽,阎小萍. 风湿性多肌痛的辨证论治. 中医研究,2009,22 (5):49~51】

(2)张卫华验方

药物组成:附子、麻黄、细辛、桂枝、防风、独活各10g,炒白芍、茯苓、知母各15g,黑小豆30g,甘草6g,制川乌、制草乌、狗脊、当归、川芎、仙灵脾、威灵仙、制半夏各12g。

功效:温经散寒,宣通经络。

主治:风湿性多肌痛寒湿痹阻证。

病案举例:

患者汤某,男,62岁。2005年5月9日初诊。自2004年6月起无明显诱因下出现两髋关节以下肌肉疼痛、僵硬、重着,逐步加重至不能蹲跨、弯腰,继则不能步行,两下肢上抬高度离地小于5cm,3个月后头颈疼痛僵硬,不能转侧,背、腰疼痛,痛甚而不能寐。自诉:白天不敢坐(站不起来),晚上不敢睡(不能翻身,且需滚动全身才能勉强下地)。曾在多家医院神经内科及骨伤科就诊,查CRP、ESR、ASO、RF、HLA-B27、血生化、肌电图等,以及头颅、髋关节、腰椎MRI检查,均未见明显异常,皆诊断为"风湿性多肌痛"。曾服多种药物及忍受"火灸"之痛,均无效,因拒绝激素治疗转来我院。查肢体关节冷痛重着,痛有定处,遇寒痛剧,得热痛减,舌质红、苔白腻,脉弦紧、两尺弱。辨证为寒湿痹阻型痹证,证系肾阳虚衰,机体失于温煦,寒邪束于肌表、关节、经脉,卫阳不得布达,气血运行不畅,脉络受阻引发。予麻黄附子细辛汤、桂枝芍药知母汤、乌头汤加减,重用附子温阳散寒,通痹止痛。处方:附子、麻黄、细辛、桂枝、防风、独活各10g,炒白芍、茯苓、知母各15g,黑小豆30g,甘草6g,制川乌、制草乌、狗脊、当归、川芎、仙灵脾、威灵仙、制半夏各12g。5天后复诊:颈部已能转动,疼痛略微减轻。以后复诊,附子逐步加量,症状亦随之明显改善,治疗中先后加用南星、蕲蛇、补骨脂、菟丝子、黄芪、豨莶草、海风藤、片姜黄、千年健、钻地风、老鹳草等。附子用至50g/剂时,疼痛、重着、僵硬症状基本消失,能敏捷快速拾地面之物,患者喜出望外,信心百倍。经5个月治疗而病告痊愈。期间使用过扎冲十三味、通心络等中成药,痊愈后用补肝肾、养精血、化瘀滞之培元散(自拟)调理固本。病人自己统计附子用量总计 4549g，服药过程中未见毒性反应，复查肝肾功能、电解质、心电图均正常。

【朱黎红，王秋雁，张卫华．重用附子治疗风湿性多肌痛体会．浙江中医杂志，2007，42（4）：190～191】

大医有话说

以上二方均以散寒祛湿，温经通络为主。但诸家各有特点。阎小萍认为方中麻黄、桂枝、羌活、独活、防风散寒祛风；川乌、干姜温经散寒；薏苡仁、苍术祛湿蠲痹；当归、川芎养血活血，通经活络。本方用于治疗肌痹初期，寒湿阻痹，寒胜于湿者。若湿重于寒者，可加木瓜15g，防己10g，蚕沙15g，茯苓25g，去麻黄、川乌、羌活、独活。中成药可选用大活络丸、小活络丸、寒湿痹冲剂。张卫华认为附子使用于少阴阳气虚衰，而寒湿留于骨节之证，有温经散寒止痛之效。《伤寒论》云："少阴病，身体痛，手足寒，骨节痛，脉沉者，附子汤主之。"麻黄附子细辛汤原方用于"少阴病，始得之，反发热，脉沉者"之"太少两感证"，该方能温阳散寒，温经除痹止痛，现广泛应用于阳虚感寒所至的多种病症。《金匮要略·中风历节病脉证并治第五》："诸肢体疼痛，身体尪羸，脚肿如脱，头眩短气，温温欲吐，桂枝芍药知母汤主之。""病历节不可屈伸疼痛，乌头汤主之。"《内经》中也认为"肾气衰弱，寒湿入骨"是寒湿顽痹发病的关键。人身气血津液之所以能运行不息，畅通无阻，全赖一身阳合之气的温煦推动，一旦肾阳不足，寒邪外袭，或阳虚里寒，寒湿相杂，则经脉凝滞，治疗需"补肝肾以壮筋骨"。同时久病损阳，难病必瘀，在寒湿顽痹的治疗中需紧紧围绕"痹有瘀血"的学术观点。故方中重用附子温经散寒，补益肾阳；加用麻黄、桂枝、细辛、乌头等温通之品也极为重要。其一，瘀滞非温不通，寒湿非温不散，虚损非温不补。温通药在补益肝肾，祛风散寒及化瘀通滞中起到至关重要的作用。其二，寒湿顽痹，起病皆由于风、寒、湿邪经皮毛腠理进入肌肉骨骼，由表入里，"表"既是寒邪入路，亦是邪之出路，通过诸药温经散寒，辛温发表，腠理一开，伏邪外达，是治愈患者的关键。张卫华临证使用附子讲究：①辨证准确。附子辛热燥烈，通行十二经脉，走而不守。寒湿偏重之痛痹、顽痹非乌附莫属。寒湿痹阻的辨证要点为关节冷痛沉重，疼痛剧烈，痛有定处，昼轻夜重，遇寒痛增，得温痛减，舌质淡紫、苔白腻，脉弦紧或沉紧。对于病程长、寒凝重、肝肾亏损、脾胃虚寒、心阳不振及寒凝经脉之顽痹以阳虚表现为主者,可加大剂量使用,即"益火之源,以消阴翳"。②注重配伍及煎药方法。一般报道推荐附子与生姜、甘草先煎以降低附子毒性。根据临床心得及参考他人治病经验以黑小豆、炙甘草、防风与附子先煎以制约附子毒性,体弱者可加用蜂蜜。黑小豆《本草纲目》中记载"煮汁解砒石、甘遂、天雄、附子…百药之毒"。《伤寒论》四逆汤方中炙甘草是附子的2倍,说明仲景用甘草解附子之毒。防风《本草求原》中记载"解乌头、芫花、野菌诸毒"。蜂蜜为百花之精华,能解百毒。在配伍抑毒机制的实验研究中发现,乌头、附子与甘草、生姜、黑豆、远志、黄芪等同用,总生物碱减少,此外金银花、绿豆亦可解毒。对出现口舌肢麻者,以大剂量甘草防风绿豆汤或蜂蜜水内服,当即可解。根据文献记载和药理研究,附子先煎可减低毒性而药性不减,验之临床确如所言。③逐步加量,间歇服用。附子临床应用有一定的量效关系,即临床疗效随着附子的用量而增加。但个体对附子的耐受性不同,常规剂量为3～15g,一般不超过30g,因此初诊病人需逐步加量;对于慢性病证,需根据体质、反应,间歇服用。④重用附子,答案在经典。1981年考古发现了汉代度量衡器"权",对于张仲景的学说研究有很大的意义,平时用《伤寒》、《金匮》方效果差,剂量过轻是原因之一。经柯雪帆教授归纳整理的资料反复核实,东汉时的1两=15.625g,附子大者1枚20～30g,中者15g。桂枝芍药知母汤附子用2枚,大黄附子汤用3枚,附子汤中用2枚,临床按原剂量治疗疗效显著,而按教科书及药典记载的分量用于临床,要起沉疴确实为难。

大医之法二:温补脾肾方

搜索

(1)傅华洲验方

药物组成:熟地黄30g,麻黄5g,鹿角胶9g,白芥子6g(炒,研),肉桂5g,生甘草3g,炮姜炭5g,淡附片5g,清风藤15g,海风藤15g,鸡血藤15g。

功效:温补肝肾,宣通血脉。

主治:风湿性多肌痛脾虚湿阻证、脾肾阳虚证。

【傅华洲.加味阳和汤配合糖皮质激素治疗风湿性多肌痛临床观察.中国中西医结合杂志,2007,27(10):894～897】

（2）阎小萍验方

药物组成：黄芪 18g，白术 12g，熟附子 10g，肉桂 5g，当归 15g，熟地黄 15g，小茴香 10g，杜仲 15g，独活 12g，豨莶草 15g，蜈蚣 2 条，炙甘草 6g。

功效：温补脾肾，通阳蠲痹。

主治：风湿性多肌痛脾虚湿阻证、脾肾阳虚证。

【张英泽，阎小萍．风湿性多肌痛的辨证论治．中医研究，2009，22（5）：49～51】

大医有话说

以上二方以补虚为主，着重温补脾肝肾。但诸家各有特点。傅华洲认为加味阳和汤方出自《外科全生集》，由熟地黄、鹿角胶、炮姜、麻黄、肉桂、白芥子、生甘草组成。方中重用熟地温补营血，益血生精，生发元气，提高机体免疫力，辅以鹿角胶温补肾精，有促进垂体-性腺分泌功能，与其多肽物质有关，二者同奏养血益精生髓、补益肝肾之功，精血同源，使温而不燥，同为君药；臣以肉桂温补肾阳，蒸化精气，引火归元，促发肾之机能，加强生精益血补髓之功能；佐以炮姜破阴和阳，温中有通，协调脾胃，使中焦受气取汁，化赤为血，新血生发，托毒排脓使阴疽破脓而愈；佐以白芥子通阳散滞而消痰结，化皮里膜外之痰，以及麻黄开腠达表，使邪有出路；甘草解毒而调和诸药。全方共奏养血益精生髓，温补肝肾，宣通血脉，散寒祛痰之功效。此方特点是补而不滞，温而不燥，故对阳气不足、寒凝血瘀的风湿性多肌痛有效。现代实验研究表明，地黄具有调节免疫功能、提高激素水平，抗血管炎、抗关节炎、促进腺体分泌等多方面功能。鹿角胶有很好的内分泌作用，直接刺激肾上腺皮质功能，增加肾上腺激素的合成和分泌，使血清类皮质激素含量明显增多；此外还有调节免疫、抗炎和造血作用。阎小萍认为方中熟附子、肉桂温经散寒助阳；黄芪、白术益气健脾；当归、熟地黄养血活血；小茴香温暖下元；豨莶草、独活除湿通络；杜仲补益肝肾；蜈蚣搜剔经络；炙甘草调和诸药。中成药可选用右归胶囊、益肾蠲痹丸、独活寄生合剂。

大医之法三：活血化瘀方

搜索

(1)黄萌高验方

药物组成：生地、鸡血藤、徐长卿、老鹳草、海风藤、桑枝各 30g，白术、茯苓、谷芽、麦芽各 15g，赤芍、川芎、羌活、独活、秦艽、桂枝、防风、防己各 9g，当归 12g。

功效：活血化瘀，祛风除湿。

主治：风湿性多肌痛寒湿、湿热夹瘀证。

病案举例：

邵某，女，50 岁。于 2001 年 8 月 8 日以"全身肌肉疼痛 2 周"就诊。主要为双肩、髋关节周围肌肉疼痛、僵硬，伴有午后低热，体温达 38℃，心烦、失眠、多语等，已绝经半年，形体偏胖，脉细弦带数，苔薄腻，舌质淡。他处作更年期综合征治疗无效。血沉 66mm/h，其余检查均正常。诊断为风湿性多肌痛。予蠲痹汤化裁：生地、鸡血藤、徐长卿、老鹳草、海风藤、桑枝各 30g，白术、茯苓、谷芽、麦芽各 15g，赤芍、川芎、羌活、独活、秦艽、桂枝、防风、防己各 9g，当归 12g。日 1 剂，水煎服。4 周后肌痛明显改善而热退，血沉 28mm/h。改用独活寄生汤合参苓白术散化裁治疗，另予心理疏导，并加小剂量佳乐安定，每日 0.4mg 口服，服药后测血沉 18mm/h，基本恢复如常，嘱其服用六味地黄丸以善后。

【黄萌高.风湿性多肌痛辨治体会.实用中医药杂志,2002,18(4):46】

(2)黄胜光验方

药物组成：秦艽、红花、没药、牛膝、桃仁各 12g，川芎、五灵脂、当归各 15g，香附、地龙、羌活各 9g，甘草 5g；疼痛明显者，加田七、乳香、延胡索各 10g；睡眠差者，加夜交藤、合欢皮各 10g；心情抑郁者，加柴胡、白芍各 10g。

功效：活血化瘀，行气止痛。

主治：风湿性多肌痛寒湿、湿热夹瘀证。

【朱辉军,黄胜光,谭宁,等.身痛逐瘀汤合黛力新治疗风湿性多肌痛临床观察.天津中医药,2010,27(3):197～199】

大医有话说

　　以上二方侧重活血化瘀兼祛风除湿散寒清热，但诸家各有特点。黄萌高认为本病起病时以实证为主，主要表现为肢体肌肉疼痛、僵硬，多呈对称性，可累及四肢近端肌腱附着点，严重者上肢抬举活动受限、下肢抬腿下蹲困难，可伴有发热、血沉或 C 反应蛋白升高，脉弦滑带数，苔薄腻。呈现风湿入络，肌肉痹阻，不通则痛之症。治以蠲痹汤为主加味，具体视风、寒、湿、热偏胜的特点，或加防风、白芷，或加川乌、草乌，或加苍术、苡仁，或加黄柏、知母。而治疗中活血通络之品必不可少，此乃"治风先治血，血行风自灭"之故。黄胜光认为风湿性多肌痛是近几年引起医学界关注的老年人常见的风湿性疾病。风湿性多肌痛属中医学"痛痹"、"周痹"、"肌痹"范畴。其认为患者年过五旬，素体亏虚，正气不足，易感外邪，感受风寒湿邪，正不胜邪，致缠绵不愈；病久入络，络脉阻塞，气血瘀结，不通则痛，气血运行不畅，肌肤失养则出现肌肉疼痛，僵硬不适等症状。当采用活血化瘀，行气止痛之法治疗。方中秦艽、羌活祛风胜湿止痛；川芎、桃仁、红花、当归活血祛瘀止痛，能抑制血小板凝集、扩张血管改善微循环，促进组织修复；五灵脂、没药活血化瘀、消肿止痛；地龙通经活络；牛膝补肝肾，强筋骨，逐瘀通经；香附行气止痛；甘草调和药性。诸药合用，共奏活血祛瘀、疏肝理气、通络止痛之功，治疗风湿性多肌痛疗效显著。

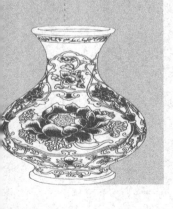

第16章 名中医带你揭秘 骨关节炎

骨关节炎又称骨关节病，退行性变关节炎、增生性关节炎、老年性关节炎等。它是一种由于关节软骨退行性变引起的关节疼痛和关节功能障碍（包括关节畸形）的中老年常见疾病。我们所说的骨刺、骨质增生、颈椎病、髌骨软化、腰椎病，以及由于腰椎间盘退行性变所引起的椎间盘突出都属于骨关节炎的范畴。本病属中医学"骨痹"、"腰腿痛"范畴。

该病在临床上可分为原发性和继发性二类。原发性骨关节炎系指随年龄老化而不和其他疾病相关的关节病变，继发性骨关节炎则是由损伤、炎症、遗传及代谢、内分泌等疾病所引起的关节病变。

骨关节炎可从20岁开始发病，但大多数无症状，一般不易发现。本病的患病率随着年龄增长而增加，女性比男性多见。

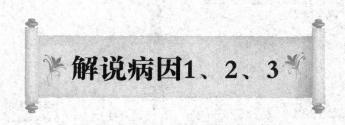

解说病因1、2、3

1. 肾精亏损、肝血不足

肾主骨生髓，肾气盛肾精足则机体骨骼强健。即"肾实则骨有生气"（《外科集验方·服药通变方第一》）。肝主筋而为藏血之脏，肝血充足则筋脉强劲束骨而利关节，静则可以保护诸骨，充养骨髓；动则可以约束诸骨，免致活动过度，损伤关节。故本病主要与肝肾亏损有关，《素问·上古天真论》曰："丈夫……五八，肾气衰，发堕齿槁……七八，肝气衰，筋不能动……"，说明肾气充、肝血旺，方能骨坚筋强。而肾精不足，肝血亏损，则骨髓失其充养，筋脉濡养不足，表现为骨骼脆弱或异常增生，筋纵弛缓，或筋挛拘急。

2. 劳损外伤

人到中年，长期操劳和姿势性职业性损伤结果，会造成关节局部气血运行不畅，气血虚少，功能障碍，筋骨退变。身体长期处于某一姿势（如长期伏案工作者易患颈椎骨质增生，长期弯腰工作者易患腰椎骨质增生）或扭伤、跌打损伤导致局部气血不畅，筋骨失去滋养，久而久之，关节发生退变。

3. 外感内伤、酿生痰湿

患者或久居湿地，或感受风寒湿热等邪气，或脾失健运，均可生湿，湿蕴日久即可化痰。本病多见于形盛气衰的体胖者。

4. 肝肾不足、寒湿外侵

人到中年，肝肾逐渐亏虚，气血不足，筋骨失其所养，筋软骨萎，或兼受风寒湿邪内侵，则引起气血运行不畅，局部经络痹阻，筋挛不伸，骨骼受到牵

拉损伤易发本病。（见图31）

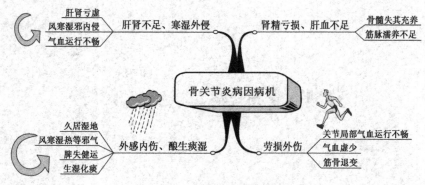

肝肾亏虚　　　　　　　　　　　　　　　　　　　　　　肾精亏损、肝血不足
风寒湿邪内侵　肝肾不足、寒湿外侵　　　　　　　　　　　　　　　　骨髓失其充养
气血运行不畅　　　　　　　　　　　　　　　　　　　　　　　　筋脉濡养不足

骨关节炎病因病机

久居湿地　　　　　　　　　　　　　　　　　　　　　　　关节局部气血运行不畅
风寒湿热等邪气　　　　　　　　　　　　　　　　　　　　　气血虚少
脾失健运　外感内伤、酿生痰湿　　　劳损外伤　　　　　　筋骨退变
生湿化痰

图 31　骨关节炎病因病机

中医治病，先要辨证

1. 肝血不足证

关节疼痛，上下楼困难、需扶杖而行，腰膝酸软，下肢无力，足跟疼痛，口淡不渴，舌淡胖、苔白滑，脉沉弦无力。治以补肝养血宣痹，方以壮骨蠲痹汤加减。

2. 肾虚髓亏证

腰膝酸软，关节疼痛无力，行动不便，不能久立远行，病情反复不愈，遇劳疼痛更甚，舌淡红、苔薄白，脉沉细。治以补肾填精宣痹，方以六味地黄丸加减。

3. 肾虚血瘀证

腰膝关节疼痛，痛处固定不移，俯仰转侧不利，遇冷疼痛加重，病情反复不愈，舌黯红有瘀斑、苔白，脉弦涩。治以补肾活血宣痹，方以右归丸合身痛逐瘀汤加减。

4. 肾虚夹湿证

腰膝酸软，关节重痛，行动不便，伴见胸脘痞闷腹胀便溏，舌淡边有齿痕、苔白腻,脉濡缓。治以补肾除湿,方以右归丸合薏苡仁汤加减。

5. 气血不足证

腰膝关节酸软无力,时轻时重,遇劳症状更甚,面色少华,乏力自汗,舌淡、苔薄白,脉细。治以补益气血宣痹,方以八珍汤加减。(见图32)

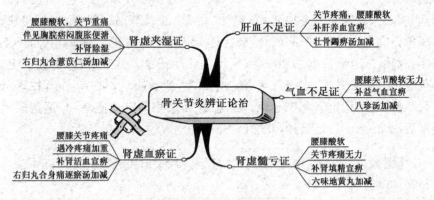

图32 骨关节炎辨证论治

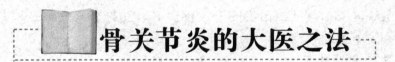

骨关节炎的大医之法

大医之法一:补益肝肾活血方

搜索

(1)陈基长验方

药物组成:补骨脂、骨碎补、川牛膝各12g,红花5g,黄芪30g,木瓜20g。

功效:补肝肾,益气行血。

主治:骨关节炎肾虚血瘀证。

病案举例:

某女,51岁,2002年4月初诊。双膝关节疼痛半年。症见双膝疼痛,上下楼困难、需扶杖而行,腰膝酸软,形体肥胖,舌暗淡胖、苔白,脉沉细。检查:双膝关节屈伸不利,关节微肿。X线摄片示:双膝关节间隙变窄,骨质增生。西医诊断:双膝骨性关节炎。中医诊断:膝痹。证属肝肾不足,气虚血瘀。治以补益肝肾,益气活血通络。处方:补骨脂、骨碎补各12g,独活、川牛膝各15g,杜仲、黄芪各30g,红花9g,木瓜、两面针各20g。7剂,每天1剂,水煎,药渣热敷膝关节。二诊:膝关节肿退,腰膝酸软减轻,上下楼梯仍困难,四肢乏力。守上方去独活,进7剂。三诊:膝关节活动改善,上下楼扶杖步态稳。守上方去杜仲、两面针,加茯苓12g,陈皮9g,炙甘草5g,再进7剂。四诊:双膝已不痛,屈曲功能改善,上下楼无须扶杖,舌红、苔白,脉弦。上方去茯苓、陈皮、炙甘草,加络石藤、桑枝各10g,威灵仙20g,白芍15g,甘草5g。又服7剂,病情稳定。每于诊后均嘱患者加强膝关节功能练习,适当活动。半年后随访,患者行走自如,双膝已不肿。

【黄枫,郑晓辉.陈基长教授治疗膝骨性关节炎经验介绍.新中医,2005,37(6):11~12】

(2)曾一林验方

药物组成:全当归20g,熟地20g,山药20g,菟丝子15g,枸杞15g,杜仲15g,吴茱萸15g,桂枝15g,秦艽15g,桃仁15g,红花12g,没药12g,五灵脂15g,香附15g,地龙10g。

功效:补肾祛瘀。

主治:骨关节炎肾虚血瘀证。

【魏国华,罗磊,袁荣霞,等.曾一林中药内外合治退行性骨关节炎65例.辽宁中医杂志,2008,35(11):1700~1701】

(3)鲁贤昌验方

药物组成:丹参30g,川牛膝、怀牛膝各15g,三七粉6g(分次吞服),威灵仙15g,党参15g,茯苓15g。

功效:补肾活血化瘀。

主治:骨关节炎肾虚血瘀证。

病案举例:

顾某,男,65岁,退休干部。因"双膝关酸痛不适1年",于1996年2月3日来诊。外院曾行中药、针灸及西医非甾体类抗炎止痛药等治疗,用药时改善,但停药 2~5 天就会使上述关节疼痛再发。来时患者双膝关节疼痛如针刺、痛处不移、拒按、步履难,晨僵约 15 分钟许即可缓解,伴有双侧小腿麻木、筋脉拘急。有高血压病史 5 年,西医降压药控制良好;无遗传病、传染病及其他疾病史。查体:神清,精神软,步履困难,双膝关节局部压痛明显,痛点固定,但关节不肿、局部皮肤不红无触烫,舌紫黯且可见瘀斑、苔薄白,脉细涩。血检:ASO 250U,RF 阴性,血沉 35mm/h。双膝关节 X 线摄片示:关节间隙变窄、骨赘形成。中医辨证为瘀血闭阻,治拟活血化瘀、通络除痹。方以桃红四物汤加穿山甲 12g(先煎),丹参 30g,川牛膝、怀牛膝各 15g,三七粉 6g(分次吞服),威灵仙 15g,党参 15g,茯苓 15g,炒薏苡仁 15g,陈皮 10g,生甘草 6g,每日 1 剂,水煎温服,早晚 2 次饭后服,15 天为 1 个疗程。连服 2 个疗程后,患者双膝关节疼痛、功能活动均明显改善,双侧小腿麻木、筋脉拘急等也明显改善,复查血沉 25mm/h。再以前方去穿山甲、威灵仙,用法同上,巩固治疗 2 个疗程后,患者双膝关节疼痛消退,步履尚利,双侧小腿麻木、筋脉拘急已不明显,复查血沉 13mm/h,半年后随访未见诸症急发。

【何永生.鲁贤昌治疗骨关节炎经验.中医杂志,2003,44(8):584~585】

大医有话说

以上三方均以补益肝肾为基础,并都加以活血通络药,相辅相成为补益肝肾活血类方,但诸家各有特点。陈基长认为,骨性关节炎,多为肝肾亏损,筋骨不坚,筋不束骨,气虚则无力推动血行,血行不畅则血脉不利。此外,骨关节炎患者大多病程迁延日久,呈缓慢性进行性发展,必致气血亏虚,从而导致血脉不利,周而复始,恶性循环。所以,骨性关节炎以肝肾亏虚为本,血脉不利为标,治疗当以补益肝肾,益气行血为主要治法。肝肾不足,年老体弱,筋骨懈怠,治疗时必须补肾壮骨,防止骨枯髓减;关节疼痛、肢体困重、关节活动不灵活,则活血化瘀、通络止痛、恢复正常血循环,使气血内达脏腑筋骨,外达皮肉腠理,恢复皮肉筋骨的动态平衡。方中以补骨脂、骨碎补、木瓜、壮筋骨、补肝肾;独活、川牛膝、红花祛风活血;黄芪益气通经络。曾一林认为,历代医家在临床中治疗骨性关节炎立法多以肝肾不足,精血亏损为本,感受风、寒、湿热,气滞血瘀为标。后世医家之中或有强调肝血不足、筋脉失养是该病内因,血虚寒凝经脉,筋脉失养是其发病机制;或认为本病病机之关键在于瘀血、痰浊、邪热阻滞经络,不通则痛而发病;或以为本病发生虽与年老肝肾亏损,长期劳损,外感风、寒、湿等有关,但引起该病的病理结果均为瘀血阻络或认为本病筋骨同病,以筋病为主。曾一林强调本病总以肝肾亏虚为本,治疗上当时时不忘调补肝肾为主,通络祛风为辅,兼以除湿、祛瘀、散寒,根据临床辨证处方用药。用药又当考虑到四时气候影响,冬季寒冷时适当加用温阳散寒之品,夏季炎热时酌加滋阴凉血之药,久阴或久雨潮湿之时用药亦当考虑增强除湿之力。鲁贤昌认为,血瘀是骨关节炎最主要的病理特点,临床几乎所有患者均有血瘀表现,临床瘀血闭阻型约占该病患者的70%以上,因此治疗中必须十分重视活血化瘀药物的运用,从而使瘀血得活、滞血得畅、骨节得疏、痹阻得利。对此型患者通常选用桃红四物汤、血府逐瘀汤等加减。治疗时除活血化瘀之外,尚宜补益气血肝肾、祛除风湿之邪。穿山甲善于走窜,能通经络而达全身,与桃仁、红花、川芎、三七粉共奏活血化瘀之效;丹参与生地黄、当归、白芍共奏活血补血之功;牛膝既能活血又能补益肝肾,且对下肢膝部血瘀有独特之效;威灵仙祛除风湿之邪;党参、茯苓、薏苡仁、陈皮等健脾益气,既能鼓舞正气又能保护脾胃,上述药物相配,活血之力宏,又兼扶正祛邪之功,故获良效。

大医之法二:滋补肝肾方

搜索

(1)陈渭良验方

药物组成:仙茅 10g,淫羊藿 10g,熟地黄 20g,党参、太子参各 15g,石斛 12g。

功效:滋补肝肾,益气养阴。

主治:骨关节炎肝血不足证、肾虚髓亏证。

病案举例:

黄某,女,53 岁,工人,1999 年 2 月 8 日初诊。双膝关节疼痛 5 个月,上下楼梯及下蹲站起尤痛,关节活动有响声,伴痰多、体倦、便溏。查体:体胖,双膝关节轻度肿大,皮温如常,髌周压痛,舌淡红有齿印、苔白,脉弦滑。X 线摄片结果显示:双膝关节边缘骨刺形成,关节腔间隙狭窄。诊断为双膝关节骨性关节炎。以祛痰通痹汤主之,外洗舒筋洗剂,外搽伤科油,佐以热风吹烤。10 天后双膝痛明显减轻,肿消,痰少,便软。继以祛痰通痹汤与加味二仙汤交替服用,外用药改通络洗剂,15 天后获临床治愈。

【莫少庸．内外合治结合辨证用药治疗膝关节骨性关节炎 89 例．新中医，2000，32(6)：28】

(2)赵和平验方

药物组成：紫河车 15g，狗脊 12g，杜仲 20g，石斛 15g，仙灵脾 12g，炙龟板 20g，山茱萸 15g，白芍 12g。

功效：滋补肝肾，强筋壮骨。

主治：骨关节炎肝血不足证、肾虚髓亏证。

【孟彪．赵和平治疗骨关节炎临床经验．湖北中医杂志，2007，29(10)：24～25】

大医有话说

　　以上二方侧重滋补肝肾，但诸家各有特点。陈渭良认为，人到中年，肝肾逐渐亏虚，气血不足筋骨失其所养，筋软骨萎，或兼受风寒湿邪内侵，易发本病。若膝部外伤劳损，气血运行不畅，经脉受阻致筋骨失养而发病。本病与肝肾亏虚密切相关，故重用滋补肝肾类药如仙茅、淫羊藿、党参等，但温阳易伤阴，故辅以益气养阴类药如熟地黄、太子参等。辨证予以内服中药固然重要，外治也不容忽视。外治的各种方法可以增强局部血液循环，改善关节功能，达到消肿、止痛，促进修复的目的。陈渭良强调，治疗本病患者必须密切配合，如肥胖者要合理减肥；上下楼要扶栏，走路可拄拐；膝关节局部套上护膝，注意防寒保暖；切忌跑步和球类等剧烈体育活动。赵和平滋补肝肾喜用紫河车，因其为血肉有情之品，能大补精血，其补益作用远胜于他药。其次也常用狗脊、杜仲、石斛、仙灵脾等，这些药物大多入肝肾经，不仅能滋补肝肾，且具有强筋壮骨的作用。如狗脊，《本经》谓"主腰背痛，机关缓急，周痹寒湿膝痛，颇利老人。"杜仲，《本经》谓"主腰背痛，补中益精气，坚筋骨。"石斛主走肾经，甘可补，淡可利湿，咸可坚阴，能"益精强阴，壮筋补虚，健脚膝驱冷痹"（《本草正》）。《日华子本草》更云"石斛，治虚损劳弱，壮筋骨，暖水脏。"可知石斛乃强筋壮骨除痹之妙药。同时赵和平也常遵张景岳"善补阳者，必阴中求阳，则阳得阴助而生化无穷；善补阴者，必于阳中求阴，则阴得阳升而泉源不竭"这一理论，常以补阳药配用炙龟板、山茱萸、白芍等药治疗骨关节炎往往达到事半功倍的效果。

大医之法三：益气养血方

搜索

(1)鲁贤昌验方

药物组成：太子参 20g，山药 20g，黄芪 20g，何首乌 15g，阿胶 15g，杜仲 15g，续断 12g，骨碎补 12g。

功效：滋补肝肾，益气养阴。

主治：骨关节炎肝血不足证、肾虚髓亏证。

病案举例：

季某，女，73岁，农民。因"四肢关节酸楚、疼痛5年，加重3个月"，于1995年5月22日来诊。外院长期用西药布洛芬治疗，用药时可改善，但近3月来布洛芬、芬必得、炎痛喜康、舒林酸等多种非甾体类抗炎止痛药疗效均不明显。来院时患者双膝、踝关节及双手多个近与远端指间关节均有酸楚、疼痛，伴有精神萎靡、畏寒肢冷、眩晕耳鸣、形体消瘦，双下肢有酸软麻木、无晨僵。有慢性胃炎病史20余年，病情时好时差；否认其他病史。查体：神清，精神软，步履欠利，左手第1、第3、第4远端指间关节均可见赫伯登结节，关节不肿，局部皮肤不红无触烫，舌淡苔薄，脉细。血检：血沉46mm/h。双膝关节X线摄片示：关节间隙变窄。中医辨证为肝肾亏虚，治拟补益肝肾、通络除痹。方以大补元煎去人参改党参15g，加续断、骨碎补、补骨脂、菟丝子各15g，并加羌活、独活各10g，桑寄生15g，丹参30g，桃仁12g，红花10g，川芎12g，大枣20g，茯苓15g，炒薏苡仁15g，陈皮10g，生甘草6g，每日1剂，水煎温服，早晚2次饭后服，15天为1个疗程。服1个疗程后，即见患者诸关节酸楚、疼痛明显改善，精神萎靡、畏寒肢冷、眩晕耳鸣、形体消瘦、双下肢酸软麻木诸症也均减轻，复查血沉40mm/h。再以前方去桃仁、红花、骨碎补、补骨脂、菟丝子，用法同上，巩固治疗3个疗程后，患者诸症均缓，复查血沉19mm/h，半年后随访未见诸症复发。

【何永生．鲁贤昌治疗骨关节炎经验．中医杂志，2003，44(8)584～585】

(2)黎成科验方

药物组成：党参、白术、茯苓、独活各15g，熟地黄、白芍、淫羊藿、威灵仙、杜仲、牛膝各20g,当归、川芎各10g,狗脊30g。

功效:益气补血,滋补肝肾。

主治:骨关节炎气血不足证、肾虚髓亏证。

【郑缅华.黎成科治"骨衰"经验介绍.新中医,2007,39(2):8～9】

大医有话说

以上二方均以补益气血为主,滋补肝肾为辅,但各有特点。鲁贤昌认为,由于骨关节炎患者多为50岁以上的老年人,而老年人具有如下特点:正气渐衰,脏腑虚损,津液亏虚,诸病峰起;卫气不足,营阴亏虚,外邪易袭;正气亏虚,血运乏力,易致瘀滞;脾胃气虚,运化失健,痰湿易生;正气亏虚,抗邪乏力,病多缠绵。故其认为,正气亏虚也是骨关节炎的主要病理特点之一,临床几乎所有患者均有正虚之表现,但以正虚为主要表现者占的百分率并不甚高,气血亏虚、肝肾亏虚两型约占该病患者的20%。因此,治疗中必须十分重视益气养血、滋补肝肾药物的运用,从而使正气得鼓,气血得养,肝肾得补,经脉得荣,痹阻得通。其对此两型患者通常分别选用八珍汤、大补元煎加减。此外,气血亏虚还常选用太子参、山药、黄芪、何首乌、阿胶等益气养血药物;肝肾亏虚则常选用桑葚、杜仲、续断、骨碎补、补骨脂、菟丝子、巴戟天、淫羊藿、葫芦巴等滋补肝肾药物。方中熟地黄、杜仲、枸杞子、山茱萸共奏补益肝肾之功;续断、骨碎补、补骨脂、菟丝子、桑寄生,既能补益肝肾又能祛风湿之邪。黎成科认为,虽说骨关节炎病位在骨,病根在肾,但其发病与肝脏、气血亦有极大关连。因为肝主筋,肾主骨,筋骨相互依附;肾藏精,肝藏血,精血相互生化,《难经》二十二难说:"气主煦之,血主濡之",筋骨虽然由肝肾所主,但其营养与动力却完全依赖于血的输注,若气血亏虚或运行不畅,则不但发生腰背膝腿酸痛,同时还有肢体麻木、畏寒、乏力等表现。血虚弱,从而导致骨骼衰老脆弱、筋腿迟滞。关于其治疗大法,黎老认为,应该把补气血放在首位,然后在补气血的基础上辅以补肝肾,强筋骨,再佐以活络通痹,以八珍汤(去甘草)补气血为主药,气血足则经脉充盈,筋骨得以温煦濡养,则腰背腿膝关节酸软疼痛畏寒可望缓解;辅以杜仲、牛膝、狗脊、淫羊藿补肝肾增活力壮筋骨;肝肾亏、气血虚经脉必凝涩痹阻,故用独活、威灵仙活络镯痹止痛为佐使。

大医之法四：补肾祛寒化湿方

搜索

(1)邓晋丰验方

药物组成：黄芪、白术各 20g，制川乌、附子各 10g，豨莶草、桑枝、桂枝各 12g，威灵仙 15g，全蝎、土鳖虫各 9g，乌梢蛇 10g。

功效：散寒化湿，温补肝肾

主治：骨关节炎肾虚挟寒湿证

【王君鳌．邓晋丰教授治疗膝退行性关节炎经验介绍．新中医，2007,39(5):12】

(2)鲁贤昌验方

药物组成：制川乌(先)10g，麻黄 3g，黄芪 20g，白芍 12g，甘草 6g，桂枝 12g，细辛 5g，独活 12g，威灵仙 12g，土茯苓 20g，川牛膝 15g，桃仁 12g，红花 10g，大枣 20g，茯苓 15g，生薏苡仁 15g，陈皮 10g。

功效：散寒除湿，祛风通络。

主治：骨关节炎肾虚挟寒湿证

病案举例：

陈某，女，57 岁，织布工。因"双膝、踝关节酸楚肿痛不适 2 个月，加重 3 天"，于 1995 年 11 月 27 日来诊。3 天前因寒流袭来使上述关节酸楚肿痛加重，步履欠利，无晨僵，无心悸不适。否认有遗传病、传染病及其它疾病史。查体：神清，精神尚可，双膝、踝关节有压痛，局部肿胀明显，但局部皮肤不红无触烫，舌淡苔薄白，脉弦。血检：ASO500U、RF 阴性，血沉 28mm/h。双膝关节 X 线摄片示：胫腓骨的外侧和内缘可见骨刺形成。中医辨证为风寒湿痹，治拟散寒除湿，祛风通络。方以乌头汤加桂枝 12g，细辛 5g，独活 12g，威灵仙 12g，土茯苓 20g，川牛膝 15g，桃仁 12g，红花 10g，大枣 20g，茯苓 15g，生薏苡仁 15g，陈皮 10g，每日 1 剂，水煎温服，早晚 2 次饭后服，15 天为 1 个疗程。连服 2 个疗程后，患者双膝、踝关节肿胀全消，酸痛明显减轻，步履已可，复查血沉 21mm/h。再以前方去细辛、土茯苓、威灵仙，用法同上，巩固治疗 2 个疗程后，诸关节无酸楚肿痛，复查血沉 16mm/h，半年后随访未见发作。

【何永生．鲁贤昌治疗骨关节炎经验．中医杂志，2003，44（8）584～585】

大医有话说

以上二方治疗骨关节炎均在辨证基础上强调祛风散寒化湿，但各有特点：邓晋丰治疗膝退行性关节炎，多以复法为主，其思辨灵活，不泥于古，举凡能为我所用者，皆拿来应用，一切贵乎疗效。故临床中在正确辨证指导下，凡针、灸、推拿、理疗，内服汤、丸、散，外用敷贴、熏、洗、蒸，以及西医腔内注射、消炎止痛等，邓教授一概拿来综合用之。中医辨治从虚实出发，虚者求其本，重在肝肾脾胃；实者求其标，重在寒与湿，在遣方用药上自成特点。其一是治痹以"调"见长。邓教授认为，脾胃位居中州，是全身之枢机所在。脾胃和调则万物生化有常，营卫和调，阴阳互根；失和调者则乖逆之气丛生，阴湿泛滥，壅塞气机，营卫失和，痹为之生矣。其常用调和脾胃之药首推黄芪、白术，黄芪多用炙者，白术炒用多健脾，生用多通利，量大取胜。其二，邓教授善用温、补法。认为今人阳气多不足，阴常有余。温补多在于肝肾，以补肾助真元，宣通经络，使气血流通，其常用温补药物以制川乌、附子为首。邓教授指出，后人多以附子温通心阳，然不知附子善行上中下三焦，走而不守，凡肢节腠理皮里膜外，无不能达。但凡舌淡红，或红而润；舌苔白、润、微腻，甚或黄而湿润；口不渴、或渴而不多饮、或喜温饮；脉沉、弱、软；声不洪亮；溺清不黄者，皆大胆应用之，无不应手起效。然二者毕竟药性刚猛，因此在应用时，宜加用白芍、甘草，以减其辛散刚烈之性，留其温煦之功。如痹之日久，经络不通，邓教授则喜用"通"法配合治之，以促使温补之药力达病所，消除阴翳。其善用舒筋活络之植物类以及虫蛇类药物，轻者常配以豨莶草、桑枝、桂枝、威灵仙，重者则加入全蝎、土鳖虫、乌梢蛇、蕲蛇等，虫蛇类药物性走窜而善行，能增强通利经络之效。邓教授特别指出，药物的应用应在充分辨证基础上进行，切忌大堆药物似是而非的堆砌，如是者则病本不致死，而药将致死矣。同时强调，如患者病已成顽痹，关节变形、畸形，应积极运用现代医学的手段，如关节置换、截骨等手术，以重新恢复膝部功能而提高生活质量。鲁贤昌认为，虽然骨关节炎以血瘀、正虚为主要表现者多见，但也必夹邪气入侵。风性数变，寒性凝滞，湿性黏滞，风寒借湿邪粘着、胶固之性，造成经络壅塞，骨节不利。此外，热邪兼风湿侵袭肌体，合而为患，塞于经络骨节，也可导致骨节不利。邪侵又是骨关节炎的一个病理特点，临床几乎所有患者均有邪侵之表现，但以邪侵为主要表现者所占的百分率较低，临床风寒湿痹、风湿热痹两型约占该病患者的 10% 左右。治疗中宜分别予散寒除痹、清热除痹为主。鲁贤昌对此两型患者通常分别选用乌头汤、白虎桂枝汤加减。此外，风寒湿痹还常选用桂枝、细辛、羌活、独活、威灵仙、木瓜、白花蛇、乌梢蛇、蚕沙、寻骨风、海风藤、千年健、石菖蒲、蛇床子等散寒、祛风、除湿药物；乌头汤为仲景治痹名方，由川乌、麻黄、芍药、黄芪、生甘草组成，其中川乌、麻黄有温经散寒、除湿祛风之功，芍药、甘草缓急止痛，黄芪益气固表、利血通痹。所加桂枝、细辛增强温经散寒、除湿祛风之功；独活善除下半身之风湿；威灵仙善除全身之风湿疼痛；土茯苓消肿除湿；川牛膝、桃仁、红花共奏活血通经之功；大枣、茯苓、陈皮等健脾扶正；生薏苡仁既能健脾又能利湿。上述药物相配，攻补兼施，不仅散寒、祛风湿之力甚强，而且兼有活血化瘀、健脾扶正之功，故见良效。

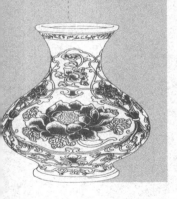

第17章 痛风来袭，名方显神通

痛风是由于嘌呤代谢紊乱，血尿酸增高，导致尿酸结晶沉积在关节及关节周围组织所致的特征性关节炎症。临床上以高尿酸血症、特征性急性关节炎反复发作、痛风结石形成为特点，严重者可致关节畸形及功能障碍、急性梗阻性肾病或痛风性肾病。本病起病急骤，患者多于午夜因剧痛而惊醒，最易受累部位是第一跖趾关节，局部常表现为红肿热痛，并可伴头痛、发热、白细胞增多等全身症状。本病对患者的生活质量、生命健康的影响日益突出。

中医学中亦有"痛风"病名，且历代医家有所论述。如清·林佩琴《类症治裁》："痛风，痛痹之一症也，……初因风寒湿郁痹阴分，久则化热致痛，至夜更剧。"同时现代医学所讲的痛风还相当于中医的"痛痹"、"历节"、"脚气"等症。

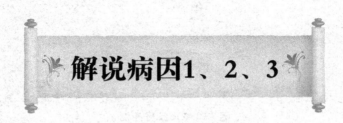

解说病因1、2、3

1. 素体阳盛，脏腑蕴毒

脏腑积热是形成毒邪攻入骨节的先决条件，积热日久，热郁为毒是发生本病的根本原因。

2. 湿热浊毒，留注关节

湿热浊毒，根于脾胃，留滞经脉，壅闭经络，流注关节，若正虚邪恋，湿毒不去，循经窜络，附于骨节，形成痰核，坚硬如石。所以湿热浊毒是形成痛风石的主要原因。

3. 脾虚为本，湿浊为标

素体脾虚加之饮食不节，损伤脾胃，运化失调，酿生湿浊，外注皮肉关节，内留脏腑，发为本病。

4. 外邪侵袭

外邪留滞肌肉关节致气血不畅，经络不通，不通则痛，久则可致气血亏损，血热致瘀，络道阻塞，引起关节肿大、畸形及僵硬。（见图33）

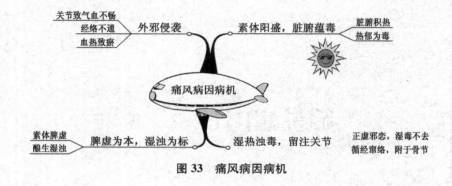

图 33　痛风病因病机

中医治病，先要辨证

1. 湿热瘀阻证（急性发作期）

患者关节局部红肿热痛、剧痛（如刀割样，不能触摸、拒按、不能覆盖被子，甚至不能吹风），常以第一跖趾关节首先受累，大关节受累可有关节肿胀，可伴有发热、恶风，口渴汗出，烦躁不安，小便黄赤，大便干结，舌质红，苔多黄腻，脉滑数有力。治以清热化湿，方以四妙散加减。

2. 痰瘀痹阻证（慢性迁延期）

患者关节痛可伴有局部肿胀，反复发作，日久不愈，时轻时重，或呈刺痛，固定不移，甚至关节强直畸形，屈伸不利，皮下结节，或皮色紫黯，舌质黯，舌苔薄白或腻，脉弦或沉涩。治以化痰祛瘀，方以桃红饮合二陈汤加减。

3. 脾肾不足证（缓解间歇期）

关节肿痛缓解，或轻微疼痛，胃脘痞满，不欲饮食，返酸烧心，口干，大便溏或干结，舌质淡嫩，苔薄舌体胖大，脉滑或沉细。治以补益脾肾，方以四君子汤合左归丸加减。

4. 肝肾亏虚证（缓解间歇期）

患者疼痛不甚明显，主要表现为足部酸软乏力，久行后症状明显，时有腰背酸困，口干，舌质淡嫩，苔薄白或薄黄，脉弦或弦滑。治以滋补肝肾，方

以知柏地黄丸加减。(见图 34)

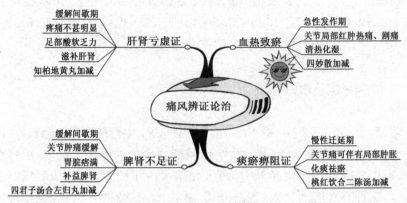

图 34 痛风辨证论治

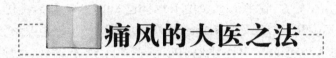
痛风的大医之法

大医之法一:清热化湿方

(1)尹亚君验方

药物组成:土茯苓 30g,苍术、黄柏、牛膝、秦艽各 12g,薏苡仁、威灵仙、钩藤各 20g,雷公藤、大黄、甘草各 9g,发热者,加石膏 30g、金银花 15g、知母 15g。恶风者,加防风 12g,羌活 15g。关节灼热疼痛,加虎杖 15g、草薢 20g。

功效:清热利湿,化瘀消肿。

主治:痛风湿热瘀阻证。

【高东祥,李荣秀.尹亚君教授辨治痛风病的经验.云南中医学院学报,2004,27(2):44～45】

（2）张琪验方

药物组成：苍术 15g，黄柏 15g，防己 20g，赤芍 15g，桃仁 15g，红花 15g，牛膝 15g，川芎 15g，苦参 15g，萆薢 20g，地龙 20g，土茯苓 30g，全蝎 10g，炒甲珠 10g，薏苡仁 30g，生地 20g，双花 30g，连翘 20g。

功效：清热利湿，消肿止痛。

主治：痛风湿热瘀阻证。

病案举例：

谢某，男，52 岁，2002 年 1 月 15 日初诊。病人嗜酒且喜食肥甘厚味，痛风病史 14 年，平素服别嘌呤醇、秋水仙碱控制症状。近 1 年以来，症状明显加重，且出现肝肾功能明显异常，经人介绍求治于张琪。病人双足踝红肿、灼热、疼痛、僵硬，活动受限，舌质红紫、苔白厚，脉弦数。化验：谷草转氨酶 84.2IU/L，谷丙转氨酶 69.7IU/L，血清肌酐 203.8μmol/L，尿素氮 9.24mmol/L，尿酸 974μmol/L。辨证为湿热下注，热盛于湿，治以清热利湿，消肿止痛。处方：苍术 15g，黄柏 15g，防己 20g，赤芍 15g，桃仁 15g，红花 15g，牛膝 15g，川芎 15g，苦参 15g，萆薢 20g，地龙 20g，土茯苓 30g，全蝎 10g，炒甲珠 10g，薏苡仁 30g，生地 20g，双花 30g，连翘 20g。水煎，日 1 剂，早晚温服。服药 14 剂，局部红肿疼痛有所减轻，但仍自觉僵硬、活动受限，舌脉无明显变化，加土鳖虫 5g、蜈蚣 2 条，增强活血舒筋通络之力。病人先后 11 次复诊，共服药 80 余剂，诸症消失如常人，化验肝肾功能转阴，尿酸正常，截止 2005 年底，未有发作，远期疗效巩固。

【孙元莹，吴深涛，王暴魁，等．张琪治疗痛风经验介绍．中国中医基础医学杂志，2007，13（5）：378～379】

（3）黄伯灵验方

药物组成：土茯苓 15g，车前子（包）10g，豨莶草 20g，川牛膝 20g，赤芍 15g，秦皮 10g，秦艽 20g，威灵仙 15g，山慈姑 12g，生甘草 10g。另局部肿胀严重者，加苍术 10g，生薏苡仁 30g；身热不退者，加知母 10g；局部刺痛剧烈者，加当归 15g、制乳香 10g；局部皮肤猩红不退者，加玄参 15g。

功效：清热利湿，散风活络止痛。

主治：痛风湿热瘀阻证。

病案举例：

苗某，男，45 岁，工人，2003 年 12 月 11 日初诊。患者 10 日晚右足第 1

跖趾关节剧烈疼痛而惊醒，稍活动或轻触患处即疼痛难忍，至次日清晨疼痛稍有缓解，伴发热，口干，头痛，心烦，小便色黄，舌红，苔黄腻，脉滑数。查体：一般情况尚可，体温 38.3℃，病灶局部红肿，肤温较高，压痛明显，行走不便。实验室检查：血尿酸 532μmol/L，血沉 43mm/h，白细胞计数 11.1×10^9/L。X 线片示：右足正斜位片未见明显异常。诊断为急性痛风性关节炎。证属湿热蕴结，痹阻关节。治宜清热利湿，祛风通络，消肿止痛。处方：土茯苓 15g，车前子（包）10g，生薏苡仁 30g，豨莶草 10g，川牛膝 10g，赤芍 15g，知母 10g，玄参 15g，当归 15g，制乳香 10g，秦皮 10g，秦艽 10g，威灵仙 15g，山慈姑 12g，生甘草 10g。5 剂，每日 1 剂，水煎服。局部施以围针治疗，每天 1 次。药后右足红肿热痛明显好转，原方去知母，续进 5 剂，临床症状消失。12 月 27 日复查血尿酸、血沉、血象恢复到正常范围。

【周建宏．黄伯灵教授治疗急性痛风性关节炎的经验．国医论坛，2005，20(4)：10】

(4)沈丕安验方

药物组成：秦皮 30g，马齿苋 30g，生地 30g，桑白皮 30g，车前子（包）30g，羌活 30g，忍冬藤 30g，络石藤 30g，泽泻 12g，丹皮 12g，川芎 12g，陈皮 6g，佛手 6g，甘草 3g。

功效：清热利湿，通痹止痛。

主治：痛风湿热瘀阻证。

病案举例：

刘某，男，48 岁，2007 年 12 月 10 日出诊。患者嗜酒，喜食用肥甘厚味。昨晚因饮大量啤酒后出现左拇趾、第一跖趾关节剧烈疼痛而入睡困难，稍活动后疼痛加重，不能触摸。清晨疼痛稍缓解，遂来就诊。查体：体温 38.6℃，左拇趾、第一跖趾红肿灼热，触痛明显，活动受限，口干，溲黄，舌红、苔黄腻，脉滑数。实验室检查：血尿酸 541μmol/L，血沉 62mm/h，白细胞计数 11.2×10^9/L。左足正斜片未见明显异常。诊断为痛风，证属湿热阻滞，经络痹阻。治以清热利湿，通痹止痛。处方：秦皮 30g，马齿苋 30g，生地 30g，桑白皮 30g，车前子（包）30g，羌活 30g，忍冬藤 30g，络石藤 30g，泽泻 12g，丹皮 12g，川芎 12g，陈皮 6g，佛手 6g，甘草 3g。每日 1 剂，早晚分服。服用 14 剂，局部疼痛有所缓解，肿胀减轻，续进 14 剂，复查血尿酸、血沉、血象均正常，患者基本恢复正常。

【郭纪涛. 沈丕安治疗痛风性关节炎经验. 辽宁中医杂志,2009,36（2）:177~178】

大医有话说

以上四方均抓住痛风的主要病机,以清热化湿解毒为主。但诸家各有特点:尹亚君长于辨证,精于用药,从治疗实践出发,认为痛风性关节炎前期以湿热壅痹、痰浊阻滞所致的标实证为主,以四妙散加味治疗,方中钩藤熄风止痉清热,现代药理研究其能改善血液流变学,抗血小板凝聚,抑制血栓形成;威灵仙"性善走、能宣疏五脏通行十二经络(此风药之善走者也,威者言其猛烈,灵者言其效验)","积湿停痰,血凝气滞,诸实宜之"(《本草正义》),对改善关节肿痛有殊功;苍术燥湿健脾,祛风湿;薏苡仁利水渗湿;萆薢利湿去浊,祛风除湿,通络止痛;土茯苓性平,味甘淡,入胃肝经,有利湿解毒利关节功效;秦艽清湿热、祛风湿、止痹痛、退虚热;黄柏苦寒,寒能清热,苦能燥湿,且偏入下焦;大黄活血祛瘀,清泄湿热;牛膝活血通经,补肝肾,引药下行;诸药合用,使湿热清,瘀肿消,尿酸降,疼痛止。张琪认为,本病的起因在于饮食失慎,损伤脾胃,运化失司,湿邪停聚,郁久化热,或者素体火旺阴虚血热,化燥伤阴,导致湿热内生,湿热阻滞日久,经脉气血长期不得通畅,久病入络,生瘀生痰,痰留关节,瘀阻经脉,更加重了痹阻,使气血失荣,而见疼痛、麻木、肿胀,甚至关节变形,活动受限。其中湿热是起病的重要始动因素,湿热、痰浊、瘀血三者之间往往形成恶性循环。从湿与热的结合方式来看,乃为湿中蕴热,如油入面,蒸酿为患,形成无形之热蒸动有形之湿的趋势,湿热胶着,黏滞难化,正如薛雪所谓"热得湿而愈炽,湿得热而愈横",从而形成病情错综复杂的局面。同时,湿热阻滞日久,阻遏气机,妨碍血行,炼液为痰;血瘀痰浊阻滞日久,郁而化热,则湿热更盛。湿热、瘀血、痰浊三者交阻为患,彼此加重,互为因果,导致痛风反复发作,缠绵难愈。经过大量临床实践,张琪提出以淡渗利湿、苦寒清热、活血通络三法组合成方,相互协同,切合病机。淡渗利湿之品首选土茯苓,其淡渗利湿解毒,为治疗湿痹要药,湿邪着于筋骨,则筋脉拘急不柔,疼痛拘挛不能舒展。本品淡渗利湿,《本草纲目》谓其"强筋骨,利关节,治拘挛骨痛。"张琪体会此药并非能够直接强筋骨,而是通过淡渗利湿,使湿邪除则筋骨不复拘挛而随之强健。但是本品的用量必须强调,一般用量为30~50g,量小则效果不明显。同时,张琪还善用萆薢,认为其除了分清化浊以外,还能除湿利关节治疗湿痹,《本草正义》谓其"能流通脉络而利筋骨"。张琪用以治疗痛风湿邪着于筋骨,四肢关节拘急,沉重疼痛,每获良效。另外,猪苓、泽泻均为利水渗湿有效药物,通过利水以促进尿酸排出。苦寒清热之药,取其寒以胜热,苦以燥湿,其中首选黄柏,"伤于湿者,下先受之"。湿热流注筋骨,则筋骨疼痛,着于下肢,则足膝肿痛;痛风之疾大多首发于双足,故用黄柏清下焦湿热,湿自脾来,苍术燥湿健脾,使湿邪去而不再生。张琪临床上一般以黄柏、苍术为药对,即取法二妙散之意,二者配伍,一温一寒,清流洁源,标本兼顾,使湿热得除,症状缓解。此外,他还善用苦参、防己,取法李东垣当归拈痛汤,其中苦参清热燥湿利尿,防己苦寒,《本草求真》谓其"泻三焦湿热以及风水要药"。张琪以为此药具有祛风、清热、利湿三重功效,为治疗痛风的良药。活血舒筋通络之品首选桃仁、红花、川芎等补而不滞之品,以活血行气。张琪用上中下通用方治疗痛风屡用屡验。上中下通用方为朱丹溪所创,由苍术、黄柏、桂枝、威灵仙、防己、天南星、桃仁、红花、龙胆草、羌活、川芎组成,具有清热化瘀、逐湿祛痰、活血通络的功效。其中苍术、黄柏,清热燥湿、健脾,桂枝温通经脉,威灵仙、防己、羌活,祛风除湿、止痛利关节;天南星燥湿化痰、祛风;桃仁、红花、川芎,活血化瘀、行气止痛,其中龙胆草清热燥湿之力尤为突出,张琪用于治疗痛风收效满意。但是近年来有报道,其具有肝肾毒性,在临床上可以用夏枯草代替,诸药相伍,恰中病机。黄伯灵认为,本病起病急骤,多于夜间发作,受累关节红肿热痛,伴有发热,体温可达 38～40℃,一些年轻患者还常发生游走性关节炎。实验室检查白细胞总数上升,血沉增快,血尿酸增高。舌苔黄腻,脉弦滑数。此乃风湿热邪痹阻关节所致。治宜清热利湿,散风活络止痛。方中以车前子、豨莶草、威灵仙、土茯苓利湿解毒消肿,赤芍、知母、玄参、当归清热凉血化瘀,制乳香、秦皮、秦艽祛风通络止痛。值得一提的是黄教授尤善用山慈姑、秦皮、秦艽等,屡获良效。现代药理研究表明山慈姑鳞茎中含秋水仙碱,对治疗急性痛风性关节炎有特效;秦皮中含有秦皮苷、秦皮甲素、秦皮乙素,均有利尿促进尿酸排泄及抗炎的作用;秦艽口服也有利尿促尿酸排泄、减少代谢产物沉积的作用,其所含的秦皮碱甲具有抗炎镇痛作用。黄伯灵还善配合局部围针针刺并摇大针孔可泻火解毒,通络止痛,符合中医以痛为腧的原则。如此针药并用,故起效更快。沈丕安认为本病多由于长期过量饮酒,过食肥甘厚腻,脾运失调,化湿生热,复感寒湿之邪,郁久化热,湿热内蕴,流注肢节,经络痹阻而成痹痛;或与风湿热邪相合,痹痛更甚。在治疗上,沈老抓住湿热阻滞,经络痹阻这个病机,主张清热利湿、通痹止痛为治疗大法。自拟复方马齿苋汤。早在公元五世纪,马齿苋在《雷公炮炙论》已记载入药,称之马齿草。李时珍曰:"其叶比并如马齿,而性滑利似苋,故名"。马齿苋酸寒,具有清热解毒、凉血止血之功效。生地清热凉血,根据《本经》记载,生地黄有除痹作用,生者尤良。生地为主要方剂犀角地黄汤、四妙勇安汤、防己地黄汤等传统方剂治疗经络痹阻、血脉不通,关节肿痛的一类病症的主要药物,本方运用生地正是应用其清热通脉活络的功效。秦皮清热燥湿;桑白皮、车前子利湿消肿;羌活祛湿通络止痛,香气浓烈,能走窜全身,是治疗关节肌肉酸痛的常用药。忍冬藤、络石藤清热通络,消肿止痛。陈皮、佛手、甘草健脾理气、和胃化湿。据现代药理研究表明,马齿苋具有解热、镇痛、抗炎的作用,本品含去甲肾上腺素,与血管内皮α受体结合,使血管收缩,血流量减少,从而减少动脉性充血,静脉血管显著收缩可使血管外周阻力增加,亦可减轻瘀血,抑制毛细血管通透性,抑制炎性肿胀。马齿苋不仅营养价值丰富,而且具有很好的医疗保健作用。生地具有扩张血管,降低毛细血管的通透性,抑制炎症反应,促进炎症渗出物的吸收;能抑制体温中枢,具有较好的降温作用;还有弱的利尿作用。桑白皮、车前子、泽泻、秦皮均具有利尿作用,促进尿酸的排泄;秦皮还能抑制尿酸的重吸收;车前子还有明显的抗炎、镇痛作用。羌活具有明显解热镇痛的作用,还能降低血管通透性,抑制炎症反应,对足趾肿痛、关节炎均有明显疗效。忍冬藤、络石藤能抑制炎症反应,大剂量忍冬藤还有促进尿酸排泄的作用。全方清热除湿,通络止痛,改善微循环,利尿消肿,促进体内尿酸排泄,以使体内嘌呤代谢正常,从而达到消除症状,降低血尿酸的目的。整个处方既符合中医辨证原则,也符合现代中药药理学原理,故在临床上取得良好的治疗效果,与西医治疗殊途同归。

大医之法二:化痰祛瘀方

搜索

(1)段富津验方

药物组成:苍术 15g,黄柏 15g,赤芍 15g,粉防己 15g,生薏苡仁 30g,姜黄 15g,威灵仙 15g,海桐皮 15g,地龙 15g,川牛膝 15g,胆南星 10g。

功效:化痰祛瘀,清热利湿。

主治：痛风痰瘀痹阻证。

病案举例：

赵某某，男，53 岁，2004 年 3 月 8 日就诊。患者痛风多年，现右大拇趾黯红发热，肿痛夜甚，舌苔黄腻，脉弦数，足趾有痛风石，血尿酸 650μmol/L。处方：苍术 15g，黄柏 15g，赤芍 15g，粉防己 15g，生薏苡仁 30g，姜黄 15g，威灵仙 15g，海桐皮 15g，地龙 15g，川牛膝 15g，胆南星 10g。并嘱其禁食酒肉、动物内脏等以防湿热内生。以此方加减，共服药 40 余剂，肿痛消退，痛风石渐消，舌脉转好，血尿酸降至 437μmol/L。

【赵书锋，龙旭阳. 段富津教授治疗痛风经验. 中医药信息，2006，23(1)：45～46】

(2)金实验方

药物组成：生地 30g，当归 10g，丹皮 10g，黄柏 10g，威灵仙 20g，蜈蚣 3 条，泽兰 10g，泽泻 30g，萆薢 10g，炒苍术 10g，通草 6g，生石膏 30g，生甘草 5g。

功效：活血通络，利湿泄浊。

主治：痛风痰瘀痹阻证。

病案举例：

患者，男性，31 岁。有痛风病史 5 年余，发作日益频繁，每月发作 1～2 次，每次 10 天以上。本次无明显诱因，发作 4 天未见好转，活动困难，遂于 2006 年 8 月 31 日来我科就诊。患者右足内外踝红肿热痛，局部肿胀甚，疼痛夜间尤甚，不能行走，食欲差，尿黄，口干，乏力，舌红，苔薄白腻，脉弦细数，血尿酸 455μmol/L，血沉 25mm/h，CRP 54.80mg/L，血白细胞 11.58×10^9/L，证属风湿热痹，治拟清热凉血，祛风泄浊止痛。方药：生地 30g，赤芍 15g，丹皮 10g，生石膏 30g(先煎)，黄柏 10g，防风 15g，白芷 15g，威灵仙 20g，萆薢 10g，通草 6g，玄胡 12g，蜈蚣 3 条，生甘草 3g。嘱口服苏打片，多饮水。服药 7 剂后疼痛消失，红肿已去大半，能行走活动，纳可，苔薄白腻转薄白，脉弦细滑，治拟活血通络、清热利湿泄浊。拟方：生地 30g，当归 10g，丹皮 10g，黄柏 10g，威灵仙 20g，蜈蚣 3 条，泽兰 10g，泽泻 30g，萆薢 10g，炒苍术 10g，通草 6g，生石膏 30g，生甘草 5g。再服 7 剂后，症状消失，活动自如，纳可，二便调，苔脉如常，实验室检查正常；再服 7 剂，以巩固疗效。嘱其禁酒，低嘌呤饮食，多饮水。跟踪观察，至今未再复发。

【王治世·金实教授痛风性关节炎证治经验初析·中国医药导报，2008，5（17）：89】

大医有话说

以上二方抓住痛风慢性期以瘀血痰浊为主，治以化痰祛瘀。但二家各有特点。段富津根据长期的临床观察发现，病者多为40岁以后，形体丰腴、素嗜酒食肥甘之"盛人"，且多有阳性家族史。《内经》曰："五八，肾气衰"，病者多因饮食不节、房室过度，脾肾先虚，脾失健运，升清降浊无权，肾乏气化，分别清浊失司，水谷不归正化，生湿化浊，肥甘醇酒致湿热痰火内生，内蕴脾胃，渐积日久，必与血结成瘀，愈瘀愈滞，流注关节，气血凝滞经络阻隔则发为痛风。湿凝为痰，痰瘀胶固而成痛风石，缠绵难愈。痛风多发于下肢末端，此为湿浊，湿性下流；痛位固定，为瘀血作痛；湿气胜者为着痹，故湿胜则著而不移；局部红肿剧痛为湿热痰浊瘀血互结，不通则痛；多夜半发病者，乃湿热浊瘀于血分，血热血瘀为患。《证治汇补》引朱丹溪言曰："热盛则痛，湿盛则肿。大率痰火多痛，风湿多肿。……亦必血热而瘀滞污浊，所以作痛，甚则身体块瘰。必夜甚者，血行于阴也。"本病当属本虚标实，湿、热、痰、瘀为本病的病理关键，而因于寒湿者较少。同时，段老指出，本病虽名"痛风"，实则非风，湿热痰浊瘀血流注并非外来，实是内生。与风寒湿邪乘虚侵袭，经络痹阻，气血凝滞所致之关节肢体肿痛的"痹证"不属同病。本病在临床上常与风湿病相混淆，施以风门诸药，有时关节症状虽可缓解，但降低血尿酸欠理想，远期疗效不佳，因此本病在辨证和治疗上有其特殊性。治疗上，段老依据本病湿热痰瘀的病理关键，治以清热除湿，化瘀解毒为主，方中以二妙（苍术、黄柏）清热燥湿以除湿热下注之红肿热痛，然湿热虽下注，其本在脾，以苍术燥湿健脾，又合黄柏苦寒沉降，清下焦湿热，解湿热疮毒，两药相合清流洁源，标本兼顾，共为君药。粉防己，《本草求真》言其"辛苦大寒，性险而健，善走下行，长于除湿通窍利道，能泻下焦血分湿热"，可助黄柏清利下焦湿热。薏苡仁甘淡微寒，主降泄，既健脾利湿，又长于祛除肌肉筋骨之湿邪，主治筋脉拘急之湿热痹阻筋骨之病，湿浊为病，均当以治阳明为本，苍术、薏苡仁正有此意。姜黄，《药性赋》言其"能下气破恶血之积"，本品辛苦温，具有较强的祛瘀作用，既入血分活血，又入气分散滞气，以破血分湿瘀之滞。赤芍，《名医别录》言其"主通顺血脉，散恶血，逐贼血"，本品苦微寒，既清血分实热，又散瘀血，以清血分瘀热。四者共为臣药。羌活辛苦温，气雄而散，升发之力强，既能透利关节止痛，又祛风能胜湿而助苍术、薏苡仁祛湿化浊，且可升发脾胃清阳，升清以助降浊，并可防黄柏、防己苦寒降泄太过而伤脾气，又与姜黄气味相投，盖血为阴津得温则行，湿为阴邪得辛方散，二者辛温之性与行瘀除湿甚合，是为佐药。少加川牛膝既助活血之力，又引诸药直达病所。又加甘草既缓和上药辛温燥烈之性，又防其苦寒败胃，日久不愈，关节僵直变形剧痛者，为久痛入络，痰瘀凝结，需加虫类搜剔，如全蝎、蜈蚣、地龙等。金实认为本病由于肝、脾、肾功能失调致浊毒滞留血中不得泄利，初始未甚可不发痛，积渐日久，瘀滞愈甚，或逢外邪，饮食不调，终使湿毒蕴热、风湿热毒瘀结而发，骨节剧痛，久之形成痛风结节，甚则僵肿畸形。其病机关键是风湿浊瘀，痹阻经络关节，不通则痛。治疗上衷中参西，辨证与辨病相结合，其认为慢性期宜调理脏腑，流畅气血，泄降湿浊控制病情发展，调节嘌呤代谢，促进尿酸排泄。关节肿大、畸形、僵硬、活动受限，关节周围及外耳轮等处出现黄白色结节，舌黯红，苔薄白，脉沉细，可加用桂枝、秦艽、白附子、胆南星、僵蚕、蜣螂虫、蜂房等化痰活血，软坚散结。后期由于尿酸盐沉积对肾脏的损害，出现尿酸增高、腰痛、轻度蛋白尿等症状，可加用丹参、菟丝子、枸杞子、巴戟天、桑寄生、续断、六月雪、石韦等补肾活血泄浊。

大医之法三：补益脾肾方

搜索

（1）曹克光验方

药物组成：土茯苓 15g，萆薢 15g，丹参 15g，党参 10g，白术 15g，茯苓 15g，淫羊藿 6g，墨旱莲 10g，炙甘草 10g。

功效：健脾益肾。

主治：痛风脾肾不足证。

病案举例：

王某，男，52 岁，2008 年 3 月首次就诊。初诊时患者诉平素应酬繁多，喜食海鲜及动物内脏，饮酒过量，出现右足第一跖趾关节处疼痛反复发作已有 3 年余，每次发作时在外院查血尿酸均升高，诊断为痛风，曾服用芬必得、秋水仙碱等药，症状稍缓解。此次因工作劳累再次诱发右足第一跖趾关节处疼痛，并累及左足第一跖趾关节，红肿热痛，行走困难，活动受限，伴有口苦口渴,乏力,纳差,大便偏干,小便短赤,舌黯红,苔黄腻,脉弦滑。查体:形体肥胖,表情痛苦,面色萎黄,双足第一跖趾关节红肿疼痛,右足为甚,触之局部皮温升高,压痛明显,拒按,血压135/90mmHg。查肾功能:血尿酸495.6μmol/L,血肌酐102.4μmol/L,尿素氮9.65mmol/L;尿常规pH 5.5,SG 1.025,蛋白(十),白细胞(一);血脂四项:甘油三酯5.47mmol/L,总胆固醇7.86mmol/L,高密度脂蛋白0.77mmol/L,极低密度脂蛋白5.14mmol/L;24h尿尿酸13.4mmol/24h,尿肌酐20.4mmol/24h,初步诊断为痛风病急性发作期,高甘油三酯血症,早期肾损害。中医辨证属湿热内蕴,痰浊瘀毒阻滞经络。根据急则治其标的原则,选用自拟痛风汤剂加味。药用:土茯苓30g,萆薢30g,山慈姑10g,丹参30g,鸡血藤30g,百合15g,荷叶15g,决明子15g,山楂10g,每日1剂,7剂。同时选用扶他林75mg,每日1次,别嘌醇片50mg,每日1次,力平之0.2g,每日1次。另外加用碳酸氢钠3g,每日3次,以碱化尿液,使pH值保持在6.5左右。并嘱以清淡饮食为主,禁食肥甘厚味之品,抬高双下肢,多休息,多饮水,2周后复查。二诊:患者疼痛明显减轻,无红肿,皮温正常,活动稍受限制,仍感乏力,纳可,大便通畅,舌黯红,苔薄黄微腻,脉弦滑。查血压135/80mmHg。实验室指标:血尿酸390.3μmol/L,血肌酐79.5μmol/L,尿素氮5.47mmol/L,尿常规,pH6.5,SG 1.015,甘油三酯2.13mmol/L,总胆固醇5.45mmol/L,高密度脂蛋白1.58mmol/L,极低密度脂蛋白3.25mmol/L。诊断为痛风病缓解期。为了服药方便,改用痛风合剂,每日1剂,14剂。嘱别嘌醇片、扶他林量均减半,加用立加利仙50mg,每日1次,停碳酸氢钠,以清淡低嘌呤饮食为主,少食肥甘厚味之品,并适当增加运动,注意劳逸结合,1个月后复查。三诊:患者关节未发疼痛,无其他明显不适,舌淡红,苔薄白,脉弦。诊断为痛风病恢复期。治宜标本兼顾,重在健脾益肾。方用痛风汤剂加味:土茯苓15g,萆薢15g,丹参15g,党参10g,白术15g,茯苓15g,淫羊藿6g,墨旱莲10g,炙甘草10g。每日1剂,7剂。别嘌醇片减至12.5mg,每日1次。停服其他一切药,定期复查各项指标,随时监测病情变化。

【潘杰.曹克光运用中西医结合治疗痛风病经验.辽宁中医杂志,2010,37(6):996~997】

(2)奚九一验方

药物组成:何首乌、刺五加、白术、黄芪、茯苓、威灵仙、白晒参。

功效：健脾补肾祛湿。

主治：痛风脾肾不足证。

病案举例：

王某，男，66岁。痛风7年，四肢多关节呈持续性发作。经常服用秋水酰碱、别嘌呤醇、丙磺舒、地塞米松，关节局部激素封闭，中药祛痹通络法等综合治疗终未奏效，血尿酸处在740μmol/L左右的高水平。检查：右膝关节肿胀，压痛（＋＋），浮髌试验（＋），两拇趾关节枣红色，关节表现呈核桃壳样增生不平，皮下隐现多个乳白色硬结节，左耳轮、右鹰嘴突、两指间、掌指、两跗跖关节均散见0.2～2.5cm大小不等结石。舌偏红，苔厚黄腻，脉滑数有力。尿常规：红细胞（＋），白细胞（2～4），透明管型（0～2），颗粒管型（1～2），上皮细胞（＋），蛋白（＋＋），尿酸盐结晶少量。血沉78mm/h，血尿酸746.35μmol/L。诊断：原发性高尿酸血症、痛风性关节炎、频发四肢多关节结石型伴肾轻度损害—迁延活动期。脾肾虚损，湿蕴结石顽症。治拟益气健脾护肾祛湿排石法。嘱停服一切抗痛风西药，服痛风灵冲剂1包/次，每日3包，及痛风灵3号（益母草、玉米须、金钱草等）1包/次，每日3次，右膝外敷消肿膏（大黄、元明粉），治疗5天，右膝肿退，12天后血尿酸495.6μmol/L（下降250.75μmol/L），血沉34mm/h（下降44mm/h）。继续治疗3个月中，关节炎仅小发作1次，较前明显减少（原每周发作1次），血尿酸443.5μmol/L（下降302.85μmol/L），血沉7mm/h，尿常规、肾功能均正常。治疗4个月，右鹰嘴突处结石从2.5cm缩至1.5cm。治疗9个月，左耳轮结节基本吸收，血尿酸在正常范围。舌质淡红，苔薄白，脉濡。嘱痛风灵系列冲剂剂量递减，鼓励气功锻炼。随访5年，血、尿常规正常，肝肾功能正常，病人纳好便调，血尿酸220μmol/L，关节炎偶有小发作2次。

【赵凯，张磊，赵兆琳．奚九一教授治疗痛风经验介绍．中国医药导报，2008，28（11）：30～31】

大医有话说

以上二方认为脾肾不足在痛风尤其是缓解期起到关键作用，故以补益脾肾为大法。但二家各有特点。曹克光认为痛风乃由饮食不节，嗜食肥甘厚味，导致湿热痰浊内生，容易损伤脾胃，脾虚不能运化湿浊，湿聚成痰，痰郁化热，日久成瘀，瘀毒留滞，后期容易损伤肾脏的功能。脾肾亏虚为本，湿热痰浊为标。如痛风患者的症状基本上已经消失,关节无明显的疼痛,各项检查指标也都基本正常。曹克光认为此期临床多体现出"虚"的特点,尤以脾肾两虚为重,故治疗宜标本兼顾,重在健脾益气,调补肾阴肾阳。脾气旺,则能行水液,化湿浊;肾气旺,则筋骨坚,气血畅。其常在痛风汤剂的基础上加用黄芪、太子参、炒白术、茯苓等益气健脾,淫羊藿、仙茅、黄精、女贞子、墨旱莲等调补肾阴肾阳,扶正固本。奚九一认为,痛风性关节炎主要病机为先天禀赋不足,高年肾中精气不足,膀胱的气化功能下降,使湿浊排泄缓少,加之平素恣食膏粱厚味,日久伤脾。脾失健运,肾失蒸腾,造成全身气化失司,津液代谢障碍,最终导致内湿滋生,湿浊之邪弥漫于营血,致高尿酸血症;湿浊停滞,热毒内生湿热毒邪流注经络,壅遏血气。流连于关节发为着痹,日久则由于热毒煎熬,结成沙石积于关节、肌腠、尿路、肾而成痛风结石之顽症,故湿浊之邪在痛风的发病中至关重要,是痛风突然发病的重要病因和机制。正如《灵枢·贼风》云"卒然而病者,非不离贼风邪气,其故何也?……曰,此皆有所伤于湿气,藏于血脉之中,分肉之间,久留而不去。"《素问·至真要大论》曰:"诸湿肿满,皆属于脾。"《素问·逆调论》曰:"肾者水脏,主津液。"《素问·水热穴论》更明确指出:"肾者,胃之关也……"强调肾中精气的蒸腾气化,主宰着整个津液代谢过程。可见脾肾两虚是内湿产生之本。据此奚九一提出痛风"脾肾两虚、内湿致痹"之学术观点。强调应立足于标本兼治,提出"健脾补肾、祛湿排石"法则,应用健脾护肾祛湿浊之痛风灵冲剂、痛风灵3号冲剂长期治疗,达到高尿酸降至正常,关节炎症状控制,尤其并发症小结石大部吸收,肾功能损伤亦较快恢复之效果。

大医之法四:滋补肝肾方

(1)姜德友验方

药物组成:生地黄、熟地黄各 15g,砂仁 10g,牡丹皮 15g,女贞子 20g,山药 15g,泽泻 15g,山萸肉 20g,茯苓 20g,萆薢 20g,怀牛膝 15g,车前子(包)20g。

功效:滋养肝肾,清热利湿。

主治:痛风肝肾亏虚证。

病案举例:

洪某,男,45 岁。初诊日期:2008 年 10 月 8 日。患者因近 2 周无明显诱因出现关节疼痛,经治疗无明显改善(具体诊治方案不详)。刻诊:双目干涩,关节红肿热痛,舌红、苔薄,脉滑尺弱。尿酸510μmol/L。西医诊断:痛风;中医诊断:痹病;辨证:肝肾阴虚,湿热合而为痹;治法:滋养肝肾,清热利湿,方予痛风宁加减。处方:生地黄、熟地黄各15g,砂仁10g,牡丹皮15g,女贞子20g,山药15g,泽泻15g,山萸肉20g,茯苓20g,萆薢20g,怀牛膝15g,车前子(包)20g。7剂,每日1剂,水煎,早晚分服。二诊(10月18日):目干减轻,关节不疼;尿酸426μmol/L。上方加土茯苓10g,7剂。三诊(10月26日):诸症消失,无明显不适;尿酸403μmol/L。上方加枸杞子20g,30剂,并嘱患者节制饮食。随访至今无复发。

【王俊霞,韩洁茹,周雪明. 姜德友从肾论治痛风经验. 上海中医药杂志,2010,44(2):16～17】

(2)尹亚君验方

药物组成:熟地黄30g,山药、茯苓、泽泻、海风藤、络石藤各15g,山茱萸、牡丹皮、牛膝各12g,钩藤20g,雷公藤9g,威灵仙20g。湿重者去熟地黄、山茱萸,加苍术12g、薏苡仁20g。偏瘀血者,加赤芍15g、徐长卿15g。发热较甚者,加黄柏12g、秦艽12g。

功效:补益肝肾,祛湿通络。

主治:痛风肝肾亏虚证。

病案举例:

郑某,女,54岁,2003年8月5日初诊。诉:左拇趾侧经常灼热肿痛。以夜间为剧。已起3年,近年来发作较频,伴腰膝酸软,乏力,头晕眼花,耳鸣。曾服秋水仙碱、别嘌呤醇等药,能挫病势,但胃肠道反应较剧不能坚持服用,又因饮食不节,经常发作颇以为苦,乃来求治。查血尿酸高达460μmol/L,舌红苔黄舌根为甚,脉弦紧。确定"痛风"无疑。此病多由脏腑功能失调,升清降浊无权,痰湿阻滞于血脉之中难以泄化,与血相结而为浊瘀,闭留于经络,则出现关节肿痛。治宜滋阴补肾、祛风通络、除湿止痛。处方:熟地30g,山药、茯苓、泽泻、海风藤、络石藤各15g,山茱萸、牡丹皮、牛膝各12g,钩藤20g(后下),雷公藤9g,威灵仙20g,徐长卿15g,甘草6g。二诊:药后肿痛显减,已能行走,效不更方,继进5剂后症状消失,查血尿酸已恢复正常。

【高东祥,李荣秀. 尹亚君教授辨治痛风病的经验. 云南中医学院学报,2004,27(2):44～45】

大医有话说

　　以上二方侧重在痛风间歇期滋补肝肾。但二家各有特点。姜德友对痛风病的认识和治疗有独到的见解，认为肾虚是本病发生的始动因素，而肾中精气的蒸腾气化对水液代谢的影响，以及肾精（气）对骨代谢的影响是致病的关键。肾中精气的气化功能，对于体内津液的输布和排泄，维持体内津液代谢的平衡，起着极为重要的调节作用，特别是尿液的生成和排泄，更是与肾中精气的蒸腾气化直接相关。如果肾中精气的蒸腾气化失常，开合不利，则可引起小便代谢障碍而发生尿少等病理现象，导致机体的代谢产物不能及时排出体外。此外，肾之精气的盛衰决定骨的强弱，骨骼的发育、生长、代谢有赖于肾精的滋养和肾气的推动。当人体肾精充足时，则髓足骨坚，筋骨坚固有力。就病理环节而言，《辨证录·痿证门》指出："肾空干涸，何能充足于骨中之髓耶？"《素问·生气通天论》有云："肾气乃伤，高骨乃坏。"将骨骼的退变和肾气（精）衰退联系起来。各种病理因素导致肾气衰弱，使精不能生髓，骨失所养则可出现关节病变。因此姜教授认为，不管是先天因素还是后天因素引起的肾虚，均可对机体尿液代谢及骨代谢产生影响而引起痛风，并加重反应性关节炎等病变。根据上述对本病病因病机的认识，姜德友教授提出从肾论治痛风的学术观点，并结合多年的临床经验总结出用于治疗痛风的经验方痛风宁，临证用之，颇多效验。痛风宁由熟地黄、山茱萸、山药、泽泻、茯苓、牡丹皮、车前子、怀牛膝等药物组成。熟地黄味甘、性微温，滋肾阴，益精髓；山茱萸味酸、性微温，滋肾益肝；山药味甘、性平，滋肾补脾；牡丹皮味苦、辛，性微寒，功能清热凉血、活血散瘀；泽泻味甘、淡，性寒，功能利水渗湿，配熟地黄而泻肾降浊。茯苓味甘、淡，性平，能利水渗湿；车前子味甘、性寒，能利水通淋；怀牛膝味苦、酸，性平，功能活血祛瘀、补肝肾、强筋骨、利尿通淋、引血下行。尹亚君认为痛风后期则以肝肾阴虚为重，本虚标实，拟自创六味四藤饮治疗。方中熟地黄、山药、山茱萸"三补"滋养肝脾肾，茯苓、泽泻、牡丹皮"三泻"渗湿浊，清虚热，共奏补其不足，泻其有余，而达到增强肾脏对尿酸的排泄；赤芍、牡丹皮凉血化瘀，海风藤、雷公藤祛风除湿、通经活络、消肿止痛；络石藤，《本草纲目》曰："络石，气味平和，其功主筋骨关节，风热痛肿。"诸药合用，使肝肾强、尿酸排、疼痛止，同时嘱病人平时清淡饮食，戒酒、多饮水，则可预防高尿酸血症，防止痛风性关节炎复发。

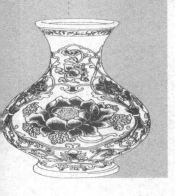

第18章 解析中医如何治疗成人斯蒂尔病

成人斯蒂尔病（AOSD）是一组病因不明，以高热、皮疹、关节炎，并伴血象增高、肝脾及淋巴结肿大为主要特征的一种临床综合征。严重者可伴系统损害，由于无特异性的诊断方法和标准，需排除感染和肿瘤以及其他结缔组织病后才考虑其诊断，某些患者即便诊断为成人斯蒂尔病，也需要在治疗中密切随诊，以进一步除外上述疾病的可能。本病男女患病率相近，散布世界各地，无地域差异，好发年龄为16~35岁，高龄发病亦可见到。其临床表现与全身型幼年类风湿关节炎相似，曾称为"变应性亚败血症"。本病在中医文献中无类似记载，但根据临床表现，本病应属于"热痹"、"内伤发热"、"虚劳"等，也有学者认为属"温病"范畴。

感染、免疫异常、遗传因素、激素平衡失调和精神因素等可能与本病发病相关，但均未得到证实。

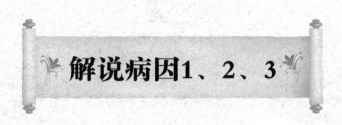

解说病因1、2、3

中医认为由于先天禀赋不足，气血亏虚，元气不足，卫外不固或久病耗伤正气，腠理空虚，风寒湿邪乘虚而入，即"邪之所凑，其气必虚"；或因久居湿地，湿邪侵袭，正邪搏结于肌肤而发热、出疹；邪郁经络则关节肿痛；郁久化热，故关节灼热，疼痛肿胀，此多为"热痹"；或由于素体阳盛，内蕴伏热，复感温热病邪而发病，病初温邪上扰犯肺；继之温邪化火，传入气分，而热势炽盛；进而波及营分而斑疹隐现，外窜肌表则皮肤血脉及经络关节受累；病久则营阴受损，正气愈亏，而现气阴两伤之象。

1. 时邪侵袭

时行疫毒，或暑湿之邪，侵袭人体，病及表卫，致表卫失和。

2. 湿热蕴结经络关节

湿热内蕴是形成本病的另一内在病因，湿热的形成，主要责之于脾胃，若平素过食膏粱厚味，辛辣肥甘之品，湿热之邪，从内而生，复感外邪，内外相引，湿热壅闭经络，留滞筋脉，流注骨节，形成湿热痹。

3. 阴血不足

瘀血阻络：感受风湿热邪日久，热灼阴津，致使阴血不足，邪气阻滞经络关节，日久也致血脉不畅，出现关节肌肉疼痛、皮疹不消、腹痛等症状。（见图35）

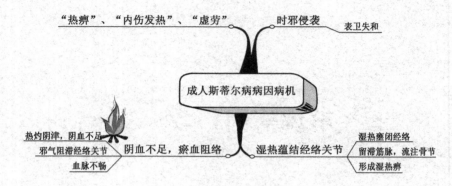

图 35　成人斯蒂尔病病因病机

中医治病，先要辨证

1. 邪犯卫表证

发热或伴恶寒，头痛，全身肌肉酸困而痛，关节痛，咽痛，口干微渴，汗出，舌边尖红，苔薄白或薄黄，脉浮数，多见于发病之初。治以疏风清热，宣卫透邪，方以银翘散加减。

2. 寒热错杂证

低热，关节灼痛，或有红肿，形寒、肢凉，怕风怕冷，阴雨天疼痛加重，得温则舒，舌质红、苔白，脉象弦细或数。治以祛风散寒，清热化湿，方以桂枝芍药知母汤加减。

3. 热炽气营证

高热持续不退，口干渴较甚，汗出，咽喉疼痛，吞咽困难，烦躁不安，关节疼痛较剧，身体多发红色皮疹，便结、溲黄；舌质红或绛，苔黄燥少津，脉洪数，多见于病程极期。治以泻火解毒，清营凉血，方以白虎汤合清营汤加减。

4. 湿热蕴毒证

关节疼痛，灼热红肿，伴发热、口苦、斑疹隐隐，纳呆或有恶心，肌肉酸痛，全身困乏无力，下肢沉重，浮肿或关节积液，舌质红、苔黄腻，脉滑数。治以清热利湿,祛风通络,方以四妙丸加味。

5. 气虚发热证

身热,自汗,渴喜热饮,气短乏力,动则尤甚,纳呆,舌淡,脉虚大无力。并可伴有四肢、指(趾)间关节的疼痛,遇冷加剧,四肢皮温降低等症状。治以补中益气,升阳举陷,方以补中益气汤加减。

6. 阴虚血瘀证

低热不退,五心烦热,两颧潮红,盗汗,身疲乏力,皮疹隐隐未净,腹中隐痛夜间尤甚,关节酸痛而胀,口干溲赤,舌质嫩红或兼瘀斑,苔薄白或薄黄而干,脉细微数,多见于病程恢复期。治以滋阴清热,活血化瘀,方以增液汤合青蒿鳖甲汤加减。(见图36)

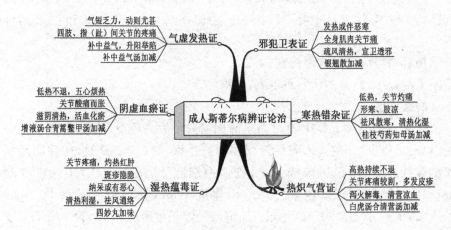

图36 成人斯蒂尔病辨证论治

成人斯蒂尔病的大医之法

大医之法一：祛邪解毒方

搜索

(1)范永升验方

药物组成：柴胡 10g，黄芩 12g，姜半夏 9g，炙甘草 9g，大枣 15g，桂枝 9g，金银花 12g，青蒿 30g，七叶一枝花 18g，白僵蚕 9g，炒白芍 30g，桃仁 12g，佛手 10g。

功效：和解疏机，解毒祛瘀。

主治：成人斯蒂尔病邪犯卫表、热炽气营证。

病案举例：

钟某，女，27 岁。2006 年 4 月 5 日因"感冒"后高热不退、咽痛，在当地医院以"发热待查"住院。入院后经用多种抗生素治疗均未获效，住院期间患者出现红色斑丘疹、关节痛症状，查血白细胞 $12.0 \times 10^9/L$，中性粒细胞 0.71，血红蛋白 89g/L，白蛋白 32g/L，血沉 47mm/h，C 反应蛋白 48.6mg/L，ANA 1：160，抗"O"40U/ml。B 超：肝、脾轻度肿大，确诊为 AOSD。于 2006 年 5 月 12 日来门诊。诊见：发热（体温 37.8℃），关节酸痛，皮肤粗糙未见皮疹，体倦，寐差，时觉烘热，口苦，舌质淡红、苔薄，脉弦，证属邪热蕴结、毒瘀痹阻，治拟和解枢机、解毒祛瘀。以小柴胡汤加减。处方：柴胡 10g，黄芩 12g，姜半夏 9g，炙甘草 9g，大枣 15g，桂枝 9g，金银花 12g，青蒿 30g，七叶一枝花 18g，白僵蚕 9g，炒白芍 30g，桃仁 12g，佛手 10g。7 剂，水煎服。二诊：发热减轻，午后为甚，颧部烘热，关节酸痛，口苦，寐差，体倦，有所清减，舌质黯红、苔薄腻，脉细，拟清解芳化、解毒祛瘀，上方去佛手片，加茯苓 12g，厚朴花 9g，赤芍 18g，7 剂。三诊：体温正常，午后及夜间热甚，关节酸痛，盗汗，体倦，眠差，舌质黯红、苔薄，脉细，上方去厚朴花，七叶一枝花加至 20g，加豆衣 10g，扁豆花 10g，14 剂。四诊：体温正常，诸症好转，惟手足心热、关节酸痛,上方去豆衣、扁豆花、柴胡,加银柴胡 10g,桑寄生 15g,14 剂。药后患者病情进一步改善,以滋阴清解之法调治月余而愈。

【杨孝兵,孙颖慧．范永升治疗成人斯蒂尔病经验．中医杂志,2008,(10):885~886】

(2)周仲瑛验方

药物组成:柴胡 10g,法半夏 10g,太子参 10g,炒黄芩 10g,青蒿 20g(后下),炙桂枝 6g,炒白芍 10g,知母 6g,芦根 15g,麦冬 10g,白薇 15g,萆草 25g,汉防己 12g,鸭跖草 20g,漏芦 15g,石楠藤 20g,肿节风 20g,青风藤 15g,络石藤 15g。

功效:祛风除湿清热,和解枢机。

主治:成人斯蒂尔病邪犯卫表、湿热蕴毒证。

病案举例:

朱某,女,66 岁。2006 年 7 月 26 日初诊。患者患成人 Still 病已 7 年余,长期服用激素,目前服泼尼松每日 6 片,现晨起仍有低热,37.3℃左右,伴恶寒,高热时更为明显,多汗,周身酸痛明显,腰痛,肘膝关节肿痛,口渴欲饮,小便不畅,大便每日 3 次左右。舌苔淡黄薄腻,舌质黯紫,脉细滑。辨证属风湿痹阻,湿热内蕴,枢机不和。治当祛风除湿清热,和解枢机。处方:柴胡 10g,法半夏 10g,太子参 10g,炒黄芩 10g,青蒿 20g(后下),炙桂枝 6g,炒白芍 10g,知母 6g,芦根 15g,麦冬 10g,白薇 15g,萆草 25g,汉防己 12g,鸭跖草 20g,漏芦 15g,石楠藤 20g,肿节风 20g,青风藤 15g,络石藤 15g。1 日 1 剂,水煎分 2 次口服。在上方基础上随症加减,连续服用 2 个月后来诊,病情明显缓解,泼尼松由 6 片减至 4 片,汗已不多,但仍有低热,周身酸楚乏力,胃部胀痛,口干,二便基本正常,舌苔薄黄腻,舌质暗隐紫,脉细滑。证属风湿痹阻,湿热内蕴,气虚阳浮,久病络瘀。治当祛风除湿,甘温益气除热,兼以祛瘀通络。药用:柴胡 9g,炒黄芩 10g,生黄芪 15g,潞党参 10g,焦白术 10g,秦艽 10g,炙桂枝 10g,炒白芍 10g,知母 10g,麦冬 10g,白薇 15g,萆草 20g,汉防己 12g,鬼箭羽 15g,制香附 10g,肿节风 20g,石楠藤 20g,青风藤 15g,藿香梗 10g,苏梗 10g,炙甘草 3g。4 个月后再诊,体温基本正常,偶有 37.1~37.2℃,泼尼松减为 2.5 片,夜晚心烦,不欲衣被,胃脘嘈杂疼痛,泛酸,腿酸无力,目花,视物不清,尿少,大便不多,舌苔黄薄腻,舌质暗紫,脉小滑数。守法续进,上方加青蒿 15g(后下)、法半夏 10g,黄连 3g,吴茱萸 3g,地骨皮

12g。2007年6月1日来诊,治疗5个多月来低热未作,激素递减至停服已1个月。仅周身肌肉、骨节偶有酸痛,左侧颜面时有跳动隐痛,食纳知味,偶脘腹疼痛,大便日2～3次,不实,尿黄,舌苔黄薄腻有裂纹,脉细滑。上方去知母、白薇、萆草、法半夏、地骨皮,加淮山药15g,炙僵蚕10g,老鹤草15g,炒六神曲10g,改鬼箭羽20g,肿节风15g,以善后调理。随访至今,激素未服,已如常人。

【金军,赵金荣,郭立中. 周仲瑛教授治疗成人Still病验案1例. 甘肃中医学院学报,2010,27(2):8～96】

(3)李志军验方

药物组成:生石膏50g(先煎),生地20g,水牛角、生栀子各15g,桔梗10g,黄芩25g,知母15g,赤芍20g,连翘30g,牡丹皮15g,丹参20g,草果30g,秦艽、防己各20g,全瓜蒌30g。

功效:清热解毒,泻火凉血。

主治:成人斯蒂尔病气营两燔证。

病案举例:

马某,女,49岁,间断发热2周入院,受凉后出现发热、午后尤甚,伴盗汗、周身皮疹,关节痛。入院查体:T 38.5℃,P 80次/min,R 20次/min,BP 120/80mmHg,周身可见散在黯红色皮疹,高出肌肤,浅表淋巴结(一),扁桃体不大,心肺(一);血常规:白细胞$6.5×10^9/L$,中性粒细胞76.2%;生化:血浆白蛋白30.8g/L;球蛋白30.9g/L;肾功能(一);OT试验(一);血抗核抗体系列(一);血沉41mm/h;抗链"O"53U/ml;类风湿因子20U/ml;血清铁蛋白1092ng/ml;血嗜酸性粒细胞$22/mm^3$;血胞浆型抗中性粒细胞(一);核周型抗中性粒细胞(一);血免疫球蛋白G1020mg/dl,免疫球蛋白A222mg/dl,免疫球蛋白M154mg/dl,补体C_3为100mg/dl,补体C_4为24mg/dl,血总免疫球蛋白E113g,尿常规(一),便常规(一);胸片(一);腹部B超(一)。大便秘结3日1行,小便短赤,舌红苔黄腻,脉弦细数。西医诊断:成人Still病。中医诊断:发热,气营两燔型。治疗:甲泼尼松龙40mg静脉注射每日2次,同时口服中医汤剂,治以清热解毒、泻火凉血,药用:生石膏50g,生地20g,水牛角、生栀子各15g,桔梗10g,黄芩25g,知母15g,赤芍20g,连翘30g,牡丹皮15g,丹参20g,草果30g,秦艽、防己各20g,全瓜蒌30g。水煎日1剂,早晚温服。服药5剂,患者发热减轻,体温基本保持38℃以下,关节痛减轻,皮疹时有反复,伴瘙痒感,大便通畅每日1次,舌质红苔薄黄,脉弦细数,加豨莶草、紫草各30g,增强凉血退疹之力。再服7剂,体温正常,皮疹及关节痛基本消失,舌红少苔,脉细数。此为热病后期伤阴之象,去生石膏、山栀子、黄芩、连翘,加麦冬、玉竹、石斛各20g,养阴生津,以善其后,改甲泼尼松龙为阿塞松32mg,每日晨起顿服。病人住院19天,复查血清铁蛋白88.1ng/ml。痊愈出院,随访至今,状态稳定。

【盖慧荣,胡顺鹏,李志军.中西医结合治疗成人Still病23例.辽宁中医杂志,2006,32(11):1471~1472】

大医有话说

以上三方均以祛除外邪为主,但诸家各有特点。范永升认为,本病多由正气不足,而又外感六淫之邪,日久不愈,郁而化热所致。正气不足,不能驱邪外出,使邪气得以留连,而致邪热内蕴。正气虽虚但尚有抗邪之力,邪气不得以内入,邪正相争,郁热蕴于表里之间。邪胜欲入里并于阴则热重,正胜欲拒邪出于表则热轻。故临床见反复发热,热型表现为弛张热或不规则热。皮疹是本病的另一主要表现,临床上多数患者在病程中出现一过性皮疹,多随傍晚发热时出现,并随清晨热退后而消失。因此,认为邪热蕴结于少阳是本病的病理基础。毒邪为中医病因学说之一,《金匮要略心典》云:"毒,邪气蕴结不解之谓。"可见邪气过盛或蕴结日久即可化毒。范永升认为,AOSD患者多有郁热内蕴,日久而成热毒。本病症状反复发作,迁延难愈,日久而生瘀。一方面,热毒内侵,燔灼营血,"血受热则煎熬成块"(《医林改错》)而成血瘀。一方面,郁热之邪侵入血分、络脉,阻碍气机,致气机郁滞,血行不畅而生瘀。郁热、毒邪、瘀血既为病理产物,又是致病因素,郁热日久而成毒,病程日久易生瘀,毒邪留连不去,致毒瘀互结。此为本病病机的关键。治疗上基于以上邪郁少阳、毒瘀互结的病机,范永升每以小柴胡汤加减治疗。柴胡味苦、微寒,透泄与清解少阳之邪,并能疏泄气机之郁滞,使少阳之邪得以疏散为君。黄芩苦寒,清泄少阳之热,为臣药。柴胡之升散,得黄芩之清泄,两者相伍,而达到和解少阳的目的。半夏、生姜和胃降逆止呕,人参、大枣益气健脾,炙甘草助人参、大枣扶正,且能调和诸药为使。诸药合用使邪气得解,枢机得利,则诸症自除。AOSD热势常较盛,范永升多合用金银花、连翘、蒲公英、牡丹皮、大青叶、青蒿等以加强清热之力。本病症状反复发作,患者多有毒瘀互结,常加以解毒祛瘀药,如七叶一枝花、白花蛇舌草、僵蚕、蜂房、丹参、桃仁、川芎等。周仲瑛认为本案患者为老年女性,长期服用激素,仍时常发热、周身关节酸痛,病情难以控制。周老从患者低热伴怕冷,高热时更为明显,且周身酸痛,知病虽长达7年之久,但表邪仍未尽解,从患者汗多、口渴欲饮、肘膝关节肿痛、小便不畅、大便每日3次、苔黄腻等,知患者湿热蕴结于内,弥漫上下,三焦气化不利,故辨其证属风湿痹阻,湿热内蕴,枢机不和,治以柴胡桂枝汤、蒿芩清胆汤化裁,和解枢机,清热化湿,加石楠藤、肿节风、青风藤、防己、络石藤祛风除湿通络,伍鸭跖草、白薇、萆草、漏芦、芦根加强全方清热化湿之力,佐知母、麦冬防湿热久羁伤阴,兼制法半夏、桂枝辛温灼津之弊。因方与证合,故药后不但激素用量减少,同时病情也有明显改善。体温基本正常,仅偶见轻度偏高。在此基础上,周老又从患者胃脘嘈杂、胀痛、泛酸,考虑患者因湿热内蕴,兼有土壅木郁、肝胃不和之情,为防"独处藏奸"、病难尽已,故方中又伍入左金丸,合藿香梗、苏梗、香附,以调和肝胃、清泄郁热,进一步加强全方疏达枢机之力。由于审证精详,层层递进,表里同治,虚实兼顾,气血并调,故多年顽疾不但激素得以完全停用,而且病情也得以完全控制。李志军认为,本病基本病机是感受风湿热邪,或感受时疫毒邪暑湿,致营卫不和,气营两伤;风湿热浸淫于肢体关节,气血痹阻,则状如湿热痹;并内侵脏腑,脏腑积热蕴毒是形成本病的内在根据,亦是外感邪气从阳化热的主要原因。本病初期性质以邪实为主,当用疏风散热、清热凉血、清热化湿、祛风通络、和解少阳等法清除余热湿毒。后期可致气阴两伤,特别是阴血亏虚时,当在祛邪时同时注重气阴双补。本病为急症,必须用大剂重剂,截断病势,方有取效之可能。其中生石膏大寒,清热泻火,专清肺经之热,知母清热泻火、滋阴润燥为退热解毒清气分热之要药;水牛角、生地、赤芍、丹皮4药配伍即成清营凉血代表方犀角地黄汤,清热解毒、活血散瘀。黄芩清热燥湿,泻火解毒;栀子泻火解毒,清热利湿,凉血散瘀;桔梗、全瓜蒌利气宽胸;连翘清热解毒;加入丹参活血祛瘀凉血消痛;草果、秦艽、防己祛风湿通络止痹痛。药理证明活血化瘀药能够改善微循环,降低炎症反应,减少炎性渗出,改善局部血液循环,抑制炎性肉芽肿形成,清热解毒泻火药黄芩、栀子等具有退热及免疫调节作用,既能提高机体免疫力又能抗变态反应。清热解毒药与活血化瘀药并用,标本兼治。

大医之法二：益气甘温除热方

搜索

(1)马智验方

药物组成：黄芪 30g，红参 15g，炙甘草 10g，升麻 10g，白术 20g，当归 20g，生地 15g，龙眼肉 20g。

功效：甘温除热。

主治：成人斯蒂尔病气虚发热证。

病案举例：

患者李某，女，25 岁，不规则发热 4 年。患者自 1993 年 11 月"感冒"后出现发热、咽痛、全身红色斑丘疹、关节肿胀酸痛，在地方医院就诊，应用"青霉素"、"扑热息痛"、"阿司匹林"等未效。1994 年 7 月在某医科大学附属医院以"发热待查"住院，入院后应用多种抗生素治疗均未获效，确诊为成人 Still 病。治疗改用泼尼松 75mg/d，1 周后获效，体温降至 37℃以下，红色斑丘疹消退，关节肿痛减轻。随后逐渐减泼尼松量至 10mg/d，于 1994 年 10 月出院。出院后一直以泼尼松 10mg/d 维持。1997 年 7 月因妊娠而停用泼尼松，未发现体温升高及其他异常。9 月因流产而再发，体温在 38.2～40.4℃之间，自服泼尼松无效后再次住院治疗，每次给予解热止痛片 2 片，日 3 次，芬必得 0.3g，每 12 小时 1 次，肌注地塞米松 5mg，洁霉素 0.6g，均日 2 次。体温控制在 37～38.5℃。1997 年 11 月 23 日就诊于辽宁中医学院附属医院。症见：发热（体温，37.8℃），午后为甚，两颧部烘热，无汗，无寒战，面色黄白，皮肤粗糙、未见斑疹，手足不温，局部皮肤暗紫，双手指（双足趾）关节遇冷后疼痛明显，体瘦弱，疲乏无力，动则尤甚，纳呆，舌淡紫、苔白，脉沉细无力。实验室检查：血白细胞 12.1×10^9/L，中性粒细胞 0.73，血红蛋白 89g/L，血沉 30mm/h，总蛋白 60g/L，白蛋白 31g/L，球蛋白 29g/L，类风湿因子（—），C 反应蛋白（—），抗链"O"（—），抗核抗体（—）；胸透无异常；双手足 X 线片：轻度骨质疏松，关节无畸形；B 超示肝、脾大（轻度），其他未见异常。西医诊断：成人 Still 病；中医诊断：内伤发热（气虚发热）。治疗方案：①停用一切西药，包括糖皮质激素；②中医辨治拟甘温除热法，以补中益气汤加味：黄芪 30g，红参 15g，炙甘草 10g，升麻 10g，白术 20g，当归 20g，生地 15g，龙眼肉 20g。日 3 次，水煎服。1 周后复诊：关节疼痛略减，仍手足不温，乏力,舌脉同前。体温在 36.5～38.6℃,午后两点体温最高,晨起时体温最低。患者此时停用激素体温无明显上升,脉证不变,守方不改。12 月 11 日开始一日内最高体温降至 37.5℃ 以下。19 日因"感冒"体温再次达到 39℃,伴汗出,关节肿痛不明显,未加服任何抗感冒药物,仍继服原方。26 日复诊时最高体温降到 38.5℃ 以下,伴肢冷、乏力,原方去生地加熟地 25g,白芍 10g。随后患者体温逐渐降低,1998 年 1 月 8 日后未再发热,至 2 月 6 日最后一次复诊时患者体温一直正常,关节无疼痛,手足皮温回复,无乏力,舌淡红、苔薄白,脉略沉,复查血常规正常,血沉 10mm/h,肝功能正常,B 超显示肝脾略有回缩。临床痊愈而停药,3 月、4 月随访未见复发。

【丁邦晗,吕冠华,马智.补中益气汤加味治疗成人 Still 病 1 例.中医杂志,1999,(6):350】

(2)周仲瑛验方

药物组成:柴胡 9g,炒黄芩 10g,生黄芪 15g,潞党参 10g,焦白术 10g,秦艽 10g,炙桂枝 10g,炒白芍 10g,知母 10g,麦冬 10g,白薇 15g,莶草 20g,汉防己 12g,鬼箭羽 15g,制香附 10g,肿节风 20g,石楠藤 20g,青风藤 15g,藿香梗 10g,苏梗 10g,炙甘草 3g。

功效:甘温益气除热,祛瘀通络。

主治:成人斯蒂尔病气虚发热证。

病案举例:(见上 1.(2))

【金军,赵金荣,郭立中.周仲瑛教授治疗成人 Still 病验案 1 例.甘肃中医学院学报,2010,27(2):8～96】

大医有话说

以上二方均抓住成人斯蒂尔病病程中的某一阶段以气虚为主,着重益气清热,但诸家各有特点。马智认为本例患者以发热为主症、伴有四肢,尤其是指(趾)间关节的疼痛,遇冷加剧,四肢皮温降低,伴全身疲乏无力、动则尤甚,纳呆。其病机中气虚衰,升举无力,下陷阴中,郁而发热。针对主要病机气虚发热,效法李东垣甘温除热治法,以补中益气汤为主加生地养阴,龙眼肉益气温阳,待体温稳定后改生地为熟地,因后者性温,可养血而濡养四肢。而周仲瑛认为一诊后由于患者仍低热难尽,进而结合患者周身乏力、脉细、舌暗紫等,考虑到久病不但多虚,同时也多瘀,故方中加入生黄芪、党参、白术、炙甘草益气升阳、甘温除热,加鬼箭羽祛瘀通络,以加强白薇凉血退热之力,于是病情又进一步获得缓解。

大医之法三:益气养阴清热方

搜索

唐先平验方

药物组成:青蒿 30g,鳖甲 20g,地骨皮 30g,知母 10g,牡丹皮 12g,白薇 30g,穿山龙 15g,半枝莲 20g,黄柏 10g,猪苓 15g,茯苓 15g,炙甘草 6g,葛根 30g,生黄芪 30g,当归 12g,炒白术 15g,泽泻 15g,紫苏梗 15g,连翘 15g。

功效:益气养阴,清热利湿。

主治:成人斯蒂尔病气阴两虚证。

病案举例:

焦某某,女,51 岁,2008 年 8 月 15 日初诊。患者 2 个月前因生气、淋雨后出现歇性发热,体温最高 40℃,随发热出现颈胸部皮疹,热退疹消,双侧膝关节、踝关节肿痛,在当地医院就诊,经检查诊断为 AOSD,并收入院治疗,给予地塞米松(10mg)、抗生素(阿奇霉素、替硝唑)静脉滴注、滋阴清热中药汤剂内服,但由于疗效不明显而自动出院,遂来我院就诊。症见:间歇性发热,最高体温 40℃,随发热出现颈胸部皮疹,热退疹消,双侧膝关节、踝关节疼痛,口苦口干,纳差,时有胃脘部疼痛,体倦乏力,小便调,大便时干时稀,每日 1~3 次。查体:舌质黯红,舌苔根部黄厚腻,脉濡细。颈胸部及背部散在红色丘疹,压之褪色。辅助检查:血常规白细胞未见异常,C 反应蛋白21.70mg/ml,血沉 35mm/h,血清铁蛋白>1650ng/ml。根据上述症状结合舌脉,辨为气阴两虚、湿热瘀阻,予青蒿鳖甲汤合李东垣清暑益气汤加减:青蒿 30g,鳖甲 20g,地骨皮 30g,知母 10g,牡丹皮 12g,白薇 30g,穿山龙 15g,半枝莲 20g,黄柏 10g,猪苓 15g,茯苓 15g,炙甘草 6g,葛根 30g,生黄芪 30g,当归 12g,炒白术 15g,泽泻 15g,紫苏梗 15g,连翘 15g。3 剂,水煎服,每日 1剂。3 日后自测体温 37.3℃,伴见颈胸部皮疹,热退后皮疹部分消失,双腕关节背侧疼痛,以右侧为甚,双膝、双踝关节疼痛减轻,咽部灼痛,口干口苦,左耳有堵闷感,仍体倦乏力,自汗,小便可,大便偏干,每日 1 次,夜寐一般。因小便调、自汗,原方减泽泻,增木瓜化湿理气、五味子敛阴止汗,继服 7 剂。患者服用后未再出现发热,颈胸部皮疹消失,双腕关节、双膝关节、双踝关节疼痛逐渐消失,咽部隐痛不适,左耳有堵闷感,口干口苦减轻,守上方继续服用7剂后,左耳堵闷感减轻。后再进30剂,未再出现发热,诸症消失,查血清铁蛋白332.9ng/ml,血沉15mm/h,C反应蛋白在正常范围内,好转出院,半年后随访,未见复发。

【吴灿,陶秋莲,唐先平.唐先平辨治成人斯蒂尔病经验.中医杂志,2010,(06):496~497】

大医有话说

唐先平认为患者高热日久,耗气伤阴,导致气阴两虚,加之患者舌质黯红,舌苔根部黄厚腻,脉濡细,又有湿热瘀阻之象。故辨证属阴虚内热,湿热瘀阻。唐先平运用青蒿、鳖甲、地骨皮、知母、白薇滋阴清热;气为血之帅,重用生黄芪补气,血为气之母,当归养血活血,穿山龙、牡丹皮活血通络,其合用既补气血,又通经络;葛根、半枝莲、猪苓、茯苓清热利湿,紫苏梗、连翘可透邪外出,泽泻、半枝莲引邪下行,给湿邪以去路。诸药合用共奏益气养阴,清热利湿活血之功,病证相符,效果明显。

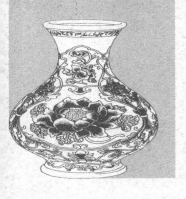

第19章 原发性骨质疏松症，岁月中隐藏的痛

　　原发性骨质疏松症是指和多因素相关的全身骨代谢疾病，包括绝经后骨质疏松和老年骨质疏松。其特点为单位体积内骨量与骨基质呈等比例减少，骨皮质变薄，海绵状骨小梁数目及体积大小均减少，髓腔增宽，骨矿成分失衡，以致骨的脆性增高，从而产生腰酸背痛、骨骼疼痛、脊柱畸形，甚至骨折。该病女性多于男性，常见于绝经后妇女和老年人。随着我国老年人口的增加，骨质疏松症发病率处于上升趋势，在我国乃至全球都是一个值得关注的健康问题。

　　中医无骨质疏松症病名，根据临床症状与中医"骨痿""骨痹""骨枯"等的描述颇为相似，但以"骨痿"最为接近。

解说病因1、2、3

1. 肾气虚衰

张景岳认为"肾"为"生命之海，元阳之窦，辟精血于子宫，司人生之寿夭"，把肾作为人体生命的策源地。肾为先天之本，性命之根，人的生长、发育、生殖、壮盛、衰老是由肾气推动，体现着肾气的盛衰。《医精经义》曰："肾藏精，精生髓，髓生骨，故骨者肾之所合也，髓者，肾精所生，精足则髓足，髓在骨内，髓足则骨强。"《素问·痿论》云："肾气热，则腰背不能举，骨枯而髓减，发为骨痿。"认为其发病是由于肾主身之骨髓，各种原因导致肾气的不足，影响骨髓的生化之源，精不生髓，骨失髓养，发生骨骼脆弱、无力及疼痛之症。

2. 脾胃虚弱

脾为后天之本，升清降浊，主四肢肌肉，为机体提供营养物质。《辨证录·痿门》云："胃气一生，而津液自润，自能灌注肾经，分养骨髓也。"脾为后天之本，脾胃虚弱，则后天所养失源，机体功能必然受影响。《素问·太阴阳明论》亦云："今脾病不能为胃行津液，四肢不得禀水谷气，气日以衰，脉道不利，筋骨肌肉皆无气以生，故不用焉。"

3. 肝阴不足

肝主疏泄，肝脏虚衰，疏泄功能减退，必然影响脾之运化和肾之封藏功能，气血运行亦不畅通，最终导致气血虚弱，肌肉筋骨和四肢百骸也不能得到正常的濡养。肝主筋，筋骨相连，脉气相通，筋骨的痿废必然影响骨骼的濡养和功能。肝肾同源，肝藏血，肾藏精，而精血之间存在着相互滋生和相互转化的关系,肾中精气的充盛,有赖于血液的滋养,若肝血不足,则可导致肾精亏损,肝阴不足,亦可引起肾阴亏虚,肝肾阴虚,筋骨失养则致骨质疏松。

4. 气滞血瘀

气血运行于脉道,周流于全身,是脏腑经络等一切组织器官进行生理活动的物质基础。任何导致气血不能正常运行的因素,都会导致相应的疾病状态。《素问·调经论》云:"血气不和,百病变化乃生。"老年人脏腑功能低下,气血生成不足,容易因虚致瘀,使骨骼失去正常的濡养。另外,脏腑功能低下,容易产生病理物质阻滞脉络,影响气血的运行和其他脏腑的功能,必然也影响骨骼的代谢。

5. 痰湿内蕴

肾中精气不足,风寒湿邪乘虚深袭入骨,也可导致脉络痹阻骨质而使其失养。气为血之帅,血为气之母,气虚可致血瘀,血瘀又可导致气滞,气机阻滞,水湿运化不利,久之则痰湿内生,痹阻脉络而致骨质疏松。(见图37)

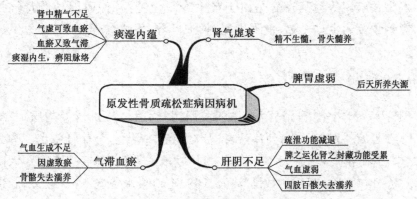

图 37　原发性骨质疏松症病因病机

中医治病，先要辨证

1. 肾阳虚证

腰膝酸软疼痛，畏寒肢冷，喜温喜按，面色苍白，下利清谷，小便不利或清长，舌淡胖、苔白滑，脉沉弱无力。治以温补肾阳，方以右归丸加减。

2. 肾阴虚证

多见于女性绝经后骨质疏松症，本型多兼有肝血不足。症见腰背酸痛，兼有五心烦热，眩晕耳鸣，失眠多梦，形体消瘦，溲黄便干，舌红少津，脉细数症状。治以滋肾填精，补肝养阴，方以知柏地黄丸加减。

3. 肾精亏损证

与肾阴虚型雷同但有区别，前者多见阴虚火旺，而本证则见于阴虚而阳气不足，症见腰背酸痛，足痿无力，耳鸣耳聋，骨骼痿软，健忘恍惚，舌淡苔白，脉细弱。治以滋补肝肾，填精补髓，方以大补阴丸加减。

4. 脾气亏虚证

该型骨质疏松患者多伴有肾阳虚症状。症见：腰背酸软而痛，四肢乏力，关节酸痛，少气懒言，纳谷不馨，腹胀便溏，舌淡唇白，脉虚细无力。治以健脾养胃，补益气血，方以四君子汤加减。

5. 瘀血阻络证

周身骨节疼痛，腰背酸痛，四肢麻木，唇甲晦黯，舌淡黯或有瘀斑，脉沉细而涩。治宜益气行气、活血化瘀，方以血府逐瘀汤加减。（见图38）

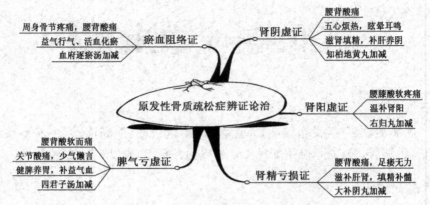

周身骨节疼痛，腰背酸痛
益气行气、活血化瘀
血府逐瘀汤加减 —— 瘀血阻络证

肾阴虚证 —— 腰背酸痛
五心烦热，眩晕耳鸣
滋肾填精，补肝养阴
知柏地黄丸加减

原发性骨质疏松症辨证论治

肾阳虚证 —— 腰膝酸软疼痛
温补肾阳
右归丸加减

腰背酸软而痛
关节酸痛，少气懒言
健脾养胃，补益气血
四君子汤加减 —— 脾气亏虚证

肾精亏损证 —— 腰背酸痛，足痿无力
滋补肝肾，填精补髓
大补阴丸加减

图 38　原发性骨质疏松症辨证论治

原发性骨质疏松症的大医之法

大医之法一：补益肝肾方

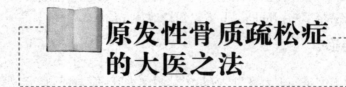

搜索

(1)杨仁旭验方

药物组成：猪骨 30g，茯苓、菟丝子各 20g，熟地、白芍、当归、桂枝、丹参、桃仁、山药、枸杞子各 15g，红花、黄柏各 12g，陈皮、龟板(先煎)各 10g。

功效：滋补肝肾，活血通络。

主治：骨质疏松症肝肾阴虚证。

病案举例：

刘某，女，63 岁，于 2001 年 3 月 17 日初诊。患者自诉近 5 年来腰腿酸软，久立、久行无力，每遇阴雨天气则一身酸痛，得温痛减，头晕目眩，咽干耳鸣。刻诊：一身筋骨尽痛，腰膝酸软，头晕耳鸣，眼目干涩，大便干结，数日一行，舌黯红体瘦，苔薄兼有裂纹，脉细涩。骨密度超声波示：骨密度丢失峰值量 2.8，诊断为骨质疏松症。诸症相参，辨证为肝肾阴虚，痰瘀互阻。治以祛瘀化痰，兼补肝肾，方用身痛逐瘀汤合左归丸加减。药用：川芎30g，茯苓20g，桃仁、红花、羌活、独活、桑枝、牛膝、熟地、菟丝子、山药、地龙、当归、丹参各15g，虎杖10g。3剂，水煎服，每日1剂。3月21日复诊，述身痛缓解，仍余痛隐隐，咽干耳鸣，行走乏力，大便软而成形，舌红体瘦，苔薄白，脉弦细。辨证为肝肾阴虚，瘀血阻络。治以滋补肝肾，活血通络，方用虎潜丸合桂枝茯苓丸加减。药用：猪骨30g，茯苓、菟丝子各20g，熟地、白芍、当归、桂枝、丹参、桃仁、山药、枸杞子各15g，红花、黄柏各12g，陈皮、龟板（先煎）各10g。5剂，水煎服，每日1剂。1周后三诊，诉无身痛，咽干、耳鸣好转，但觉腰膝酸软，久行无力，大便尚可，每日一行，舌红体瘦，苔薄白，脉细。辨证为肝肾阴虚，治以左归丸加减。药用：猪骨、熟地各240g，山药、山茱萸、菟丝子、枸杞子、鹿角胶、龟板胶、川芎、茯苓、黄芪各120g，黄柏、怀牛膝、郁金各90g，丹参、赤芍各60g。上药碾末，炼蜜为丸，每服3～6g，日服1～2次，淡盐汤送服。并嘱患者多喝牛奶，加强日晒和运动。1个半月后复诊，上述诸症好转，站立、行走可持续较长时间，骨密度超声波示：骨密度丢失峰值量2.3。继以上方炼蜜丸内服，嘱注意运动和饮食调护。随访1年未发身痛。

【代渊，徐世军．杨仁旭主任医师辨治老年性骨质疏松症经验．福建中医药，2003，34（1）：17～18】

(2)武紫验方

药物组成：生熟地（各）12g，山茱萸10g，山药12g，丹皮8g，茯苓10g，泽泻10g，杜仲12g，川断12g，牛膝12g，仙桃草12g，丹参12g，制乳没（各）6g，落得打12g。

功效：益肾养肝，活血通络。

主治：骨质疏松症肝肾阴虚证。

病案举例：

罗某某，女，71岁。于1994年2月25日因腰背疼痛反复发作4年，近半月加重伴活动受限而入院。自诉4年前起腰背疼痛，以后背及腰脊为主，尤其在伸屈或转侧活动时更为严重，甚则影响活动，不能转侧弯腰，痛甚时卧床不起，曾服舒筋活络壮骨之剂，但反复不愈，半月来腰部疼痛加剧，活动受限，站立时疼痛加剧，导致卧床不起，不能弯腰转侧，伴有口干气短，大便干结，夜间尿频。入院后做X线脊柱摄片示：胸5、胸11、腰4病理性压缩性骨折，腰椎退变，作骨矿物测量，尺桡骨均值0.324、0.452，提示骨密度偏低；

检查舌质光红少津，脉细。西医诊断：骨质疏松症，胸腰椎病理性压缩性骨折；中医诊断：腰痛。证属肝肾两虚，脉络受损，予以益肾养肝，活血通络，荣骨柔筋。处理：①内服处方：生熟地（各）12g，萸肉10g，山药12g，丹皮8g，茯苓10g，泽泻10g，杜仲12g，川断12g，牛膝12g，仙桃草12g，丹参12g，制乳没（各）6g，落得打12g。每日1剂，煎汤服。舌红口干，夜尿频，大便干结，酌选玄参12g，龟板20g，桑螵蛸20g，知母10g，远志10g，麻仁12g，郁李仁15g。舌红转淡，夜尿频，选金匮肾气丸8粒，每日3次，常规服。②局部外洗，外敷活血散，每日1次。③疼痛剧烈时，加服云南白药，三七片或配合针灸、理疗。经上述治疗1周后疼痛明显改善，已能下床活动，腰部伸屈略有牵胀之感，无明显痛楚，继续诊治1周，疼痛基本消失，自觉腰部硬朗，可随意转侧屈伸，继续留院巩固治疗1个月，临床基本痊愈出院。

【武紫．老年骨质疏松症治验．中医文献杂志，1995，（1）：37～38】

大医有话说

以上二方均以补益肝肾为基础，相辅相成为补益肝肾类方。但二家各有特点。杨仁旭以补益肝肾为大法，但也酌加活血通络药。其认为老年性骨质疏松症病本为脏腑虚衰，肝肾不足，精血匮乏；病标为痰、瘀、水、湿互阻，经络不通。故治疗应标本兼顾，双管齐下。在疼痛得解的缓解期，则应攻补兼施，扶正祛邪，以补益肝肾，健脾活血为法，常用健步虎潜丸合桂枝茯苓丸加减，其认为老年人肝肾已亏，气血衰败，急性期的治疗本有伤正之弊，若此期偏重活血化瘀偏重，则更易损伤正气，使虚者更虚；若偏重补益，则有留邪之弊，使邪不得尽出，经络未完全通畅，痛不得尽，甚至缠绵不愈。故缓解期应补益与驱邪并施。在病症的恢复期，补益为首要之务，可根据阴阳气血偏盛偏衰而行补益之法，如肾阴虚者用左归丸，肾阳虚者用右归丸，阴阳俱虚者用鹿角胶丸；治疗时，不仅要补肾，更要兼顾脾与肝，后天之本得健，运化得当，使肾精得充，也有利于补肾药物的吸收；"肝肾同源"，肝肾同补，则筋骨得健，有利于促进成骨细胞的功能；因老年人或多或少存在微循环障碍，故在恢复期仍喜用少量的活血药，以抑制破骨细胞，保持经络畅通，"通则不痛"。武紫认为骨质疏松症在中医学说中虽无相应之病名，但其属于骨病无疑。骨是中医奇恒之府之一，仗其之坚韧，作为人体躯干之支撑，然其营养濡润则有赖于肝肾两脏，尤其与肾脏更为密切。从临床观察，骨质疏松症之病常随肾之虚衰而加重，其初衰之期可无症状；渐衰之时则已有腰背无力，间或酸痛，可伴有头昏不适；既衰之后，则腰背疼痛持续不已，并日渐加重，甚至可出现意外性骨折，肾精不足则骨痿枯涸，筋失濡养则颈膝伛偻，屈伸不便，常有牵强之感；肾阴虚者，以腰酸腿软为苦，疼痛由渐而重，常喜捶击而感舒适；肾阳虚者，以支撑无力为最，劳累后更为明显，常喜卧而痛减，此乃劳则伤气，卧则气静之理。若结合苔脉则阴虚者口干舌红苔少脉细，阳虚者苔腻质淡，舌胖脉沉，更易辨察。故临床细审之，可辨其阴阳虚衰之偏倾，治疗更可有的放矢。本病责在肝肾，治当益肾养肝。内服药一般以六味地黄丸为主方，其肾精不足者，可纳骨碎补、续断、首乌，以补肾益精，填骨髓，壮筋骨；肾阴不足者，可选枸杞子、白芍、杜仲，寓左归之剂以补肝肾、强筋骨，治腰背痛；肾阳不足者，可伍以附子、鹿角片、菟丝子、狗脊，仿右归之剂，以补肾强肝健骨，壮腰腿，利关节。本病以骨质疏松为其病理，以腰痛不能俯仰为其所苦，故临诊必取骨碎补、海螵蛸、狗脊、杜仲辈，以补骨填髓；海螵蛸等又系含钙质丰富之剂，可增其骨质密度以纠骨质疏松之偏，也可用龙牡壮骨冲剂之成药配服。镇痛则可加用玄胡索、制乳没、落得打、仙桃草等，或服用云南白药、三七片等以舒筋镇痛。总之，全方既考虑肝肾不足之本，又顾及骨质疏松之质，安其腰痛酸楚之苦，缓解其症状，改善其病变。

大医之法二：温补肾脾方

搜索

(1)刘庆思验方

药物组成：补骨脂，淫羊藿，杜仲，狗脊，巴戟天，熟地黄，白芍，黄芪，白术，山药，丹参，当归。

功效：补肾壮骨，健脾益气。

主治：骨质疏松症肾阳虚证、脾气亏虚证。

【刘海全，陈超. 刘庆思教授治疗骨质疏松症经验介绍. 新中医，2007，39(5)：14～15】

(2)许书亮验方

药物组成：油肉桂，巴戟肉，鹿角胶，山萸肉，炒杜仲，全当归，枸杞子，川续断，煅狗骨，熟地黄，淮山药等，如偏肾阴虚则方中去肉桂，酌加龟板，盐黄柏。

功效：温补肾阳。

主治：骨质疏松症肾阳虚证。

病案举例：

王某，女，51岁，干部。1989年9月3日诊。夙因素禀不足，体虚多病。于6年前月经断绝，嗣后频觉腰部酸痛，逐之加重而在医院内科诊治年余，但反复发作。2年前则症见步履、转辗俯伸疼痛加剧，尤以腰椎下段为甚，曾经骨伤科诊治，未见明显好转。于月余前行X线摄片见有轻度阳性征；血生化检查无明显异常，血清钙和无机磷含量正常，尿羟脯氨酸轻度增高。刻下症见面色无华，头晕神疲，膝软肢冷，少气懒言，形寒怕冷，溲频色清，舌淡苔白，脉沉细。揣其系因素禀不足，正气虚衰，气血失畅，骨失所养，属于肾虚肝弱，素禀不足型。治宜从温补肾肝，兼养精血之法着手，方用骨疏康Ⅰ号内服；外治以温经补肾，活血通络，方用骨疏康外敷方。断续用药，5个月后虚衰之象已有转机，活动未感痛增。年余后酸痛得撤，余症悉除，再经年余X线摄片（68343），椎体脱钙现象及密度等均有所恢复，嘱其继续用药以巩固疗效。1994年10月13日随访，未见复发。

【许书亮，张永宝．骨质疏松症的辨证分型与治疗．中国中医骨伤科杂志，1995，3(4)：30～32】

大医有话说

以上二方根据辨证骨质疏松症属肾阳虚证、脾气亏虚证者，当以温补肾阳益脾。但二家各有特点。刘庆思认为，骨质疏松症的病位在肾、脾、经络，其发病与肾虚、脾虚和血瘀有关，以肾虚为主。肾所藏之精包括先天之精和后天之精。先天之精禀受于父母，主生殖繁衍；后天之精来源于脾胃化生的水谷精微，主生长发育。肾为先天之本，脾为后天之本。肾藏精，精化髓，骨赖髓以充养，故曰"肾主骨"。脾之健运，化生精微，须借助于肾阳的温煦；肾中精气依赖脾所运化的水谷精微的培育和充养，才能不断充盈和成熟。脾与肾在生理上相互资生，相互促进；在病理上相互影响，互为因果。脾肾俱虚，则先天、后天之精气均匮乏，无以滋养周身脏器，进而可致骨骼失养，骨骼脆弱无力，终致骨质疏松症的发生。肾气虚，机体功能衰退，一方面气虚无以生津化血，另一方面气虚又可导致血行无力，使经络不通，气血不畅，导致血瘀形成。血瘀则气血周行不畅，营养物质不能濡养脏腑，引起脾肾俱虚而加重症状。通过对骨质疏松症病因病机的分析，刘庆思提出中医药防治骨质疏松症的治疗原则为"补肾壮骨、健脾益气、活血通络"，并根据该治则拟定出中药复方骨康。本方以补骨脂补肾助阳壮骨为君药；辅之杜仲、狗脊、巴戟天等补肾壮阳，淫羊藿、熟地黄、白芍补肾益精为臣药，此乃"善补阳者，必于阴中求阳"和"壮水之主，以制阳光"之意；同时配以黄芪补中益气，白术、山药补气健脾，丹参、当归活血通络，共为佐药，此既培补后天生化之源以充肾精，又达到补中寓通，从而达到阴阳平衡。许书亮偏重温补，并辅以补肝，认为本病临床常见病、多发病，尤其是绝经期后妇女及老年人发病率较高。揣其因多系年老肾脾两虚，气血不足，按其病因及临床表现，由于本病病程冗长，故之多因失治或治之不当而迁延日久，因此本虚标实，肾脾虚衰与精血不足为本病之特点。在治法上根据《内经》肾主骨，肾实则骨有生气之论点，且因肝肾乙癸同源，为先天之本。故重在补肾养肝，然而临床上肾虚又有肾阳不足及肾阴不足之别，但以前者为多见，因此用药多以补肾助阳为主，后者虽较少见，若见偏于肾阴不足，则立法用药当予滋补肾肝，兼养精血。

大医之法三：滋补肾精方

（1）李永康验方

药物组成：骨碎补、补骨脂、熟地黄、淫羊藿、龙骨、牡蛎、紫丹参、黄芪、自然铜、龟板、山茱萸、怀牛膝、茯苓。

功效：补肾壮骨，益气养血。

主治：骨质疏松症肾精亏损证。

【张运，陈涛．李永康教授治疗骨质疏松症经验总结．云南中医中药杂志，2008，29(12)：2～3】

（2）高壮松验方

药物组成：仙茅、巴戟天、骨碎补、补骨脂、熟地黄、紫河车、龟板、黄芪、当归、川芎、怀牛膝、田三七。

功效：补肾填精，养血活血。

主治:骨质疏松症肾精亏损证。

【高壮松,张春丽.密骨汤治疗原发性骨质疏松症的临床研究.中医中药,2007,45(24):76~84】

大医有话说

以上二方均强调滋补肾精,但二家各有特点。李永康认为随着人类寿命的延长和老龄化社会的到来,骨质疏松症的发病年龄越来越高,已成为一种严重威胁中老年人健康的常见病和多发病。原发性骨质疏松症是与年龄或(和)卵巢功能衰退相关的全身性衰老性疾病。发病人群广泛,所致骨折危害严重。临床常见的骨质疏松症中医认为属"肾虚"所致,兼有气虚和血瘀,《素问·逆调论》曰:"肾不坚,则髓不能满",《素问·六节脏象论》曰:"肾者,主蛰封藏之本,精之处也,其华在发,其充在骨。"肾虚则髓亏,骨无所养,骨质疏松。李永康根据"补肾、益气、养血、壮骨"原则组方成"骨疏丸",全方补肾壮骨生髓,益气活血化瘀,重在补肾壮骨,兼健脾益气,活血通络,通过作用于不同组织和器官,多环节、多途径调节骨质疏松患者的骨形成与骨吸收,促使其达到骨形成与骨吸收相耦联,能提高钙含量,降低骨转换率,起到类性激素样作用,增强成骨细胞活性,调节体内环境微量元素的平衡,从调整全身机能入手达到防治骨质疏松症的疗效。高壮松认为治疗骨质疏松症当首先从滋补肾精入手,以仙茅、巴戟天、骨碎补、补骨脂、熟地黄、紫河车、龟板等平补阴阳,补肾填精,兼以黄芪、当归、川芎、怀牛膝、田三七等补气养血活血。全方以补肾填精,养血活血为主。其治疗目的在于以补肾填精为主,兼顾肝脾肾三脏,而不用清热降火之物,亦少用温通之品。

大医之法四:补肾活血方

搜索

(1)张钟爱验方

药物组成:骨碎补、仙桃草、海螵蛸、菟丝子、制首乌、落得打。

功效:补肾壮骨,化瘀止痛。

主治:骨质疏松症瘀血阻络证。

病案举例:

张某，女，71岁，2001年12月5日初诊。主诉周身骨痛5年，加重1个月。患者感周身骨痛，入夜尤甚，尤以腰背为著，转侧困难，腿软乏力，行走不便，夜间小腿时常抽筋，舌质紫黯苔薄，脉细涩。查腰椎正侧位片未见明显异常，定量CT法测腰2～4椎骨密度为63.4mg/cm³，血、尿常规正常，肝功能、肾功能、血钙、血磷正常。诊断为"老年性骨质疏松症"，中医辨证为"肾虚血瘀"。治拟补肾壮骨、化瘀止痛。予口服骨仙胶囊，每日3次，每次2粒。治疗1个月后，周身骨痛症状明显减轻，小腿抽筋症状消失，继续服药。半年后复诊，诉周身骨痛不显，行走如常，复查腰2～4椎骨密度为87.1mg/cm³，血、尿常规与肝、肾功能，以及血钙、血磷均正常。

【胡钢.张钟爱防治老年性骨质疏松症的经验.湖北中医杂志，2003,25(8):16～17】

(2)庄洪验方

药物组成：当归、丹参、郁金、白芍、枳壳各15g，川芎、甘草各10g，黄芪30g，补骨脂、杜仲、女贞子、泽泻各12g。

功效：活血补肾。

主治：骨质疏松症瘀血阻络证。

病案举例：

魏某，女，61岁，2005年9月1日初诊。主诉：反复腰背痛5年，加重2天。既往有腰1椎体压缩性骨折病史。查体一般情况好，腰椎生理曲度变直，压痛明显，双侧腰大肌紧张，直腿抬高试验左70°(一)、加强试验(一)，右70°(一)、加强试验(一)。腰椎屈伸活动受限明显。骨密度检查提示重度骨质疏松。舌紫黯、舌下脉络曲张、苔薄黄，脉弦。庄教授认为，该病属于气滞血瘀之骨痿，治疗当以活血化瘀。处方：当归、丹参、郁金、白芍、枳壳各15g，川芎、甘草各10g，黄芪30g，补骨脂、杜仲、女贞子、泽泻各12g。7剂，每天1剂，水煎，早晚服。2005年9月8日二诊：腰背痛大减，舌黯红、苔微黄，脉弦。上方去丹参，加香附12g、桑寄生15g。再服7剂，腰背痛进一步减轻，腰椎活动明显改善。

【何铭涛，梁祖建.庄洪教授从瘀论治骨质疏松症经验介绍.新中医,2007,39(9):18～19】

大医有话说

以上二方以活血化瘀为主,补益肾气为辅。但二家各有特点:张钟爱认为,老年性骨质疏松症的病因比较复杂,多与老年人性激素分泌减少,钙调节激素的分泌失调致骨代谢紊乱;消化功能降低,摄入不足;户外运动减少等因素密切相关。《素问·五脏生成》曰:"肾之合骨也。"肾藏精,主骨而生髓,肾精充足,则骨骼生化有源,坚固充实,强健有力。若肾精亏虚,则骨髓失充,骨骼失养,脆弱无力。《难经》曰:"肾者,原气之所系。"肾精所化之气为脏腑经脉功能的原动力,肾阴肾阳均以肾中精气为物质基础。若肾中精气不足,则脏腑气血生化之源,气虚则血运无力,渐可致瘀;肾阴虚则脉道涩滞,血运失畅而致瘀;肾阳虚不能温煦推动血液,阳虚生寒更能凝滞血液而致瘀。因此,肾中精气不足,阴阳虚损,皆可致瘀,瘀血内停,络脉不通,不通则痛。骨骼失去正常血液滋养,并影响局部血液运行,而致骨痛。基于上述理论,张钟爱认为,肾虚血瘀为老年性骨质疏松症的主要病机,肾虚为本,血瘀为标。中医文献中治疗本病多以补肾为原则,重在壮骨,对骨痛的治疗似有不足。针对本病肾虚血瘀的主要病机,张钟爱提出"补肾壮骨、化瘀止痛"为治疗老年性骨质疏松症的根本大法,总结出以骨碎补、仙桃草、海螵蛸、菟丝子、制首乌、落得打等为主要中药的处方,并研制成胶囊,经多年临床验证,疗效确切。方中骨碎补、仙桃草为君药,骨碎补补肾活血续伤,有强筋续骨之功效;仙桃草活血散瘀止痛,临床用治跌打损伤;菟丝子补肝肾益枯髓;何首乌,《本草纲目》云:"能养血益肝,固精益肾,健筋……";落得打活血散瘀止痛;海螵蛸涩精固髓健骨,现代药理研究表明,海螵蛸含碳酸钙80%～85%,并含壳角质、黏液质及少量氯化钙、磷酸钙、镁盐等,因其富含钙质,故对骨质疏松的治疗大有裨益。诸药合用,共奏补肾壮骨、化瘀止痛之功效。庄洪认为,骨质疏松症是一种慢性骨疾病,病程较长,久病必瘀,血瘀为骨质疏松症发生发展的必然阶段及重要环节,强调骨质疏松症血脉瘀阻的病机特点,其证与气血功能紊乱和失调有关。认为从瘀论治骨质疏松症应贯彻始终。临证多以叶天士久病入络和张锡纯活血化瘀理论为准绳,着重以活血化瘀、通络止痛为法,在遣方用药方面,用当归、香附、郁金,以活血化瘀、通畅血脉,改善局部的血液濡养;补骨脂、女贞子补肾壮骨;伍以白芍柔肝、柴胡疏肝、黄芪补气、川芎行气、枳壳理气,共调气机。诸药合用,共奏活血化瘀、补肾壮骨、通络止痛之功。